Hildegard von Bingen

Das große Frauen-Gesundheitsbuch

HILDEGARD VON BINGEN

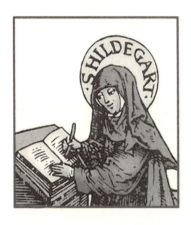

Das große Frauen Gesundheitsbuch

Herausgegeben von Heidelore Kluge

Hinweis: Die Anleitungen in diesem Buch sind sorgfältig recherchiert und geprüft worden. Dennoch ist jegliche Haftung für Personen-, Sach- und Vermögensschäden ausgeschlossen, soweit gesetzlich zulässig. Insbesondere handelt es sich bei den Ratschlägen um unverbindliche Auskünfte gemäß § 676 BGB.

© by Pabel-Moewig Verlag KG, Rastatt
www.moewig.de
Alle Rechte vorbehalten
Originalausgabe
Umschlagfoto: getty images, München
Printed in Germany
ISBN 10: 3-8118-1003-0
ISBN 13: 978-3-8118-1003-7

Inhalt

Frauenheilkunde 9

Das Frauenbild der Hildegard von Bingen 10

Die Sexualität des Menschen 12
Die verschiedenen Temperamente 14 – Enthaltsamkeit 17

Zeugung und Empfängnis 21
Die Geschlechtsreife 22 – Die Empfängnis 24 – Mädchen oder Junge? 27 – Wem sieht das Kind ähnlich? 29

Geschlechtsorgane 30
Die männlichen Geschlechtsorgane 30 – Die weiblichen Geschlechtsorgane 30

Empfängnisverhütung 32

Unfruchtbarkeit 34
Basaltemperaturmessung 36 – Schleimbestimmung 36 – Ovulationstest 36

Schwangerschaft 38

Geburt 44

Das Stillen 51

Die weibliche Brust 55
Die Brust selbst untersuchen 55

Die Menstruation 58
Menstruationsstörungen 61 – Das Prämenstruelle Syndrom (PMS) 71

Die Wechseljahre 74
Beschwerden während der Wechseljahre 77

Erkrankungen der weiblichen Geschlechtsorgane 86

Scheideninfektionen 86 – Unterleibsentzündungen 88 – Andere Unterleibserkrankungen 92 – Erkrankungen der Brust 95

Krebserkrankungen 99

Erkrankungen der männlichen Geschlechtsorgane 103

Nächtlicher Samenerguss 103 – Hodenschwellung 104 – Orgasmusschwierigkeiten 105 – Potenzstörungen 106

Hildegard von Bingen und die Kinder   107

Die »mütterliche Klosterfrau« 108

Die Behandlung der Unfruchtbarkeit 109

Die Zeugung 111

Der Mondkalender für Ihr Kind 115

Der anomalistische und der synodische Mondmonat 115 – Zunehmender Mond 116 – Vollmond 119 – Neumond 122

Die Schwangerschaft 124

Die Geburt 127

Säuglingsernährung 129

Die Ernährung Ihres Kindes 131

Frühstück 132 – Pausenbrote 137 – Mittagessen 139 – Nachtisch 178 – Abendessen 183 – Süßigkeiten 185 – Getränke 187

Kindererziehung 190

Kinderkrankheiten und ihre Behandlung 191

Appetitlosigkeit 191 – Atembeschwerden 191 – Ausschläge 192 – Bronchitis 193 – Durchfall 194 – Erbrechen 194 – Fieber 196 – Geschwüre 197 – Halsschmerzen 198 – Husten 199 – Insektenstiche 200 – Kolik 201 – Kopfschmerzen 202 – Läuse 204 – Mandelentzündung 205 – Ohrenbeschwerden 206 – Schluckauf 206 – Schnupfen 207 – Verbrennungen 209 – Verstopfung 210 – Wunden 211 – Wurmerkrankungen 211

Der Jahreskreis 213

Frühling 214

Sommer 237

Herbst 263

Winter 281

Mond und Sonne 307

Mensch und Kosmos gehören zusammen 308

Rhythmen des Lebens 308
Die Jahreszeiten 309 – Chronobiologie 311 – Krankheitsrhythmen 315 – Lebensrhythmen 316 – Kinder brauchen Rhythmen 317 – Lernen, auf die Rhythmen zu lauschen 318

Die Elemente: Stoffe, aus denen die Welt besteht 319
Feuer 322 – Luft 324 – Erde 326 – Wasser 328

Astronomie und Astrologie 331

Der Einfluss des Mondes 336
Der Mond und das Meer 336 – Der Mond und die Pflanzen 337 – Der Mond und unser Alltag 344 – Der Mond und die Psyche 345 – Der Mond und die Säfte 346 – Der Mond und die Frauen 347 – Der Mond und die Zeugung bzw. die Empfängnis 348

Die Töne und Klänge 351

Die Farben 354

Der Einfluss der Sonne 358

Der Einfluss der Planeten 359
Metalle, Getreide und Farben 361 – Die sieben Wochentage 363

Der Einfluss der Sternzeichen 376

Die Jahresfeste 389

Januar 389 – Februar 389 – März 390 – April 391 – Mai 391 – Juni 392 – September 392 – November 392 – Dezember 393

Gedanken zur Jahreswende 395

Hildegard von Bingen – Kurzbiografie 400

Frauen-
heilkunde

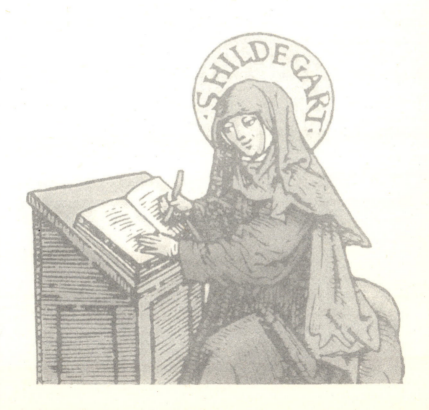

Das Frauenbild der Hildegard von Bingen

Als Frau in herausragender politischer und wissenschaftlicher Position ist Hildegard sicherlich eine ungewöhnliche Erscheinung ihrer Zeit. Sie beriet Fürsten und Päpste und scheute sich nicht, auch ihre eigenen religiösen und kirchenpolitischen Ansichten durchzusetzen.

Obwohl es sicherlich nicht angemessen ist, Hildegard für feministische Belange zu vereinnahmen, ist es doch erstaunlich zu lesen, was sie über die Stellung der Frau im Leben schreibt. Dabei beschäftigt sie sich weniger mit den sozialen und ökonomischen Gegebenheiten, sondern geht vielmehr von einem religiösen Standpunkt aus. Während die Kirche noch bis in spätere Jahrhunderte hinein die Frau nicht nur für den Sündenfall verantwortlich macht, sondern auch dessen Folgen beklagt, sieht Hildegard die in der Bibel beschriebene Situation viel pragmatischer und überlegt, was geschehen wäre, wenn nicht Eva, sondern Adam zuerst Gottes Gebote übertreten hätte.

»Wenn Adam Gottes Gebot eher als Eva übertreten hätte, dann wäre diese Übertretung so schwer wiedergutzumachen gewesen, dass der Mensch auch in eine so schwer wiedergutzumachende Verhärtung verfallen wäre, dass er weder erlöst hätte werden wollen noch können. Weil Eva zuerst Gottes Gebot übertrat, konnte die Schuld leichter getilgt werden, weil sie schwächer als der Mann war.« *(Causae et Curae)*

Diese »Schwäche« Evas ist aber für Hildegard von Bingen durchaus keine negative Eigenschaft, sondern bezieht sich lediglich auf die unterschiedliche Art der Erschaffung des ersten Menschenpaares:
»Adam war aufgrund der Kraft der Erde männlich und aufgrund der Elemente überaus stark, Eva aber in ihrem Mark weich.« *(Causae et Curae)*
Denn Adam sei aus Erde – also aus den Elementen – geschaffen, Eva dagegen aus dem Fleisch Adams.

Weiterhin beschreibt sie Eva folgendermaßen:
»Sie hatte einen luftigen, scharfen Sinn und ein vergnügliches Leben, als sie noch nicht die Last der Erde drückte. Wie sie selbst aus

dem Mann hervorging, so ging das ganze Menschengeschlecht aus ihr hervor.« *(Causae et Curae)*
Mit der Vertreibung aus dem Paradies musste die Frau die Beschwerden der Geburt auf sich nehmen. An einer späteren Stelle ihres *Causae et Curae* beschreibt Hildegard auf wunderschöne und eindrückliche Weise, wie nahe die Frau dennoch mit dem paradiesischen Ursprung verbunden ist:

> »Die erste Mutter der Menschheit war ähnlich dem Äther geschaffen. Denn wie der Äther alle Sterne in sich trägt, so trug sie selbst, unberührt und unversehrt und ohne Schmerz, die Menschheit in sich, als ihr gesagt wurde: Wachset und mehret euch! Und dies geschieht unter großen Schmerzen.«

Schon bei allen anderen körperlichen Beschwerden, die eine Frau treffen können, zeigt Hildegard von Bingen – gewissermaßen von Frau zu Frau – großes Verständnis und Mitgefühl. Menstruation und Wechseljahre hat sie ja selbst durchgemacht und gibt aus eigener Erfahrung viele praktische Hinweise, wie eine Frau damit am besten fertig wird. Als Ordensfrau – die das Keuschheitsgelübde abgelegt und nie selbst ein Kind gehabt hat – geht sie mit erstaunlicher Zartheit und einem großen Einfühlungsvermögen auf alle Probleme von Schwangerschaft und Geburt ein. Dies hat sicherlich sehr viel damit zu tun, dass sie selbst vielen Frauen beigestanden hat. Vor allem aber scheint es mir in der hohen Meinung begründet zu sein, die sie von der Frau als gleichberechtigtem menschlichem Wesen hatte – in einer Zeit, als dies durchaus keine Selbstverständlichkeit war.

Die Sexualität des Menschen

Es ist erstaunlich, wie viel Hildegard von Bingen als Klosterfrau über die Sexualität des Menschen wusste. Wenn man bedenkt, dass diese für sie gottgewollt und damit natürlich ist, begreift man ihren unkomplizierten Zugang sowohl zur Geschlechtlichkeit als auch zu allen damit verbundenen seelischen und körperlichen Problemen. In *Causae et Curae* schreibt sie nicht nur, dass der Mensch »durch Kälte und Wärme« fruchtbar sei –»er hat auch wie die übrigen Geschöpfe Freude am Leben«, nicht zuletzt durch seine Sexualität. Dadurch wird ihre positive Einstellung zur Geschlechtlichkeit des Menschen deutlich.

Durch ihre seelsorgerische und medizinische Tätigkeit hat sie sicherlich umfangreiche Erfahrungen auf diesem Gebiet sammeln können. Andererseits aber bindet sie auch diesen Bereich des menschlichen Lebens immer in den großen, göttlichen Schöpfungsplan ein.

Für sie ist denn auch der Mensch, bevor er das Paradies verlassen musste, ein asexuelles Wesen – oder zumindest ein Geschöpf, das seine Sexualität auf eine andere, subtilere Weise auslebte. (In diesem Zusammenhang ist die griechische Mythologie zu erwähnen, die ebenfalls in diese Richtung deutet – dass nämlich der Mensch früher beide Geschlechter in sich vereinigte.) So schreibt Hildegard über die Entstehung des menschlichen Samens, dass dieser erst seit dem Sündenfall vorhanden sei, weil sich dabei der Mensch nicht nur in körperlicher, sondern auch in geistiger Hinsicht veränderte:

»Die Reinheit seines Blutes veränderte sich in etwas anderes, sodass er nun anstelle der Reinheit den Schaum seines Samens ausstößt. Wäre der Mensch im Paradies geblieben, würde er sich heute noch im unveränderlichen Zustand der Vollkommenheit befinden.«
(Causae et Curae)

Da dieser Zustand der Vollkommenheit zerstört wurde, »verwandelte sich die Manneskraft im Zeugungsglied in einen giftartigen Schaum und das Blut der Frau in einen unangenehmen Ausfluss«.
(Causae et Curae)

Sie geht davon aus, dass der männliche Samen in der Glut der Leidenschaft entsteht,»so wie ein Topf, der, wenn man ihn aufs Feuer stellt, infolge der Hitze des Feuers Schaum auf dem Wasser entstehen lässt«. *(Causae et Curae)*

Auch darüber, wie diese Leidenschaft entsteht, macht sich Hildegard von Bingen – die Klosterfrau, die das Keuschheitsgelübde abgelegt hat – ihre eigenen Gedanken. Sie schreibt, dass die Blutgefäße, die sich in der Leber und im Bauch des Mannes befänden, in seinen Geschlechtsorganen aufeinander treffen würden. Bei sexueller Erregung werde gewissermaßen ein»Sturm der Lust« erweckt, der in seine Lendengegend einfiele. Dieser Sturm ist nach Hildegards Worten oft so stark, dass der Mann ihm nicht mehr standhalten kann:

> »Wie ein Schiff in großen Wellen, die sich wegen heftiger Sturmwinde auf den Flüssen erheben, so gefährdet ist, dass es manchmal kaum standhalten kann, so kann auch die Natur des Mannes im Sturm der Lust nur schwer beherrscht und bezähmt werden.« *(Causae et Curae)*

Allerdings hält dieser Sturm nicht lange an, er ist eher wie ein Feuer, das erlischt und wieder aufflammt:

> »Ein Feuer, das dauernd brennen würde, würde viel verzehren. So steigt auch die Lust bisweilen im Mann auf und fällt dann wieder ab. Denn wenn sie immer in ihm brennen würde, könnte sie der Mann nicht ertragen.« *(Causae et Curae)*

Manche Männer überkomme die Begierde – etwa durch unmäßiges Essen und Trinken oder durch eine blühende, ausschweifende Fantasie hervorgerufen – so heftig, dass ihr Samen schon ohne jede Berührung oder bei einer nur leichten Berührung abgehe. Dabei handelt es sich nach Hildegards Worten aber um einen»dünnen, trüben und halbgekochten dünnmilchähnlichen Schaum, weil er nicht durch das Feuer eines anderen Menschen gekocht wurde«. *(Causae et Curae)*

Dieses»Kochen«, durch welches der Samen erst seine gottgewollte Qualität erhält, kann nur bei einer Liebesvereinigung stattfinden.

> »Wie nämlich eine Speise nicht durch ihr natürliches Feuer gekocht wird, wenn nicht ein anderes Feuer hinzukommt, so wird auch der

Samen des Menschen nicht gar gekocht, wenn nicht das Feuer eines anderen Menschen dazu verhilft.« *(Causae et Curae)*
Erst wenn ein Mann bei seinem Samenerguss mit einer Frau vereint ist, ergießt sich sein Samen an die richtige Stelle:
»So gibt einer vergleichsweise gekochtes Essen aus dem Topf auf eine Schüssel zum Essen.« *(Causae et Curae)*

Die verschiedenen Temperamente

Die Lehre von den verschiedenen Temperamenten wurde bereits im antiken Griechenland entwickelt. So führte z. B. der griechische Arzt Hippokrates (ca. 460 – 370 v. Chr.) diese Charakterisierung verschiedener Menschentypen auf die unterschiedliche Mischung der Körpersäfte zurück, auf die auch Hildegard von Bingen sich immer wieder bezieht.

Es gibt vier verschiedene Temperament-Typen, die aber meistens in Mischformen auftreten:
– *Choleriker* sind zu starken Gefühlsausbrüchen neigende, jähzornige Menschen. Sie sind sehr willensbetont und wollen ihre Kräfte entfalten.
– *Phlegmatiker* sind oft geistig und körperlich schwerfällig, neigen mitunter zu Gleichgültigkeit und Teilnahmslosigkeit. Andererseits können sie mit ihrer inneren Ausgeglichenheit auch »ein Fels in der Brandung« sein.
– *Sanguiniker* sind leicht erregbare und mitunter auch recht unbeständige Menschen. Sie haben etwas Beschwingtes, das sie ihrer Umwelt mitteilen können.
– *Melancholiker* sind nachdenklich und blicken oft vorwiegend auf die negative Seite des Lebens. Dadurch werden sie leicht zu ausgesprochenen Egoisten, die mit ihrem Leid immer im Mittelpunkt stehen möchten.

Hildegard von Bingen hat sich eingehendst mit den verschiedenen Temperamenten beschäftigt – auch was ihr Verhalten in Liebesbeziehungen anbelangt.
Sie unterscheidet auch die Liebesleidenschaft nach den Temperamenten.
Über die Männer schreibt sie in *Causae et Curae* Folgendes:
Die Choleriker könnten sich in ihrer Leidenschaft kaum beherrschen. Sie seien »wirklich männliche Männer, und man nennt sie

Werkmeister in ihrer Fruchtbarkeit, weil sie in ihrer Leidenschaft immer fruchtbar sind und sehr, sehr viele Nachkommen zeugen können«. Nur wenn sie ihre Sexualität ausleben könnten, seien sie gesund und froh, sonst »vertrocknen sie innerlich und gehen wie Sterbende einher«. Die Enthaltsamkeit falle ihnen schwer. Wenn sie aber ihre Leidenschaft beherrschen könnten, zeugten sie gescheite und sehr schöne Kinder. Die Sanguiniker haben nach Hildegards Angaben in ihrer Geschlechtlichkeit mehr vom Wesen des Windes als vom Wesen des Feuers in sich. Ihnen falle es deshalb leichter, enthaltsam zu sein, »weil der sehr starke Wind, der in ihren Schenkeln ist, das Feuer darin bändigt und beherrscht ... Sie können sich der Frauen enthalten und schauen sie dann mit schönen, besonnenen Blicken an«. Sie beherrschten also gewissermaßen die Kunst der Selbstbeherrschung, die sonst nur Frauen eigen sei. Bei ihnen komme es oft im Schlaf zu einem Samenerguss, wodurch sie »von der Hitze ihrer Leidenschaft erlöst werden«.

Sanguiniker zeugten glückliche und tüchtige Kinder.
Die Melancholiker seien von ihrer Konstitution her grob und fest. Das führt nach Hildegards Meinung dazu, dass sie im Umgang mit Frauen »unbeherrscht wie Tiere und wie Schlangen« sind »und ohne Mäßigung wie die Esel«. Im Grunde hassten sie die Frauen, aber ohne den geschlechtlichen Verkehr mit ihnen würden sie Geisteskrankheiten entwickeln. Weil ihre Kinder oft ohne Liebe gezeugt würden, seien diese häufig unglücklich und auch undurchschaubar in ihrem Verhalten.
Die Phlegmatiker sind nach Hildegards Ansicht schwache Liebhaber, denen es mehr auf Worte als auf Taten ankomme:
»Der Wind zwischen ihren Lenden hat nur ein schwaches Feuer, sodass er wie lauwarmes Wasser nur mäßig warm ist. Ihre beiden Behälter, die wie zwei Blasebälge sein sollten, um das Feuer zu erregen, sind in ihrer Schwäche völlig zurückgeblieben. Sie haben keine Kraft, den Stamm aufzurichten, weil sie kein starkes Feuer in sich haben.«
Aber diese Männer seien liebenswert und treu. Wegen ihrer eigenen inneren Schwäche könnten sie mit der Schwäche einer Frau ganz anders umgehen als die übrigen Männer.

Dagegen ist die Frau – da sie nicht wie der Mann aus Erde gemacht, sondern vom Fleisch des Mannes genommen wurde – »schwach und gebrech-

lich und ein Gefäß für den Mann«. *(Causae et Curae)* Durch seine Liebesleidenschaft errege dieser erst das Blut der Frau.
Im Gegensatz zum Mann liegt es nach Hildegards Worten in der Natur
der Frau, dass diese ihre Lust leichter beherrschen kann.
Während die männliche Begierde wie ein Sturmwind sei, vergleicht Hildegard die weibliche Lust mit der Sonne, die »die Erde mit ihrer Wärme
sanft, langsam und fortwährend durchdringt, damit sie Früchte hervor-
bringen kann. Würde die Sonne stärker und ständig auf die Erde herab-
brennen, würde sie die Früchte eher schädigen«. Wäre nämlich eine Frau
ständig sexuell erregt, wäre sie zur Empfängnis gar nicht fähig.
Da die sexuelle Erregung im weiblichen Körper einen größeren Raum
zur Entfaltung fände – nämlich die Gebärmutter –, könne das »Feuer der
Lust« (nicht zuletzt auch wegen der dort vorhandenen Feuchtigkeit) nicht
so stark und heftig entbrennen wie im männlichen Körper. Daher könne
sie sich mehr in ihrer Leidenschaft zurückhalten.

Interessant ist, dass Hildegard von Bingen bereits eine wichtige Erkenntnis der modernen Sexualforschung vorausnimmt: dass nämlich auch die
Frau während des Orgasmus eine Flüssigkeit abgibt. Allerdings kommt
dies seltener als beim Mann vor und ist »im Vergleich mit dem männlichen Samen in einer so geringen Menge wie ein Stück Brot, verglichen
mit einem ganzen Laib«. *(Causae et Curae)*

Ein weiterer interessanter Aspekt in ihrem Buch *Causae et Curae* ist, dass
sie den weiblichen Orgasmus sehr genau beschreibt – der ja nicht nur im
Leib, sondern zu einem großen Teil auch im Kopf abläuft:
»Ist die Frau mit einem Mann vereint, dann kündigt ein lustvolles
Hitzegefühl in ihrem Gehirn den Genuss dieser Lust und den Sa-
menerguss bei dieser Vereinigung an.«

Bei den Frauen unterscheidet Hildegard von Bingen das Sexualverhalten
und die Befindlichkeit während der Monatsblutung nach den Temperamenten:
Die Sanguinikerin sei liebenswürdig und liebe Zärtlichkeiten. Da ihre
Blutgefäße zart und deshalb weniger von Blut durchdrungen seien, komme es während der Menstruation nur zu einem geringen Blutverlust. Ihre
Gebärmutter sei kräftig entwickelt.

Die Sexualität des Menschen 17

»Dennoch bringen Sanguinikerinnen nicht sehr viele Kinder zur
Welt, und wenn sie ohne Gatten leben und daher keine Nachkommen gebären, werden sie leicht körperlich krank.«

Phlegmatische Frauen haben nach Hildegards Worten einen eher »männlichen Sinn«. Über die Menstruation dieser Frauen schreibt sie:
»Während der Monatsblutung fließen die Blutbächlein weder zu
schwach noch zu stark, sondern mäßig.«
Sie seien fruchtbar und empfingen leicht, weil ihre Gebärmutter und alle
anderen Eingeweide kräftig entwickelt seien. Sie zögen die Männer an,
und diese liebten sie. Sie könnten zwar leicht in Enthaltsamkeit leben,
würden dadurch jedoch »in ihrem Wesen empfindlich und schwer erträg-
lich«.

Cholerische Frauen seien gut und gütig. In der Ehe seien sie keusch und
treu. Aber wenn sie keinen Mann hätten, würden sie sehr darunter leiden.
Sie seien sehr fruchtbar, weil ihre Gebärmutter stark entwickelt sei. Dadurch erlitten sie auch während der Menstruation einen hohen Blutverlust.

Melancholische Frauen hätten oft schlechte Laune, und da sie nicht sehr
belastbar seien, litten sie mitunter an Depressionen. Während der Menstruation verlören sie sehr viel Blut. Sie seien nicht sehr fruchtbar, denn
sie hätten eine schwache Gebärmutter. Hildegard macht ihnen aber dennoch Hoffnung auf Nachwuchs:
»Einige von ihnen bringen wenigstens einmal ein Kind zur Welt,
wenn sie einen kräftigen, vollblütigen Mann haben – und zwar dann,
wenn sie in ein reifes Alter gekommen sind.«
Sie verspürten nicht sehr häufig sexuelle Erregung, und diese ginge ziemlich schnell vorbei.

Enthaltsamkeit

Sosehr Hildegard von Bingen die Sexualität als gottgewollt bejaht – wobei
sie sich übrigens kaum darauf bezieht, dass das Ziel der Liebesvereinigung unbedingt die Zeugung eines Kindes sein muss! –, sieht sie auch die
schädlichen Seiten eines übermäßigen Lustverlangens. Dies ist nicht unbedingt immer von dem Betroffenen gewollt, sondern kann manchmal in

einer Liebesbeziehung – etwa gegen Ende der Schwangerschaft oder bei Krankheit eines der Partner – belastend wirken. Deshalb gibt sie in *Causae et Curae* ein Rezept an, mit dem man zwar die Speisen würzen, aber die Lust dämpfen kann.

Gewürzessig

Zutaten:
4 Teile Schalotten
4 Teile Iriswurzeln
3 Teile Lungenkraut
2 Teile Minze
1 Teil Dill
$\frac{1}{2}$ l Obstessig

Zubereitung und Anwendung:
Alle Zutaten zerkleinern und in Obstessig einlegen.
Mit diesem Essig möglichst viele Speisen würzen.

Hildegards Erklärung für die Wirksamkeit dieser Würze: Trockenheit und Kälte des Dills löschten die hitzige Sinnlichkeit. Der kalte Saft der Minze arbeite den schädlichen Säften im Körper entgegen, und der ebenfalls kalte Saft des Lungenkrauts dämpfe das unzeitgemäße Lustverlangen. Ebenso wirkten die Kälte der Iriswurzel und der Schalotte.

Myrrhe

Auch das Bestreichen von Brust und Bauch mit Myrrhe soll gegen einen übermäßigen Sexualtrieb helfen, wie Hildegard in ihrer *Physica* schreibt. Allerdings kann es bei diesem Rezept zu »Nebenwirkungen« kommen:
»Die Myrrhe macht den Sinn nicht froh, sondern bedrückt und beschwert und macht traurig.«
Deshalb empfiehlt Hildegard bei einer solchen Behandlung, immer einen Gegenstand aus Gold bei sich zu tragen, weil Gold den Menschen froh mache.
Manche Rezepte und Angaben bewegen sich allerdings im Bereich magischer Praktiken. So gibt Hildegard – ganz den Vorstellungen ihrer Zeit entsprechend – z. B. Hinweise über die Verwendung der geheimnisumwitterten Alraune, mit der sich die Lust dämpfen ließe. Sie rät einem

Mann, der entweder durch Magie (etwa einen Liebeszauber) oder durch seine eigene »Körperhitze« einen zu starken Sexualtrieb empfindet, das Folgende:

> »Er nehme eine Art der Alraune, die einer Frau ähnlich sieht, reinige sie in einer Quelle und binde die Alraune dann für drei Tage und drei Nächte zwischen Brust und Nabel. Dann teile er sie in zwei Teile und binde diese für drei Tage und drei Nächte über jede Lende.« *(Physica)*

Danach solle er dann die linke »Hand« dieses Gebildes pulverisieren, etwas Kampfer dazu geben und dieses Mischpulver essen, um endgültig geheilt zu werden.

Frauen, die unter dem gleichen Problem leiden, können ähnlich verfahren, nur sollen sie dafür eine Wurzel verwenden, die wie ein Mann aussieht. Außerdem sollen sie beim zweiten Schritt der Anwendung die rechte »Hand« pulverisieren.

Gegen einen Liebeszauber, den man etwa durch Speise oder Trank zu sich genommen hat, wirkt nach Hildegards Angaben auch frisch gepresster Wegerichsaft.

Sehr wichtig ist ihr in diesem Zusammenhang die Betonie (auch Ziest genannt). So beschreibt sie, wie sich eine Frau mit Hilfe dieser Pflanze von dem Zauber befreien kann, mit dem ein Mann mit magischen Mitteln versucht hat, ihre Zuneigung zu gewinnen:

> »Sie nehme die Blätter einer Betonie, stecke ein Blatt in jedes ihrer Nasenlöcher, ein Blatt lege sie unter ihre Zunge, in jeder Hand halte sie ein Blatt und unter jeden Fuß lege sie ein Blatt. Dann schaue sie mit ihren Augen das Betonienkraut kräftig an. Dies tue sie so lange, bis die Blätter sich an ihrem Körper erwärmen, und sie tue dies so oft, bis es ihr besser geht.« *(Physica)*

Das »kräftige Anschauen« fällt sicherlich nicht nur in einen magischen, sondern auch in einen meditativen Bereich. Wer glaubt, dem wird geholfen werden ... Oder – wie es in der modernen Psychologie heißt – die »selbsterfüllende Prophezeiung« wirkt, d. h., wenn man sich etwas stark genug wünscht und vorstellt, geht es in Erfüllung.

In ihrer *Physica* gibt uns Hildegard von Bingen noch weitere Rezepte gegen einen überstarken Sexualtrieb, die heute nicht unbedingt mehr in die

Praxis umzusetzen sind. So empfiehlt sie etwa das Fett des Sperbers, aus dem mit verschiedenen Kräutern eine Salbe zubereitet werden soll, die Mann und Frau auf ihren Körper verstreichen können:»Dann wird der Brand für einen Monat weichen.«

Auch Edelsteine können helfen. So empfiehlt Hildegard von Bingen gegen einen übermäßigen Sexualtrieb den Sardonyx.

»Wenn ein Mann oder eine Frau von der Natur in fleischlicher Begierde stark entbrennt, dann soll er den Sardonyx an seine Seiten legen, die Frau aber auf ihren Nabel, und sie werden darin ein Mittel gegen die Begehrlichkeit haben.« *(Physica)*

Zeugung und Empfängnis

In gewisser Weise kennt Hildegard von Bingen bereits eine Art Familienplanung. Dabei geht es allerdings nicht um die Begrenzung der Kinderzahl, sondern um die seelische und leibliche Gesundheit des Nachwuchses. Hildegard ist nämlich der Meinung, dass – genauso, wie die Saat zur rechten Zeit in die Erde gebracht werden muss, um zu gedeihen – der richtige Zeitpunkt für dessen Zeugung gewählt werden muss. Sie erklärt dies sehr anschaulich:

> »Der Mensch sät den Samen zu der Zeit, wenn die richtige Temperatur herrscht, damit dieser zur Frucht heranwachsen kann. Wer wäre so töricht, dass er in allzugroßer Sommerhitze und in allzugroßer Winterkälte den Samen aussäte? Er würde ja zugrunde gehen und nicht heranwachsen. – Genauso ergeht es den Menschen, die weder die Reifezeit ihres Alters noch die Zeit des Mondes beachten, sondern jederzeit nach Lust und Laune zeugen wollen. Deshalb können die so gezeugten Kinder auch unter ziemlichen Schmerzen an verschiedenen Gebrechen leiden.« *(Causae et Curae)*

Die Voraussetzungen für einen Mann, um ein gesundes Kind zu zeugen, sind nach Hildegards Meinung folgende:

> Der Mann soll seine körperliche Reifezeit beachten – also weder in zu jungem noch in zu hohem Alter ein Kind zeugen. Überhaupt soll er erst dann mit einer Frau Verkehr haben, wenn sein Bartwuchs beginnt. (Dies gilt auch heute als äußeres Zeichen der einsetzenden Geschlechtsreife.)
>
> Zudem soll er die günstigen Mondzeiten ermitteln – und zwar »mit so großem Eifer wie einer, der seine reinen Gebete vorbringt«. *(Causae et Curae)*

Auch die richtige Ernährung sei wichtig. Zu üppiges Essen – »wenn man das Essen in sich hineinstopft wie ein Vielfraß« *(Causae et Curae)* – kann genauso schädlich sein wie falsche Essenszeiten. Wer im Essen und Trinken mäßig sei, habe einen gesunden Körper und könne seine gesunde Konstitution auch an seine Nachkommen weitergeben.

Ebenso soll er sich beim Geschlechtsverkehr mäßigen. Hildegard schreibt dazu:

»Der Mensch, der in seiner Leidenschaft und körperlichen Maßlosigkeit immer seine Begierden befriedigt und jedes Mal, wenn der Drang zum Zeugen in ihm aufsteigt, seinen Samen verschwenderisch von sich gibt, geht oft an seinem Samen zugrunde. Wer aber seinen Samen auf die richtige Weise vergießt, zeugt auch gesunde Kinder.« *(Causae et Curae)*

Diese letztgenannte Anmerkung Hildegards ist besonders interessant im Hinblick auf die zunehmende Zeugungsunfähigkeit von Männern in der westlichen Welt. Wenn die Forschung auch erwiesen hat, dass sexuelle Aktivität vor Orgasmusschwierigkeiten bewahrt, so ändert das nichts an der Tatsache, dass die Samenqualität immer mangelhafter wird, d. h., dass trotz Kinderwunsch immer weniger Kinder gezeugt werden. Dies hat sicherlich seine Gründe in Belastungen durch Umwelt, Stress und Gesellschaft. Aber möglicherweise hat Hildegard von Bingen hier bereits Zusammenhänge erkannt, deren nähere Erforschung lohnen würde.

Es ist selbstverständlich für Hildegard, dass auch junge Mädchen erst dann Verkehr mit einem Mann haben sollten, wenn sie geschlechtsreif sind.

Die Geschlechtsreife

Unter diesem Begriff versteht man das Lebensalter, in dem ein junger Mensch fortpflanzungsfähig wird. Der Eintritt der Geschlechtsreife ist von verschiedenen Faktoren abhängig:
– Klima (in wärmeren Gegenden werden Menschen früher geschlechtsreif als in kühleren Ländern),
– physiologische Faktoren (dazu gehören beispielsweise die Ernährung und Krankheiten),
– gesellschaftliche und individuelle Faktoren.
Bei jungen Mädchen tritt die Geschlechtsreife zwischen dem 11. und 15. Lebensjahr ein, bei Jungen zwischen dem 13. und 16. Lebensjahr.

Geschlechtsreife – also die Möglichkeit zur Fortpflanzung – bedeutet aber nicht, wie Hildegard richtig bemerkt, dass der junge Mensch bereits die körperliche und seelische Reife besitzt, ein Kind zu zeugen, zu empfangen und aufzuziehen. Dies gilt besonders in unserer heutigen Zeit, in

Zeugung und Empfängnis

der die Geschlechtsreife – genauso wie das Längenwachstum – immer früher einsetzt.

Bei Mädchen zeigt sich die Geschlechtsreife durch das Wachstum der Brüste und eine zunehmende Behaarung der Achselhöhlen und der Schamgegend. Außerdem setzt bei ihnen die monatliche Blutung ein. Bei Jungen erkennt man die Geschlechtsreife ebenfalls an der Behaarung – vor allem am Bartwuchs –, am Stimmbruch sowie an der Fähigkeit zum Samenerguss.

Bei Jungen setzt nach Hildegards Worten die Geschlechtsreife etwa um das 15. Lebensjahr ein. Ab dann empfinde er geschlechtliche Begierde, und es komme auch zu ersten – gewollten oder ungewollten – Samenergüssen. Aber beides sei bei ihm noch nicht ausgereift. Hildegard rät hier zu pädagogischen Maßnahmen, die allerdings dem Kenntnisstand unserer Zeit nicht unbedingt mehr entsprechen:
»Weil sein Samen noch nicht reif ist, muss auf den jungen Mann sehr scharf aufgepasst werden, damit er seine Lust nicht bei einer Frau oder sonst wie stillt. Denn sonst wird er leicht unvernünftig und uneinsichtig und bekommt ein leidenschaftliches, unbeherrschtes Wesen.« *(Causae et Curae)*
Körperlich kräftige Jungen seien um das 16. Lebensjahr herum geschlechtsreif, körperlich schwächere junge Männer erst um das 17. Jahr.

Bei Mädchen soll die Geschlechtsreife bereits um das zwölfte Lebensjahr einsetzen. Auch sie spürten dann die geschlechtliche Begierde »und schwitzen leicht den Schaum der Lust unter dem Einfluss ausschweifender Fantasien aus«. *(Causae et Curae)* Auch die heranreifenden Mädchen müssten in dieser Phase ihrer Entwicklung nach Hildegards Meinung sorgfältig behütet werden, weil sie sonst »der Sinnlichkeit verfallen«. *(Causae et Curae)* Nach Hildegards Worten verliert ein solches Mädchen, wenn es nicht streng behütet wird, »leicht das Gefühl für Anstand und Scham und die rechte Einsicht wegen der vorzeitigen sexuellen Freiheit«. *(Causae et Curae)*

Mädchen, die von eher frischer, feuchter Natur sind, erlangten bereits im 15. Lebensjahr ihre Geschlechtsreife, während dies bei schwächlichen, kränklichen Mädchen bis zum 16. Jahr dauern würde.

Die Empfängnis

Über die Empfängnis schreibt Hildegard von Bingen in *Causae et Curae,* dass im Moment der liebevollen Vereinigung das durch Leidenschaft erregte Blut des Mannes kalten Schaum in die Scheide der Frau fließen lasse. Durch ihre »mütterliche Wärme« gerinnt dieser Schleim und entwickelt sich zu einem »blutigen Gebilde«. Sie fährt fort:

»Die vier Säfte, die der Mensch von den vier Elementen erhält, bleiben nun in einer ausgewogenen Mischung um diesen Samen, bis er sich zu Fleisch verdichtet und fest wird, sodass eine menschliche Gestalt daraus gebildet werden kann wie ein Bildnis.«

Sie beschreibt weiterhin, wie sich Adern und Knochen bilden. Etwa nach einem Monat sei die Ausbildung des werdenden Kindes sichtbar. Mit dieser Beschreibung nimmt Hildegard viele Erkenntnisse der modernen Embryologie voraus.

Auch die weitere Entwicklung des werdenden Menschenkindes beschreibt Hildegard sehr detailliert:

»Der Schaum bleibt also ständig in derselben Wärme. Es wächst dann durch die Absonderung des Trockenen aus der Nahrung der Mutter zu einer festen kleinen menschlichen Gestalt heran.« *(Causae et Curae)*

Ein wichtiger Punkt für viele Frauen, die aus verschiedenen Gründen, die hier nicht diskutiert werden sollen, eine Abtreibung in Erwägung ziehen, ist die Frage: Ab wann ist die Ansammlung von Körperzellen in meinem Bauch ein beseelter Mensch?

Vom Augenblick der Empfängnis an? Vom dritten Monat an? Erst im Augenblick der Geburt? Noch gibt es keine verbindliche Antwort darauf, denn die Wissenschaft klammert diesen Aspekt beim ungeborenen Kind weitgehend aus. Vielleicht kann auch hier Hildegard von Bingen eine neue Diskussionsgrundlage anbieten. Sie meint, dass nach etwa einem Monat der bis dahin rein körperlich existierende »Zellhaufen« eine Seele hat und damit zu einem menschlichen Wesen wird. Sie beschreibt dies sehr eindringlich mit folgenden Worten:

»Nun strömt nach Gottes Wille der Hauch des Lebens ein und berührt dieses Gebilde, ohne dass die Mutter es weiß … Auf diese Weise werden die einzelnen Glieder sanft voneinander gelöst, so wie die Blumen sich in der Sonne entfalten.« *(Causae et Curae)*

Aber noch könne sich das werdende Kind nicht bewegen, es liege nur schlafend im Mutterleib. Erst wenn sich die Knochen richtig ausbilden und die Adern so stark werden, dass sie Blut führen können, bewege sich das Kind. Auch hier findet Hildegard wieder einen eindringlichen Vergleich – dass nämlich das Kind sich wie eine Raupe entwickelt:

Die Seele trete »nach dem Willen des allmächtigen Gottes in diese Gestalt ein, stärkt sie, macht sie lebensfähig und wandert überall darin herum wie eine Raupe, die Seide spinnt, von der sie wie in einem Haus bedeckt und eingeschlossen wird«. *(Causae et Curae)*

Der »Lebensgeist« forme nun den Körper des Kindes:

»Er achtet auf alle Stellen, wo die Adern sind, trocknet sie aus wie die Innenwände eines Schilfrohrs und fügt sie in das Fleisch ein, das er durch die Wärme seines Feuers zur roten Farbe des Blutes verändert, weil die Seele das Feuer ist.« *(Causae et Curae)*

So baue die Seele den Menschen auf, wie ein Mensch sein Haus baut, damit es nicht einstürzt. Zunächst einmal begutachte die Seele ihre »Baustelle«, in der sie ihre Werke vollbringen soll, und baue entsprechend dieser Aufgabe den Körper des werdenden Menschenkindes mit auf.

»Sie festigt die körperliche Gestalt, belebt und erleuchtet sie, weil sie auch im Körper wie ein flammendes Feuer ist, das im ganzen Haus und in allen Winkeln leuchtet.« *(Causae et Curae)*

Hildegard vergleicht immer wieder die Zeugung eines Kindes mit dem Aussäen von Samenkörnern in die Erde:

»Von der ersten Einpflanzung des Samens wird das Kind durch viele Wechselfälle hin und her getrieben, bevor der Lebensgeist sich in ihm rührt und bevor er in ihm in der rechten Weise wirkt.« *(Causae et Curae)*

Unter Empfängnis versteht man im wissenschaftlichen Sinn den Moment, da eine weibliche Eizelle durch eine männliche Samenzelle befruchtet wird. Dabei kommt es zu einer Furchung der Eizelle und als Folge davon zur Entwicklung des Keimes. Vom Sperma ausgeschiedene Stoffe (Lysine) führen zu einer teilweisen Auflösung der Eihülle, während das Eiplasma ein Kolloid ausstößt, das das Eindringen weiterer Spermien verhindert. Dieser Mechanismus funktioniert allerdings nicht immer – so kommt es mitunter zur Geburt zweieiiger Zwillinge.

Welche Frau kennt nicht das Hoffen und Bangen, ob sie schwanger oder nicht schwanger ist? Je nachdem, ob es ein Wunschkind oder ein unerwünschtes Kind ist, werden ihre seelischen Reaktionen ausfallen. Immer aber werden diese das entstehende Leben beeinflussen. Deshalb ist es von besonderer Bedeutung, wie eine Schwangere mit sich und ihrem Kind umgeht. Ob sie es innerlich begrüßt oder ablehnt, kann eine große Bedeutung für die spätere Entwicklung des Kindes haben. Deshalb ist auch – neben der körperlichen Fürsorge für sich selbst und damit für das werdende Kind – das äußere Umfeld von besonderer Bedeutung.

Die Erfahrung lehrt, dass die im Mutterleib heranwachsenden Kinder nicht nur auf die Emotionen der Mutter reagieren, sondern auch auf äußere Einflüsse. Dazu gehört z. B. Musik. Diese Reaktionen des Kindes kann die Mutter dann direkt spüren, wenn das Kind sich zum ersten Mal bewegt (etwa im vierten oder fünften Monat der Schwangerschaft). (Ich kann mich erinnern, dass mein eigenes Kind damals besonders positiv auf Mozart und Tango reagierte) Heftige Beethoven- oder Wagner-Partien sind meistens nicht sehr geeignet, desgleichen Techno-Musik mit ihren heftigen Rhythmen, die schon beim erwachsenen Menschen starke Körperreaktionen (Übelkeit, Herzrasen) auslösen können.
Es gibt eine Theorie, dass Kinder besonders schön und wohlgebildet zur Welt kommen, wenn eine werdende Mutter sich Bilder von der Madonna mit dem Jesuskind anschaut. Dies sei hier unbewiesen weitergegeben. Besonders geeignet sollen die Gemälde von Raffael sein, die gerade für eine Schwangere immer ein schöner und positiver Anblick sind.

Wichtig ist, sich mit seinem Kind zu unterhalten. Das hilft vor allem der werdenden Mutter, sich mit ihrer neuen Rolle auseinander zu setzen. Aber auch dem Kind kann dadurch unbewusst eine »Ursicherheit« eingepflanzt werden, die es in seinem späteren Leben – vor allem in seiner lebensnotwendigen Auseinandersetzung mit der Mutter – sehr gut brauchen kann. Sprechen Sie liebevoll zu Ihrem ungeborenen Kind. Sagen Sie ihm, dass Sie sich auf das neue Leben freuen und alles tun werden, um ihm auf den Weg ins und durchs Leben zu helfen. Sprechen Sie auch von Ihren Ängsten und Sorgen, die damit verbunden sind. Wenn Sie davon ausgehen, dass – wie Hildegard es sagt – das Leben in Ihrem Leib schon sehr früh beseelt ist, kann hier eine Seele mit der anderen kommunizieren und viele Dinge anlegen, die später – wenn Sie Ihrem Kind und allen seinen Alltagsnöten Auge in Auge gegenüberstehen – so nicht mehr aussprechbar sind.

Gesunde Kinder bekommen
Sehr wichtig ist für Hildegard von Bingen, dass ein Paar, das gesunde Kinder haben möchte, selbst gesund ist. Sie befürchtet, dass die Nachkommen mancher Paare, die selbst nicht gesund sind, »sehr oft ebenfalls krank und gleichsam voller Fäulnis wie ein Stück Holz, das von Würmern zerfressen ist und vermodert« *(Causae et Curae)* werden könnten.

Damit nimmt sie viele Theorien der modernen Vererbungslehre vorweg, die allerdings immer noch umstritten sind. (Man denke nur an die während der nationalsozialistischen Zeit praktizierte »Zuchtwahl«.) Allerdings ist es sicherlich heute für die meisten Paare, die sich ein Kind wünschen, selbstverständlich, dass sie sich gründlich untersuchen lassen – etwa auf ungünstige Erbanlagen, aber auch auf eine Aids-Erkrankung hin.

Sehr interessant ist, was Hildegard von Bingen über einen günstigen Zeitpunkt schreibt, in dem ein Kind empfangen werden kann – und zwar möglichst *kurz vor* Beginn der Monatsblutung.
»Denn dann öffnen sich die Glieder, die den männlichen Samen aufnehmen sollen, sodass sie nun leichter als zu einer anderen Zeit empfangen.« *(Causae et Curae)*

Auch andere Zeitpunkte können günstig für die Empfängnis eines Kindes sein:
»Auf ähnliche Weise empfangen Frauen leicht, wenn die Monatsblutung zu Ende geht, weil auch dann ihre Glieder noch offen sind.« *(Causae et Curae)*

Es ist interessant, dass der Leibarzt der englischen Königin Victoria (1819–1901) genau den gleichen Rat gab – woraufhin sie ihre ebenfalls Victoria genannte Tochter, die später die Frau Friedrichs von Preußen wurde, zur Welt brachte.

Mädchen oder Junge?

Über dieses Thema hat Hildegard ebenfalls recht detaillierte und interessante Theorien, die sich gelegentlich auch im Alltag bestätigen. Wissenschaftlich untermauert sind ihre Angaben allerdings noch nicht.

Hildegard geht in ihrem Werk *Causae et Curae* davon aus, dass die Stärke der Liebe von Seiten des Mannes und/oder der Frau ausschlaggebend für das Geschlecht des empfangenen Kindes sein könnte.

– Wenn Mann und Frau sich in der Vereinigung von Herzen liebten, entstünde daraus ein männliches Kind, »weil es so von Gott bestimmt ist«. Dieses Kind werde klug und tugendhaft sein.

– Wenn aber nur der Mann in diesem Augenblick diese tiefe Liebe zu seiner Frau empfinde, während sie gleichgültig oder ablehnend sei, werde zwar auch ein männliches Kind empfangen, aber es werde schwach und nicht sehr tugendhaft sein.

Ein männliches Kind kann in beiden Fällen aber nur empfangen werden, wenn der Samen des Mannes »stark« ist. Bereits zu Hildegards Zeiten wusste man darum, dass dieser auch »schwach« sein kann. Während man heute mit diesem Begriff die Zeugungsunfähigkeit des Mannes beschreiben würde, geht Hildegard davon aus, dass aus einer solchen Verbindung das so genannte schwache Geschlecht, also ein weibliches Kind, entstehen würde.

– Wenn ein Mann mit schwachem Samen und seine Frau im Moment ihrer Vereinigung die gleiche Liebe zueinander empfänden, dann werde nach Hildegards Worten ein »tugendhaftes Mädchen« gezeugt.

– Empfände in diesem Moment aber nur einer der beiden Partner diese Liebe, so entstünde daraus ebenfalls ein weibliches Kind, über dessen Charaktereigenschaften sich Hildegard jedoch nicht weiter äußert.

Selbst die Tatsache, dass Mann und Frau sich einander körperlich ohne innere Liebe nähern können, war Hildegard nicht unbekannt. Welches Geschlecht das aus einer solchen Vereinigung entstandene Kind hat, hängt ihrer Meinung nach von der Stärke oder Schwäche des männlichen Samens ab:

– Ist der Samen des Mannes stark, wird ein männliches Kind empfangen, »aber wegen der Herbheit seiner Eltern wird es herb in seinem Wesen sein«. *(Causae et Curae)*

– Ist der Samen des Mannes schwach, entsteht ein Mädchen, das ebenfalls ein herbes Wesen hat.

Wem sieht das Kind ähnlich?

Auch über die Ähnlichkeit mit Vater oder Mutter hat Hildegard von Bingen eine Theorie (bei der man allerdings bedenken muss, dass gerade in den ersten Lebensmonaten und -jahren diese Ähnlichkeit von Tag zu Tag nach dem einen oder anderen Elternteil wechseln kann):

– Ist eine Mutter eher fettleibig, wird das Kind ihr ähnlicher sehen.

– Magere Frauen dagegen brächten eher ein Kind zur Welt, das dem Vater ähnlich sieht.

Geschlechtsorgane

Über die Lage und Funktion der männlichen Geschlechtsorgane schreibt Hildegard von Bingen in *Causae et Curae* auf sehr anschauliche und bildhafte Weise. Sie vergleicht die Zeugungskraft des Mannes mit einem Wind, der eher feurig als windig ist. Dieser Wind»hat zwei Behälter unter sich, in die er wie in einen Blasebalg hineinbläst. Diese Behälter umgeben den Stamm aller männlichen Kräfte und unterstützen ihn wie kleine Anbauten neben einem Turm, die ihn verteidigen. Wenn sie diesen Stamm in seiner Kraft aufrichten, halten sie ihn fest, und auf diese Weise belaubt sich dieser Stamm mit Nachkommen.«

Weiterhin beschreibt Hildegard, dass die beiden»Behälter«, also die Hoden, in eine dünne Haut eingehüllt sind, damit ihre Kraft nicht verloren geht, denn»diese dient ihnen dazu, das Glied aufrichten zu können«.

Die männlichen Geschlechtsorgane

Die sichtbaren Geschlechtsorgane des Mannes sind der Penis und die Hoden. Innerhalb des Körpers befinden sich die Vorsteherdrüse (Prostata), die Samenbläschen und außerdem eine ganze Reihe von Röhren – wie etwa der Samenleiter –, die das ganze System miteinander verbinden. Der männliche Samen bildet sich in den Hoden und wird mit dem Inhalt der Samenblasen als Samenflüssigkeit (Ejakulat) ausgestoßen. Während eines einzigen Geschlechtsverkehrs gelangen ungefähr 200 Millionen Spermien in die Scheide – aber nur eine einzige dieser Samenzellen dringt in die Eizelle ein, um sie zu befruchten!

Die weiblichen Geschlechtsorgane

Die äußerlich sichtbaren Geschlechtsorgane der Frau sind die Schamlippen. (Die Brüste sind sog. sekundäre Geschlechtsmerkmale.) Die Keimdrüsen befinden sich in den Eierstöcken, sind also im Innern des Körpers verborgen. Dies ist besonders wichtig, damit ein aus der Vereinigung zwischen Mann und Frau entstandenes Kind geschützt ist – nämlich in der Gebärmutter.

Geschlechtsorgane

Im Gegensatz zum Mann produziert die Frau während ihres Lebens keine neuen Keimzellen mehr – sie ist von Geburt an mit dem »vollständigen Satz« ausgestattet. Etwa 600 000 Eizellen können in einer Frau heranreifen – und auch befruchtet werden. Dies ist allerdings eine theoretische Bewertung, denn im Durchschnitt reifen während der fruchtbaren Zeit einer Frau nur etwa 400 Eizellen heran.

Empfängnisverhütung

Empfängnisverhütung ist keine Erfindung unserer Zeit. Immer schon versuchten sich Frauen vor unerwünschten Geburten zu schützen. Dabei spielten die »weisen Frauen«, die oft auch Hebammen waren, eine wichtige Rolle. Sie wussten um die Zeiten, in denen eine Frau nicht empfangen konnte, und kannten Kräuter und andere Mittel, um eine Empfängnis zu verhüten. Auch Männer versuchten, unerwünschte Schwangerschaften zu verhindern, etwa durch ein Präservativ. So erwähnt Giacomo Casanova (1725–1798) in seinen Memoiren ein aus Tierhaut hergestelltes Präservativ. Es ging allerdings in den meisten Fällen darum, sich nicht mit Geschlechtskrankheiten anzustecken.

Heute gibt es zahlreiche Wege der Empfängnisverhütung:
Die *Pille* ist meistens immer noch das Mittel der Wahl. Wenn die Pille nach einem Gespräch mit dem Frauenarzt richtig gewählt wurde (jüngere Frauen benötigen eine andere hormonelle Zusammensetzung als ältere!) ist dies meistens der sicherste und unproblematischste Weg zur Empfängnisverhütung. Ältere Frauen – vor allem wenn sie rauchen – können durch die Pille allerdings leicht gesundheitliche Probleme (Gefäßverengung) bekommen.
Die *Spirale* ist eine gute Verhütungsalternative, die allerdings vorwiegend für Frauen geeignet ist, die bereits ein Kind geboren haben. Als Nebenwirkungen können Scheidenentzündungen auftreten.
Diaphragma und *Pessar* verschließen den Muttermund gegenüber dem männlichen Samen und verhindern so eine Schwangerschaft. Ein Pessar ist manchmal auch wegen einer Gebärmuttersenkung angebracht – es wird vom Arzt eingesetzt und bleibt über Monate im Körperinnern. Ein Diaphragma dagegen muss jeweils vor dem Geschlechtsverkehr eingesetzt werden – was nicht unbedingt lustfördernd ist.
Schaumzäpfchen und *Gele* töten die männlichen Samen ab, sind aber nicht immer zuverlässig. Außerdem fühlen sie sich nicht sehr angenehm an und können dadurch ein Hindernis für eine liebevolle Vereinigung sein. Darüber hinaus können sie zu Reizungen der empfindlichen Schleimhäute im Bereich der Geschlechtsorgane führen.
Kondome sind trotz ihres Aufdrucks nicht immer »gefühlsecht«, weil eben der direkte Kontakt nicht vorhanden ist – ein Problem, das allerdings vor-

Empfängnisverhütung

wiegend Männer betrifft. Außerdem kann es zu Latexallergien kommen. (Latex ist das Material, aus dem Kondome hergestellt werden.) Andererseits sind Kondome nicht nur ein sehr sicheres Verhütungsmittel – sie schützen zudem vor der Übertragung von Krankheiten, vor allem Aids.

Sowohl Frauen als auch Männer können durch einen *operativen Eingriff* an ihren Sexualorganen verhindern, dass durch den Geschlechtsverkehr ein Kind entsteht. Während der Eingriff beim Mann relativ leicht durchgeführt werden und sogar in den meisten Fällen rückgängig gemacht werden kann, ist die Entscheidung für eine Frau endgültig, denn sie bedeutet einen operativen Eingriff in für die Empfängnis wichtige Organe.

Eine empfängnisverhütende Methode, die von der katholischen Kirche gutgeheißen wird, ist die so genannte *Kalendermethode.* Hier werden die fruchtbaren und unfruchtbaren Tage einer Frau beachtet. Dementsprechend findet dann der Geschlechtsverkehr statt – je nachdem, ob ein Kind erwünscht ist oder nicht. Heute wird diese Methode durch die Beobachtung des Cervixschleims ergänzt, die meistens einen zutreffenderen Befund liefert als der Kalender. Erleichtert wird das Verfahren durch vereinfachte Messmethoden und sogar Computerprogramme. (Mehr zu den Themen »Basaltemperaturmessung«, »Schleimbestimmung« und »Ovulationstest« s. Seite 36).

In *Causae et Curae* gibt Hildegard von Bingen einen sehr interessanten Hinweis zur »mentalen« Empfängnisverhütung. Sie ist der Meinung, dass erst dem Gedanken die Tat folgt:
> »Im Menschen gibt es den Willen, die Überlegung, das Vermögen und das Einverständnis.«

Der Mensch hat den Willen, dieses oder jenes zu tun. Daraufhin folgt die Überlegung, die überprüft, ob eine Sache angemessen ist oder den Umständen (emotionaler oder anderer Natur) widerspricht. Wichtig ist das Vermögen, das Vorgenommene überhaupt durchzuführen (in diesem Fall z. B. Geschlechtsreife, Orgasmusfähigkeit, »starker« oder »schwacher« Samen). Am bedeutsamsten ist wohl das vierte Kriterium: das Einverständnis. Nur wenn beide Partner einverstanden sind, kann es zu einer liebevollen Vereinigung kommen, die die mögliche Entstehung eines Kindes mit einbezieht.

Unfruchtbarkeit

Zu allen Zeiten war Unfruchtbarkeit ein Makel, der vor allem die Frau traf. Es ist interessant, dass Hildegard sich in dieser Hinsicht überhaupt nicht äußert, sondern einfach je ein Rezept für den Mann und für die Frau angibt. In unserer Zeit sind die Probleme sehr viel komplexer geworden, mit denen Paare, die sich ein Kind wünschen, zu tun haben: Es ist eine wissenschaftlich nachgewiesene Tatsache, dass die Zeugungsfähigkeit der Männer nachlässt. Gründe sind u. a. Umweltbedingungen und Stress.

Frauen sehen ihre endgültige und einzige »Bestimmung« heute nicht mehr unbedingt in der Mutterschaft. Sie beenden ihre Ausbildung, machen berufliche Karriere. So kann ebenfalls eine Stress-Situation entstehen, die hinderlich sein mag, wenn sie sich ein Kind wünschen.

Problematisch sind sicherlich zudem auch die Möglichkeiten der modernen Medizin, durch künstliche Befruchtung – also durch eine Befruchtung, die nicht durch den direkten Liebesakt stattfindet – ein Kind zu zeugen. Im Grunde ist dadurch »alles« möglich geworden: Kinder werden im Reagenzglas empfangen, der Samen des Partners oder eines Spenders wird in die Gebärmutter der Frau übertragen, Kinder werden durch »Leihmütter« ausgetragen – Möglichkeiten, die Hildegard von Bingen sich nicht einmal ausmalen konnte, weil sie zu ihrer Zeit undenkbar waren.

Unfruchtbarkeit gab es zu allen Zeiten. Man denke nur an die biblische Geschichte von Abraham, dessen Frau Sarah erst im hohen Alter schwanger wurde. Auch heute wissen Ärzte wenig über die Gründe, sofern es sich nicht um organische Ursachen handelt. Neben Umweltbelastungen durch Schadstoffe in der Luft und in der Nahrung und Stress im Berufs- oder Familienleben sind meistens die folgenden Ursachen ausschlaggebend für die Unfruchtbarkeit.

Ursachen für die Unfruchtbarkeit des Mannes:
– Es werden kein oder zu wenig Samen produziert;
– die Samen haben eine zu geringe Beweglichkeit;
– der Weg des Spermas ist verklebt – z. B. durch Infektionen, Bakterien oder Hormonstörungen;

Unfruchtbarkeit 35

- Hodenhochstand;
- Chromosomenstörungen;
- übermäßiger Alkohol- oder Nikotinkonsum;
- Medikamente (z. B. Anabolika und Neuroleptika).

Interessant ist, dass nach neuesten Forschungen mindestens bei einem Drittel aller Fälle von Unfruchtbarkeit die Ursache beim Mann liegt. Deshalb sollten sich Männer unbedingt von einem Andrologen (für männerspezifische Krankheiten zuständiger Hautarzt oder Urologe) untersuchen lassen. Eine Spermaanalyse gibt dem Arzt Auskunft über die Beschaffenheit der Samenzellen. Durch operative Eingriffe (oft ambulant durchführbar) und/oder gezielt eingesetzte Hormonpräparate und andere Medikamente lassen sich viele solcher Störungen häufig beheben.

Ursachen für die Unfruchtbarkeit der Frau:
- Hormonstörungen;
- Medikamente, die z. B. bei Menstruationsstörungen eingesetzt werden, oder die Pille;
- zu viel Alkohol und Nikotin;
- Eileiterverschluss;
- eine Fehlfunktion der Eierstöcke;
- Übergewicht oder Untergewicht (beides kann zu Hormonstörungen führen);
- Erkrankungen der Gebärmutter;
- psychische Probleme wie Stress und Überbelastung.

Frauen, die trotz Kinderwunsch nicht schwanger werden können, sollten einen Gynäkologen aufsuchen, um abzuklären, ob eine dieser Ursachen vorliegt. Oft kann durch operative Eingriffe, Hormongaben oder andere Medikamente geholfen werden.

Häufig hilft es schon, die »fruchtbaren Tage« zu erkennen, also jene Tage, an denen eine Empfängnis am wahrscheinlichsten ist. Die folgenden Methoden dienen dazu, den Eisprung festzustellen – also jene kurze Phase, in der eine Befruchtung möglich ist.

Basaltemperaturmessung

Überprüfen Sie morgens beim Aufwachen (also noch vor dem Aufstehen) mit einem speziellen Digitalthermometer (in der Apotheke erhältlich) Ihre Körpertemperatur. In der ersten Zyklushälfte liegt die Körpertemperatur etwa um 36,5 Grad Celsius. Ein bis zwei Tage nach dem Eisprung steigt sie um etwa 0,3 Grad an. Wenn Sie über mehrere Monate Ihre Temperaturkurve aufzeichnen, können Sie den Tag des Eisprungs erkennen: Steigt die Temperaturkurve etwa am 16. Tag an, findet der Eisprung am 14. oder 15. Tag statt. In diesen Stunden ist dann die Wahrscheinlichkeit einer Empfängnis am größten.

Schleimbestimmung

Der Cervixschleim – ein Sekret, das im Gebärmutterhals (Cervix) gebildet wird und in der Vagina spürbar ist – verändert seine Konsistenz während des Zyklus. Gewöhnlich ist er weißlich fest. Gegen Mitte des Zyklus – zum Zeitpunkt des Eisprungs – wird er durchsichtig und flüssig. In dieser Zeit ist die Frau empfängnisbereit.

Ovulationstest

Sehr viel zuverlässiger als die beiden bisher genannten Methoden sind Tests zur Vorherbestimmung des Eisprungs. Das Test-Set erhalten Sie in der Apotheke. Je nach System wird Speichel, Cervixschleim oder auch ein Tropfen Urin auf einen Teststreifen oder unter ein Minimikroskop gegeben. An der Struktur oder Färbung lässt sich dann erkennen, ob das eisprungauslösende Hormon angestiegen ist und damit die »fruchtbaren Stunden« begonnen haben.

Hilfreich ist auf jeden Fall die innere und äußere Entspannung. Wenn der bisher unerfüllte Kinderwunsch nicht zum zentralen Punkt des Lebens (und Miteinander-Lebens!) wird, wird die Anspannung durch eine oft überzogene Erwartungshaltung nicht unerträglich groß. Es gibt zahlreiche Paare, die nach der Adoption eines Kindes oder mehrerer Kinder – also nach dem Zur-Ruhe-Kommen dieser Erwartungshaltung – eigene Kinder bekamen.

Hildegards Rezepte gegen Unfruchtbarkeit waren – technisch gesehen – sicherlich wesentlich simpler, aber möglicherweise nicht so effektiv.

Hildegards Rezept gegen die Unfruchtbarkeit des Mannes

Zutaten:
3 Teile Haselkätzchen
1 Teil Mauerpfeffer
etwas schwarzer Pfeffer

Zubereitung und Anwendung:
»Das alles koche er mit der Leber eines jungen Ziegenbocks, der bereits geschlechtsreif ist, unter Zugabe von etwas rohem, fettem Schweinefleisch. Dann soll er die Kräuter herausnehmen und das Fleisch essen. Auch soll er Brot in diese Brühe tunken.« *(Causae et Curae)*
Diese Mahlzeit soll ein Mann zu sich nehmen, bis er seine Zeugungskraft wiedererlangt hat – »falls die gerechte Entscheidung Gottes dies erlaubt«. *(Causae et Curae)*

Einer unfruchtbaren Frau empfiehlt Hildegard von Bingen das folgende Rezept:
»Nimm die Gebärmutter eines Lammes oder einer Kuh, die geschlechtsreif und dabei noch unberührt ist, sodass sie also nicht trächtig ist und auch nicht gewesen ist. Koche sie mit Speck, mit anderem fettem Fleisch und mit Fett, und gib dies der Frau zu essen, wenn sie mit dem Gatten vereint ist oder bald vereint sein wird.« *(Causae et Curae)*

Ihre Erklärung für die Wirksamkeit des Rezeptes ist, dass sich die Säfte von der Gebärmutter des Tieres mit denen der Gebärmutter der Frau verbänden und diese stärkten.

Beide Rezepte sind sicherlich nicht unbedingt hilfreich und wirksam. Schon die Homöopathie sagt, dass man »Ähnliches mit Ähnlichem heilen« kann – aber ob die Ziegenbockleber und die Gebärmutter eines Schafes bei Unfruchtbarkeit die gewünschten Wirkungen erzielen, das ist doch recht fraglich. Selbst Hildegard merkt an, dass die Fruchtbarkeit durch diese »Diät« nur mit dem Willen Gottes zurückkehren kann:
»Es kommt nämlich sehr oft durch Gottes Entscheidung vor, dass den Menschen die Zeugungskraft verloren geht!« *(Causae et Curae)*

Schwangerschaft

Bis in unsere aufgeklärte Zeit hinein ist die Schwangerschaft noch immer ein großes Geheimnis. Zwar wissen wir durch Filme, Fotos und wissenschaftliche Literatur über jede einzelne Phase der Entwicklung eines werdenden Kindes Bescheid. Bei den Ultraschalluntersuchungen können wir unser eigenes Kind auf dem Bildschirm beobachten und sogar Bilder von ihm mit nach Hause nehmen. Trotzdem ist das Entstehen menschlichen Lebens auch heute noch ein Wunder für die werdenden Eltern.

Im Mittelalter, als man kaum etwas über die physiologischen Zusammenhänge wusste, waren Schwangerschaft und Geburt natürlich noch viel stärker von der Aura des Geheimnisvollen und Wunderbaren umgeben. Obwohl Hildegard diese Empfindungen durchaus teilt, ergänzt sie sie durch ihre wissenschaftliche Sicht, die für ihre Zeit durchaus erstaunlich ist. Es gab damals noch keine Möglichkeiten der Forschung, wie wir sie heute durch die moderne Technik haben. Auch durften keine Leichen geöffnet werden, um nähere Kenntnisse über das Körperinnere zu erlangen und so bessere Behandlungsmethoden entwickeln zu können.

Hildegard von Bingen beschreibt die Entwicklung des werdenden Kindes folgendermaßen:
>Nach der Empfängnis wächst um die werdende Gestalt »ein Häutchen, das sie umgibt und zusammenhält, damit sie sich nicht hin- und herbewegen oder fallen kann. Denn das geronnene Blut sammelt sich dort, sodass diese Gestalt in seiner Mitte ruht wie der Mensch im Wohnraum seines Hauses. In ihm hat sie Wärme und Beistand, und in ihm wird sie bis zur Geburt von dem dunklen Blut von der Leber der Mutter ernährt«. *(Causae et Curae)*

Auch wenn diese Angaben nicht in allen Punkten unseren heutigen Erkenntnissen standhalten können – etwa, dass es das Blut der mütterlichen Leber sei, durch welches das Kind ernährt werde –, gibt Hildegard doch eine präzise Beschreibung der Vorgänge in der Gebärmutter.

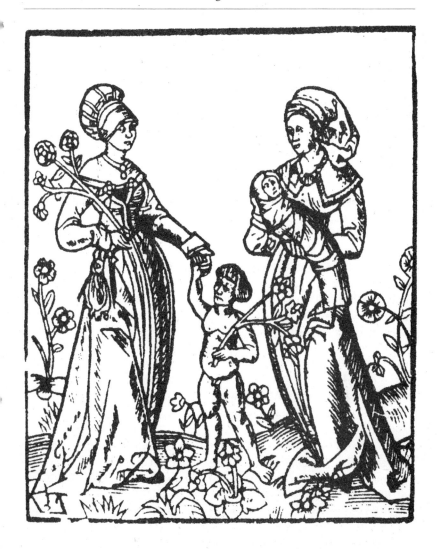

Unter einer Schwangerschaft versteht man im medizinischen Sinne die Zeitspanne zwischen der Einnistung einer befruchteten Eizelle in die Gebärmutter der Frau und der Geburt. Biologisch gesehen beginnt die Entwicklung des Kindes allerdings bereits mit der Besamung der Eizelle und der nachfolgenden Befruchtung.

Wenn man einen durchschnittlichen Menstruationszyklus von 28 Tagen annimmt, erreicht das befruchtete Ei die Gebärmutterhöhle gewöhnlich am 18. Tag. Die Einnistung des befruchteten Eis in die vorbereitete Gebärmutterschleimhaut beginnt etwa am 22. Tag und ist am 27. Tag beendet. Vier Tage später wird das werdende Kind an die mütterlichen Blutgefäße angeschlossen. Während der folgenden Zeit bildet der weibliche Körper verschiedene Hormone, die das Heranwachsen und Überleben des Keimes sicherstellen.

Während der Schwangerschaft unterliegt der Körper der werdenden Mutter – teilweise durch die hormonellen Umstellungen – verschiedenen Veränderungen.

- Die Menstruation bleibt aus.
- Der Leibesumfang nimmt zu.
- Oft kommt es zu bräunlichen Gesichtsflecken (Schwangerschaftspigmentierung).
- Eine der lästigsten Erscheinungen ist das morgendliche Erbrechen, das aber meistens auf die ersten drei Schwangerschaftsmonate beschränkt ist.
- Mitunter kommt es zu nervösen Störungen.
- Die Scheidenoberfläche verfärbt sich bläulich und wirkt aufgeraut.
- Die Brüste schwellen an. Manchmal kommt es schon längere Zeit vor der Geburt zur Vormilchbildung.
- Etwa ab der 16. Schwangerschaftswoche sind die Bewegungen des Kindes spürbar.
- Die Muskelmasse der Gebärmutter nimmt zu, ihre Durchblutung verstärkt sich.
- Aufgrund des Volumens, das das Kind einnimmt, verlagert sich das Herz der Mutter. Außerdem vergrößert es sich während dieser Zeit.
- Durch die Zunahme des Venendrucks kann es während der Schwangerschaft zu Krampfadern kommen.
- Die Gewichtszunahme beträgt während einer Schwangerschaft normalerweise zwischen 10 und 12 Kilogramm. (Davon entfallen auf das ausgetragene Kind 3–3,5 Kilogramm, auf das Fruchtwasser in der Fruchtblase und den Mutterkuchen 1,5–1 Kilogramm, auf die vergrößerte Gebärmutter 1 Kilogramm, auf die Brüste 0,5–1 Kilogramm, auf die Flüssigkeitsansammlungen etwa 0,4 Kilogramm.)

Die Schwangerschaft endet mit der Geburt des Kindes und der folgenden Nachgeburt etwa um den 280. Tag nach dem ersten Tag der letzten Menstruation. Dies entspricht etwa neun Kalender- und zehn Mondmonaten. Interessanterweise wird in der Schwangerschaft nach Mondmonaten, also der Zeit eines normalen Menstruationszyklus berechnet.

Hildegard von Bingen beschreibt weiterhin, dass das Kind so lange in diesem »Gefäß« eingeschlossen bleibt, »bis die Vernunft in ihm voll ausgebildet ist und ausbrechen möchte. Daher kann und darf es nicht länger eingeschlossen bleiben und schweigen, weil das Kind im Mutterleib nicht schreien kann«. *(Causae et Curae)* In diesem Augenblick sei also der Zeitpunkt der Geburt gekommen.

Übrigens rät Hildegard von Bingen von einer Schwangerschaft vor dem 20. Lebensjahr ab. Ihrer Ansicht nach ist der weibliche Körper dann noch nicht ausreichend ausgereift.
»Wenn aber eine Frau vor ihrem zwanzigsten Lebensjahr ein Kind empfangen hat, so ist dies entweder auf die übergroße Hitze ihrer leidenschaftlichen Natur oder der ihres Mannes oder auf zu häufigen Geschlechtsverkehr zurückzuführen.« *(Causae et Curae)* Hildegard befürchtet, dass ein so entstandenes Kind krank und schwächlich zur Welt kommen könnte.

Was Sie während Ihrer Schwangerschaft für sich selbst tun können:
Gerade eine Erstschwangerschaft gibt Anlass zu Ängsten und Befürchtungen und zu einer verstärkten Selbstbeobachtung. Dies ist ganz natürlich und auch richtig. Bedenken Sie aber immer, dass eine Schwangerschaft (genauso wie die Menstruation) keine Krankheit, sondern ein ganz natürlicher Prozess ist. Nehmen Sie die Beschwerlichkeiten (Übelkeit, zunehmende Schwerfälligkeit, Rückenschmerzen usw.) so gelassen wie möglich hin. Das alles geht bald vorbei – und wird dann schnell vergessen sein, wenn Sie sich über Ihr neugeborenes Kind freuen.
Nehmen Sie alle Untersuchungstermine gewissenhaft wahr. Dadurch können alle Veränderungen in Ihrem eigenen Körper und im Körper des werdenden Kindes abgeklärt und möglichen Gefährdungen rechtzeitig begegnet werden.
Bedenken Sie, dass Ihr Kind über die Plazenta an Ihren Blutkreislauf angeschlossen ist. Vermeiden Sie deshalb Nikotin und Alkohol. Beides kann bei Ihrem Kind zu schweren gesundheitlichen Störungen führen! Auch

bei der Einnahme von Medikamenten sollten Sie vorher mit Ihrem Arzt Rücksprache halten. Früher sagte man, dass eine Schwangere »für zwei« essen müsse. Mengenmäßig ist dies sicherlich nicht zutreffend. Aber die Zusammensetzung der Ernährung muss sich nach den veränderten Bedürfnissen der Schwangeren und der zusätzlichen Ernährung des Kindes richten.

Grundsätzlich gilt, dass Sie sich ganz normal ernähren – mit einer ausgewogenen, abwechslungsreichen und vitaminreichen Kost. Berücksichtigen Sie dabei den erhöhten Mineralstoff- und Eiweißbedarf! So ist z. B. der Kalziumbedarf einer Schwangeren durch den Knochenaufbau des werdenden Kindes auf 1,5 Gramm täglich gesteigert. Dieser Mehrbedarf kann vor allem durch Milch und Milchprodukte gedeckt werden. Auch der Eisenbedarf ist im letzten Drittel der Schwangerschaft erhöht. Empfehlenswert sind die reichliche Aufnahme von Obst und Gemüse sowie eine Steigerung der Eiweißzufuhr (Fleisch, Hülsenfrüchte usw.) um 100 Gramm täglich.

Zusatzpräparate (Eisen-, Kalzium- und Vitamintabletten) sollten nur nach ärztlicher Empfehlung eingenommen werden! Der Energie- und damit der Nahrungsbedarf erhöht sich in der zweiten Schwangerschaftshälfte um etwa 20 Prozent – das entspricht etwa 300 Kalorien pro Tag. Falls Sie Haustiere (vor allem Kaninchen oder sonstige Nager) haben, sollten Sie einen Toxoplasmosetest durchführen lassen, um sicherzugehen, dass Sie sich nicht mit einer Krankheit infiziert haben, die das Kind gefährden kann.

Bewegung ist vor allem in der Schwangerschaft wichtig! Gehen Sie häufig spazieren, aber ohne sich dabei zu überanstrengen. Sie dürfen auch schwimmen und Rad fahren. Über alle anderen Sportarten sprechen Sie zunächst mit Ihrem Arzt. Empfehlenswert ist eine spezielle Schwangerschaftsgymnastik, die außerdem auf die Geburt vorbereitet. Fragen Sie Ihren Arzt danach, oder erkundigen Sie sich bei Ihrer Volkshochschule. Vermeiden Sie während der Schwangerschaft schweres Heben oder Tragen. Durch solche Überanstrengungen könnte es zu Blutungen kommen, die das werdende Kind gefährden.

Achten Sie auf einen geregelten Stuhlgang. Verstopfung kann die Lage der Gebärmutter beeinflussen, und ein zu heftiges Pressen könnte dem Kind schaden. Fragen Sie Ihren Heilpraktiker oder Arzt nach geeigneten natürlichen Heilmitteln.

Schwangerschaft

Achten Sie auf Ihre Hautdurchblutung. Dazu gehören Vollbäder, die Körpertemperatur haben sollten, außerdem sanfte Bürstenmassagen und Waschungen mit einem angefeuchteten Waschlappen. Wichtig ist eine bequeme, nicht einengende Kleidung. Die moderne Umstandsmode bietet da viele Möglichkeiten. Achten Sie außerdem darauf, dass Ihre Miederwaren (BH, Slip, Strumpfhosen) nicht einengend sind. Das Gleiche gilt für die Schuhe, da während der Schwangerschaft die Füße leicht anschwellen.

Geschlechtsverkehr während der Schwangerschaft kann besonders zärtlich und befriedigend sein und bringt die werdenden Eltern noch näher zueinander. Erst im letzten Monat sollte man wegen der möglichen Infektionsgefahr, die das Kind gefährden könnte, darauf verzichten.

Geburt

Während über die Entwicklung des Kindes im Mutterleib zu Hildegards Zeiten allgemein noch wenig bekannt war, wusste man über den Vorgang der Geburt sehr gut Bescheid. Das lag zum einen daran, dass die meist ländliche Bevölkerung immer wieder mit Tiergeburten zu tun hatte, wobei oft auch helfend eingegriffen werden musste. Zum anderen aber mussten die Frauen sich selbst untereinander helfen – mit ihrer Erfahrung, ihrem Wissen und Können. Hebammen und Geburtshelfer gab es noch nicht.

Hildegard von Bingen beschreibt die Geburt sehr präzise:
>»Wenn die Geburt bevorsteht, zerreißt das Gefäß, in welchem das Kind eingeschlossen ist ... und alle Winkel der Behausung des weiblichen Körpers geraten aus ihrer Lage. Alle Verbindungen im weiblichen Körper kommen dieser verändernden Kraft entgegen, nehmen sie auf und öffnen sich. So verhalten sie sich, bis das Kind herauskommt. Dann schließen sie sich wieder, wie sie vorher waren.« *(Causae et Curae)*

Hildegard beschreibt aber auch die seelische Befindlichkeit einer Frau bei der Geburt:
>»Wenn das Kind aus der Frau herauskommen soll, dann wird sie von einem so großen Schrecken erfasst und von einem so großen Zittern, dass sie dadurch erbebt, dass die Gefäße überreichlich Blut verströmen, dass alle ihre Gelenke schmerzen und sich unter Tränen und Schreien lösen.« *(Causae et Curae)*

Die Geburt (auch als Niederkunft oder Entbindung bezeichnet) tritt als Abschluss der Schwangerschaft in der Regel in einem Zeitraum um den 270. Tag nach der Befruchtung oder um den 280. Tag nach dem ersten Tag der letzten Menstruation ein. Allerdings kann es zu Früh- und Spätgeburten kommen, die in den meisten Fällen für das Kind nicht gefährlich sind.

Der Geburtsbeginn wird durch die Wirkung verschiedener Hormone ausgelöst und könnte den folgenden Verlauf haben: Zunächst setzen anhaltende regelmäßige Wehen im Abstand von etwa zehn Minuten ein (Eröffnungswehen). Diese führen dadurch, dass sie das Kind gegen den Gebärmutterausgang drücken, zu einer Weitung von Gebärmutterhals und Muttermund. Danach kommt es in den meisten Fällen zum Blasensprung, d. h. die Fruchtblase platzt und lässt das Fruchtwasser ausfließen. Nun folgt die sog. Austreibungsperiode. Dabei wird das Kind schrittweise durch den Geburtskanal (Gebärmutterhals) gepresst. Diese Phase wird durch die Presswehen unterstützt. Wenn die Wehen nicht stark genug sind, werden eventuell Wehenmittel verabreicht.

Da der Damm – also die Verbindung zwischen Scheide und After – beim Durchtritt des kindlichen Kopfes extrem stark gedehnt wird, muss dieser Bereich durch spezielle geburtshelferliche Griffe abgestützt werden. Häufig wird vorsorglich ein Dammschnitt gemacht, um ein Einreißen zu vermeiden. Viele Geburtshelfer sind allerdings der Meinung, dass ein natürlicher Riss schneller verheilt als ein Schnitt – der mitunter auch voreilig vorgenommen wird.

Nach weiteren Wehen kommt es zum vollständigen Austritt des Kindes, das dann durch Abnabeln vom Mutterkuchen und damit von der Mutter getrennt wird.

Die Nachgeburtsphase kann bis zu zwei Stunden dauern. Dabei wird durch die Nachwehen der Mutterkuchen mit den Eihäuten, dem Rest der Nabelschnur und der obersten Schleimhautschicht als Nachgeburt ausgestoßen. Diese werden von Hebamme und Arzt auf ihre Vollständigkeit überprüft. Falls nämlich nicht die gesamte Nachgeburt ausgestoßen wird, kann es zu starken Blutungen oder zu Infektionen kommen.

Nach der Geburt wird das Neugeborene eingehend untersucht und dann – der ebenfalls gründlich untersuchten Mutter – in die Arme gelegt.

Die Dauer einer Geburt ist außerordentlich schwankend. Durch die fortgeschrittenen Methoden der Geburtshilfe und den Einsatz von Wehenmitteln hat sie sich in unserer Zeit sehr verkürzt. Während in früheren Zeiten eine Frau manchmal bis zu drei Tage in den Wehen lag und sich noch zu Anfang unseres Jahrhunderts eine Geburt meistens über 18–10 Stunden erstreckte, rechnet man heute bei Erstgebärenden mit 12–14, bei Frauen, die schon Kinder geboren haben, mit 5–8 Stunden.

Von Vorteil ist es auf jeden Fall, wenn eine Frau nicht nur die Vorsorgeuntersuchungen wahrnimmt, sondern sich aktiv auf die Geburt vorbereitet. So kann sie durch die richtige Atemtechnik die Wehen unterstützen und eine schnellere und meistens auch schmerzfreiere Geburt erleben. Es hilft, wenn ihr der Vater des Kindes zur Seite steht. Dies sollte allerdings nicht zum Dogma gemacht werden, sondern individuell entschieden werden.

Eine sehr schöne Erklärung gibt Hildegard von Bingen dafür, warum ein Neugeborenes schreit:

>Wenn das Kind herausgekommen ist, bricht es alsbald in Weinen aus, weil es die Finsternis der Welt spürt. Denn wenn Gott die Seele in den menschlichen Körper sendet, ist das Bewusstsein in ihr so, als wenn es schliefe. Aber wenn sie in den Körper eingedrungen ist, wird das Bewusstsein darin geweckt, wenn sie sich in das Fleisch und in die Blutgefäße einfügt.« *(Causae et Curae)*

Bei einer Geburt kann es zu Komplikationen kommen, die nicht zuletzt ihre Ursache in der Konstitution der Schwangeren hätten. Deshalb sei es sehr wichtig, dass eine Frau nicht zu dick sei, damit der Geburtsweg nicht behindert wird.

Auch schädliche Säfte, die zu gichtartigen Beschwerden führten, könnten den Geburtsvorgang so stark behindern, dass das Kind nur unter sehr großen Schmerzen zur Welt komme. Manchmal ersticke das Kind dabei.

Hildegard rät in solchen Fällen davon ab, der Frau zu diesem Zeitpunkt Arzneien zu verabreichen, die gegen die überschüssigen schädlichen Säfte oder auch gegen die Fettleibigkeit wirken sollen. Sie schreibt dazu:

>Während des Austritts des Kindes darf man ihr wegen der Gefahren für dieses Kind bei der Geburt keine Arzneien geben, welche schädliche und überschüssige Säfte bekämpfen. Denn wie ein Mensch ersticken würde, wenn man ihn in die Erde vergraben würde, so würde auch das Kind durch die starke Wirkung und den Duft der aromatischen Mittel und Kräuter ersticken, wenn man sie dann anwendet, wenn der Austritt des Kindes unmittelbar bevorsteht.« *(Causae et Curae)*

Hierbei bezieht sich Hildegard offensichtlich auf die damals üblichen Räucherungen, die oft nicht nur aus medizinischen Gründen durchgeführt wurden, sondern die auch böse Geister vertreiben sollten, die Mutter und Kind schaden könnten.

Geburt

Eher soll man mit Hilfe von Gebeten und der Edelsteintherapie zu helfen versuchen. So empfiehlt sie etwa den Sarder. Wenn eine schwangere Frau nicht gebären kann, dann soll man mit dem Sarder um ihre beiden Lenden streichen und dabei das folgende Gebet sprechen:

»So wie du, Stein, auf Gottes Geheiß im ersten Engel erstrahltest, so gehe du, Kind, als strahlender Mensch hervor und bleibe in Gottes Gnade.« *(Physica)*

Danach soll der Stein an die Scheide gehalten werden mit dem folgenden Gebet:

»Öffnet euch, Wege und Pforte, in jener Erscheinung, durch die Christus als Gott und Mensch zum Vorschein kam und die Riegel der Hölle öffnete, so gehe auch du, Kind, durch diese Pforte hinaus, ohne dass du stirbst und ohne dass deine Mutter stirbt.« *(Physica)*

Danach soll man den Sarder in ein Tuch oder einen Schal legen und damit die Gebärende umgürten.

Ein anderer Edelstein, der vor allem gegen das Böse (in diesem Fall personifiziert durch die Schlange) schützen soll, das Mutter und Kind während der Geburt und im Kindbett betreffen kann, ist der Jaspis. Hildegard von Bingen empfiehlt, dass eine Frau während der Geburt einen Jaspis fest in der Hand halten soll, um sich vor diesen schädlichen Einflüssen zu schützen:

»Denn die Zunge der alten Schlange streckt sich aus nach dem Schweiß des Kindes, das aus dem Mutterschoß austritt. Daher stellt sie dem Kind und der Mutter zu dieser Zeit nach.« *(Physica)*

Man kann sicherlich darüber diskutieren, ob Hildegards Theorie über die Abwehr des Bösen durch den Jaspis zutrifft – sicher ist auf jeden Fall, dass ein Edelstein, den man in schwierigen Situationen in der Hand hält, immer etwas von seinem Kraftfeld mitteilt. Nicht von ungefähr gibt es die »Handschmeichler« – Steine, die man bei Nervosität, Anspannung, Müdigkeit usw. in der Hand hält und die durch die Körperwärme ihre eigene Kraft entfalten und weitergeben können. In Irland kennt man ja bereits seit Urzeiten die sog. *worrying stones,* die »Sorgensteine«, auf die man seinen ganzen Kummer übertragen kann.

Ein Versuch mit dem Jaspis während der Geburt wird auf jeden Fall nie schaden, kann aber nützen.

Schwieriger durchzuführen – und auch fraglicher in der tatsächlichen Wirkung – ist ein anderer Rat, den Hildegard von Bingen Frauen gibt, die eine schwere und langwierige Geburt haben. In ihrer *Physica* empfiehlt sie nämlich, eine Stunde lang ein Löwenherz auf den Nabel der Frau zu legen – »und das Kind wird sich bald von ihr lösen und austreten«.

Bei Hausgeburten kann mit Zustimmung des Arztes oder der Hebamme die folgende Anwendung eingesetzt werden, um einer Frau die Geburt zu erleichtern:

Fenchel-Haselwurz-Kompresse

Als sanftes Mittel gegen die Schmerzen bei einer schwierigen Geburt empfiehlt Hildegard von Bingen, milde Kräuter wie Fenchel und Haselwurz aufzulegen.

Zubereitung und Anwendung:
Dazu werden je 2 Hand voll Fenchel und Haselwurz etwa 10 Minuten lang in Wasser gekocht.
Dann die Kräuter abtropfen und etwas abkühlen lassen (wegen der Verbrennungsgefahr), in Leinentücher geben und diese auf die Oberschenkel und den Rücken der Frau legen.

Hildegards Erklärung zur Wirksamkeit dieser Kompressen:
»Die schädlichen kalten Säfte, die in der Frau vorhanden sind, ziehen die Geburtswege während der Schwangerschaft manchmal zusammen und verschließen sie. Wenn aber die milde Wärme des Fenchels und der Haselwurz in weichem Wasser auf dem Feuer angeregt und dann auf den Schenkeln und dem Rücken der Frau eine Auflage gemacht wird, weil sie an diesen Stellen mehr als an allen anderen unter der Verengung leidet, regen diese Mittel diese Körperteile dazu an, sich zu öffnen.« *(Causae et Curae)*

Die Blutung bei der Geburt, mit der das Kind austritt, vergleicht Hildegard mit einem hochwasserführenden Fluss:
»So führt auch dieser Steine und Hölzer mit seiner Strömung mit sich fort.« *(Causae et Curae)*

Aber die Blutung ist nicht mit dem Geburtsvorgang beendet, sondern dauert noch einige Zeit an, die bei der einen Frau länger, bei der anderen kürzer sein kann. Hildegard erklärt dies damit, dass manche Frauen von Natur aus trocken sind und nicht so viele Säfte haben – bei diesen vollzieht sich diese »Reinigung« in kurzer Zeit. Bei Frauen, die von Natur aus feucht sind und reichlich Säfte haben, dauert dieser Prozess entsprechend länger.

Diese Blutungen – der so genannte Wochenfluss – halten etwa sechs Wochen lang an. In den allerersten Tagen sind sie rein blutig. Danach sind sie blutig-wässerig. In der zweiten Woche ist der Wochenfluss gelblich weiß.

Zur Desinfektion und Beruhigung der gereizten Schleimhäute empfiehlt sich häufiges Wechseln der Binden (wie während der Menstruation) und das Spülen des Scheidenbereiches mit einer Lösung von Wasser und Kamillentinktur oder starkem Kamillentee. Da der Scheidenbereich in dieser Zeit gegen Infektionen besonders anfällig ist, ist äußerste Hygiene geboten. Außerdem sollte während dieser Zeit natürlich auf Geschlechtsverkehr verzichtet werden.

In der zweiten Woche nach der Geburt können leichte gymnastische Übungen durchgeführt werden, die die Rückbildung der Organe unterstützen können und eine Erschlaffung der Bauchdecke verhindern helfen. Manche Krankenhäuser empfehlen diese Übungen schon kurz nach der Geburt. Erkundigen Sie sich bei Ihrem Arzt oder Ihrer Hebamme.

Nicht nur der Körper muss dabei unterstützt werden, wieder in seinen Normalzustand zurückzukehren. Viel mehr noch braucht die Seele der jungen Mutter Hilfe. Es ist eine typische Erscheinung, dass junge Mütter etwa fünf Tage nach der Geburt deprimiert und traurig sind und sie jedes unbedachte Wort in Tränen zerfließen lässt. Dabei handelt es sich um einen durchaus normalen Zustand, den die Medizin als »Postnatale Depression« bezeichnet. Hierfür sind vor allem zwei Faktoren verantwortlich:

Zum einen kommt es durch die Geburt zu einer sehr starken hormonellen Umstellung, die für die Frau nicht ohne weiteres zu verkraften ist. Aber auch im Gefühlsbereich erfolgt eine gravierende Umstellung. Während neun Monate lang das Kind innerhalb ihres Körpers lebte, muss sie nun mit einem veränderten Körpergefühl zurechtkommen und außerdem den

Ansprüchen des neuen kleinen Lebewesens genügen, das schreiend sein Recht fordert. Dabei hat die junge Mutter mit ihren eigenen Problemen zu tun und fühlt sich durch die neue Situation oft überfordert. Hier kann die Familie und vor allem der Partner helfend und tröstend eingreifen.

Wie bereits erwähnt, fürchtete man im Mittelalter (übrigens vielerorts noch bis in unsere Zeit) den schädlichen Einfluss des Teufels und verschiedener Dämonen auf Mutter und Neugeborenes, die sich ja gerade im Augenblick der Geburt in einem sehr wehrlosen Zustand befinden. Deshalb wurden viele Vorsichtsmaßnahmen ergriffen, um Mutter und Kind zu schützen. So empfiehlt Hildegard von Bingen den Farn:

»Man soll einer Frau, wenn sie ein Kind gebiert, Farn umlegen, auch in der Wiege des Kindes und um das Kind. So wird ihm der Teufel umso weniger nachstellen.« *(Physica)*

Aber nicht nur gegen böse dämonische Einflüsse wirkt der Farn – er lindert zudem Schmerzen aller Art. Allerdings sollte man – vor allem im Bett eines Neugeborenen – den Farn nicht lose auslegen, sondern in ein kleines Kissen stopfen. Dafür sammelt man im Hochsommer, wenn die Sporen reif sind, Farnblätter – am besten um die Mittagszeit, wenn sie nicht mehr vom Tau nass sind. Die Blättchen werden vom Stiel gestreift, getrocknet und in ein kleines Kissen gefüllt.

Das Stillen

$\mathfrak{T}$rotz vieler alarmierender Meldungen über die Belastung der Muttermilch durch Umweltgifte usw. ist diese bis heute die beste Ersternährung für ein Neugeborenes. Durch das Stillen erhält das Kind einen Immunschutz, den ihm kein künstliches Präparat und auch keine Kuhmilch liefern kann.

Wie entsteht nun die Milch, mit der die Mutter ihr Kind nähren kann? Auch dafür hat Hildegard von Bingen eine Erklärung: Durch die gleiche Kraft, die in der Frau das Kind wachsen lässt, »wird ihr Blut nach oben zu den Brüsten gezogen und das, was aus Speise und Trank zu Blut werden sollte, wird in Milch umgewandelt, damit das Kind, das im Mutterleib heranwächst, davon ernährt werden kann«. *(Causae et Curae)*

Die weiße Farbe der Milch begründet Hildegard durch die Art der Ernährung:
> »Die weiße Farbe erhält die Milch von Getreideprodukten und anderen gekochten Speisen, weil das Getreide das weiße Mehl hat und das Essen beim Kochen einen weißen Schaum bildet.« *(Causae et Curae)*

Dies ist wissenschaftlich natürlich nicht haltbar, denn die Milch würde genauso weiß sein, wenn sich eine Frau ausschließlich von Tomatensaft oder Salat ernähren würde. Übrigens ist die Kuhmilch nicht grün, obwohl die Kuh Gras frisst.

Sehr genau beobachtet Hildegard dagegen, wie wichtig die Stimulation durch das Saugen für die Milchbildung ist. Sie schreibt:
> »Dass genug Milch in den Brüsten vorhanden ist, während das Kleinkind saugt, kommt davon, dass das Kleinkind ... durch die feinen Gefäße die Milch durch das Saugen zu den Brüsten zieht und dadurch ständig den Zugang der erwähnten feinen Gefäße zu den Brüsten offen hält.« *(Causae et Curae)*

Die Muttermilch wird in den weiblichen Brustdrüsen nach der Entbindung aufgrund hormoneller Reize gebildet. Häufig kommt es schon gegen Ende der Schwangerschaft zu einem Milchtröpfeln aus den Brustdrü-

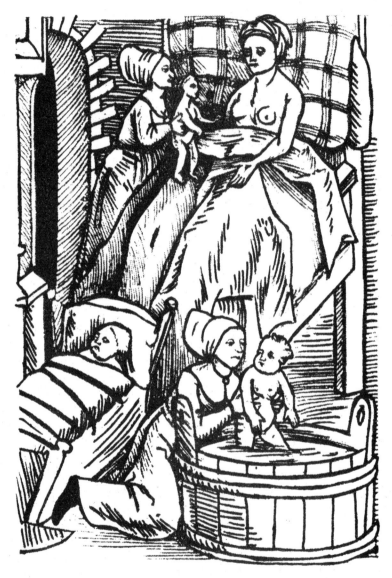

sen. Für das Kind am wichtigsten ist die Kolostralmilch – also die Milch, die bereits vor und in den ersten Tagen nach der Geburt abgesondert wird. Diese enthält nämlich Antikörper, die das Kind u. a. gegen Durchfallerkrankungen und grippeähnliche Viruserkrankungen schützen.

Nach dieser Zwischenmilch produzieren die Brustdrüsen von der zweiten bis dritten Woche nach der Geburt an die reife Muttermilch. Dabei entstehen etwa 500 Milliliter täglich. Die darin enthaltenen Eiweiße hemmen ebenfalls das Wachstum pathogener (krank machender) Darmbakterien, sodass Durchfallerkrankungen bei mit Muttermilch ernährten Kindern seltener vorkommen als bei »Flaschenkindern«. Der hohe Anteil an weißen Blutkörperchen bewirkt außerdem einen Schutz gegen Virusinfektionen.

Stillen ist also schon aus gesundheitlichen Gründen wichtig für das Kind. Außerdem wird natürlich die gefühlsmäßige Verbundenheit zwischen Mutter und Kind auf diese Weise gestärkt. Die Nähe und Zärtlichkeit, die der Stillvorgang mit sich bringt, tut Mutter und Kind gleichermaßen gut! Oft »funktioniert« das Stillen nicht gleich auf Anhieb. Dabei ist meistens ausreichend Milch vorhanden, deren Fluss ja – wie Hildegard ganz richtig betont – erst durch den Saugreiz, den das Kind auf die Brust ausübt, aktiviert wird. Geben Sie deshalb nicht vorschnell auf, auch wenn mitunter die Schwestern im Krankenhaus (nicht zuletzt aus arbeitstechnischen Gründen) oft zur Flaschennahrung raten. Sie bringen sich selbst und Ihr Kind um wesentliche Erfahrungen, die für die körperliche und emotionale Stabilität des Kindes prägend sein können. Gönnen Sie deshalb sich und dem Kind beim Stillen Ruhe. Das Kind sollte beim Trinken nicht gestört werden. Und Sie selbst sollten sich in diesem innigen Zusammensein mit Ihrem Kind durch nichts stören lassen.

Wichtig ist während der Stillzeit die Pflege der Brust. Oberstes Prinzip ist absolute Hygiene. Berühren Sie Ihre Brüste deshalb niemals mit ungewaschenen Händen, und lassen Sie sie nicht mit ungewaschenen Tüchern oder Wäschestücken in Berührung kommen. Wenn die Brustwarzen wund werden, sollten Sie Ihren Arzt nach einem geeigneten Wundpuder oder einem anderen Heilmittel fragen.

Wenn – was nicht oft vorkommt – das Kind zu sehr beißt, sodass eine wunde Brustwarze nicht ausheilen kann, verwenden Sie ein Saughütchen, oder pumpen Sie die Milch ab. Näheres dazu können Ihnen Ihr Arzt oder Ihre Hebamme sagen.

Mitunter kommt es während der Stillzeit zu einer Brustentzündung (Mastitis). Dabei tritt Fieber über 38 Grad auf, die Haut ist gerötet und schmerzt bei Druck. Beim vorsichtigen Abtasten ist eine Verhärtung deutlich fühlbar. In diesem Fall sollte sofort der Arzt aufgesucht werden. Nicht nur für das Kind ist das Stillen von Vorteil für sein körperliches Gedeihen – auch der Mutter verhilft es zu einer schnelleren Rückbildung der erweiterten Geburtswege, denen es ihre ursprüngliche Festigkeit zurückgibt. Die immer wieder geäußerte Behauptung, dass das Stillen »der Figur schadet«, sollte inzwischen in den Bereich der Ammenmärchen verbannt sein!

Übrigens hat die Größe einer Brust keinen Einfluss auf die Menge der produzierten Milch. Oft haben Frauen mit kleinen Brüsten mehr Milch als Frauen mit großen Brüsten. Schon während der Schwangerschaft können Sie Ihre Brüste auf das Stillen vorbereiten. Waschen Sie die Brüste täglich mit kühlem Wasser ab, und kneten Sie sie sanft, um sie abzuhärten. Nach dem Abstillen geht die Milch zurück und versiegt schließlich ganz. Spätestens dann setzt die Menstruation wieder ein.

Selbst wenn es während der Stillzeit nicht zu einer Monatsblutung kommt, so findet trotzdem der Eisprung statt. Stillen ist also kein Schutz gegen eine erneute Schwangerschaft.

Die weibliche Brust

ildegard von Bingen schreibt in *Causae et Curae,* dass die Brüste eines Mädchens so lange wachsen, bis ihre erste Monatsblutung eintritt. Erst später, wenn während der Schwangerschaft die Milchbildung einsetzt,»füllen sie sich wie ein Schwamm« und können sich dadurch zeitweise vergrößern.

Die Brustdrüsen (sie bestehen aus je 15–10 einzelnen Drüsenläppchen) sind von Fett- und Bindegewebe umgeben, die so – vor allem bei der Frau – die eigentlichen Brüste bilden. Diese können von Frau zu Frau sehr unterschiedlich aussehen. Auch bei ein und derselben Frau können beide Brüste eine unterschiedliche Größe oder Form haben. Dies ist vor allem auf den Anteil an Fettgewebe, die Festigkeit und die Form und Farbe der Brustwarzen zurückzuführen. Bei Frauen gehören die Brüste und vor allem die Brustwarzen zu den erogenen Zonen, die durch sanfte Stimulierung zu sexueller Erregung führen können. Dabei werden die Brustwarzen hart und richten sich auf.

Die Brust selbst untersuchen

Es können Schmerzen in der Brust auftreten, die mit Menstruationsbeschwerden (siehe unter»Die Menstruation«, Seite 58 f.) zu tun haben können, aber auch ernsterer Natur sein können, etwa auf eine Krebserkrankung hinweisen.
Deshalb ist es wichtig, regelmäßig zum Frauenarzt zu gehen. Vor allem aber sollte frau sich regelmäßig selbst untersuchen. Diese Untersuchung kann lebensrettend sein – denn 80 Prozent aller Knoten werden auf diese Art entdeckt. Führen Sie diese Untersuchung deshalb möglichst regelmäßig durch. Der günstigste Zeitpunkt liegt um den 7. Tag nach Abklingen der Monatsblutung, denn um diese Zeit ist die Brust aufgrund der hormonellen Situation besonders weich. Am besten cremen Sie die Haut vorher ein – dadurch wird die Gleitfähigkeit der abtastenden Hand verbessert. Falls Sie bei der Selbstuntersuchung unsicher sind, lassen Sie sich von Ihrem Frauenarzt die richtigen Handgriffe zeigen. Gehen Sie folgendermaßen vor:

Legen Sie sich bequem hin, und beginnen Sie mit dem Abtasten oben auf der Innenseite der linken Brust und wandern Sie mit den Fingern langsam nach außen. Untersuchen Sie nun die äußere Seite der Brust, ebenfalls von oben nach unten. Tasten Sie nun kreisförmig die Umgebung der Brustwarzen ab. Danach tasten Sie die Lymphknoten in den Achselhöhlen ab. Wiederholen Sie nun die Untersuchung an der rechten Brust.

Darauf sollten Sie bei einer Selbstuntersuchung Ihrer Brust besonders achten:
– ungewöhnliche Knoten und Verdickungen;
– ungewöhnliche Veränderungen einer Brust in Größe und Form;
– Schwellungen oder Rötungen der Haut;
– ungewöhnliche Schrumpfung oder Einziehung der Brustwarzen;
– Sekretabsonderung aus den Brustwarzen;
– vergrößerte Lymphdrüsen, vor allem in den Achselhöhlen;
– Anschwellen des Oberarms (Lymphstau).
Wenn Sie eines dieser Symptome entdecken, sollten Sie möglichst bald zum Arzt gehen, um die Ursachen abklären zu lassen. Oft können die beobachteten Veränderungen auf relativ harmlose Ursachen zurückgeführt werden. Liegt allerdings eine ernsthafte Erkrankung vor, kann bei frühzeitigem Eingreifen eine schnellere Heilung erzielt werden.

Hildegard von Bingen empfiehlt gegen Schmerzen in den Brustdrüsen vor allem ihre Veilchensalbe.

Veilchensalbe

Zutaten:
5 g Veilchentinktur
10 g Olivenöl
30 g Schweineschmalz (Hildegard empfiehlt allerdings Bockstalg)

Zubereitung und Anwendung:
Schmalz und Olivenöl auf kleiner Flamme schmelzen, die Veilchentinktur darunterrühren.
Die Salbe in ein Cremetöpfchen abfüllen und kühl stellen.
Täglich mehrmals die Brüste sanft mit dieser Salbe einreiben.

Die weibliche Brust 57

Bei Brustdrüsenentzündungen, wie sie während der Schwangerschaft und vor allem während des Stillens leicht auftreten können, empfehlen sich Eisenkrautkompressen, die auch bei allen anderen Entzündungen heilend und lindernd wirken.

Eisenkrautkompresse

Zutaten:
1 Hand voll Eisenkraut
$\frac{1}{4}$ l Wasser

Zubereitung und Anwendung:
Das Eisenkraut einige Minuten lang in dem Wasser köcheln lassen, dann abseihen.
In dem Absud zwei große Leinentaschentücher auswringen und auf die Brüste auflegen. Immer wieder anfeuchten.
Die Behandlung wiederholen, bis die Entzündung und die damit verbundenen Schmerzen zurückgegangen sind.

Die Menstruation

ie Menstruation war über Jahrtausende von vielen Tabus begleitet. In vielen Kulturen ist dies bis heute der Fall. Wenn man die moderne Werbung für Tampons und Monatsbinden betrachtet, scheint sich darin in unserer modernen Welt nicht viel geändert zu haben. Bedenkt man, welche Vorstellungen teilweise noch in unsere Zeit hineinreichen, ist diese Tabuisierung immer noch nicht aufgehoben. So wird heute noch vielfach behauptet, dass in der Nähe einer menstruierenden Frau die Milch sauer werde, der Teig nicht aufgehe oder die Blumen verwelkten.

In vielen Kulturen wurde das Menstruationsblut von den Männern gefürchtet, weil sich eine Berührung mit ihm schädlich auf den Ausgang der Jagd oder eines Krieges auswirken könnte. Frauen wurden deshalb während dieser Zeit häufig isoliert (z. B. in sog. Menstruationshütten), um einen Kontakt weitestmöglich auszuschließen. Andererseits spielte in einigen Kulturen die Tatsache eine Rolle, dass eine Frau durch ihre Fähigkeit, Kinder zu gebären – und dies wird ja durch das Menstruationsblut sichtbar dokumentiert –, eine gewisse Überlegenheit hatte. Dies ist vor allem durch die feministische Geschichtsforschung belegt worden.

Auch im Alten Testament finden wir zahlreiche Hinweise auf die »Unreinheit« der Frau, verbunden mit umfangreichen Vorschriften für das Verhalten der Frau in dieser Zeit. Nach der kirchlichen Lehrmeinung des Mittelalters erinnert die Menstruation an den Sündenfall Evas. Auch dies bestärkte die bis in die Gegenwart anhaltende Vorstellung von der »Unreinheit« der Frau, deren Blut einmal im Monat gereinigt werden müsse.

Hildegard von Bingen bezeichnet die Monatsblutungen zwar als einen Reinigungsprozess, sieht sie aber – eben weil sie die Gebärfähigkeit einer Frau anzeigen – als etwas Positives an. Über die monatlichen Blutungen einer Frau hat Hildegard von Bingen in ihrem Werk *Causae et Curae* sehr ausführlich geschrieben. Für sie ist – wie bei fast allen natürlichen Vorgängen – der Mondstand von Bedeutung (weitere Einzelheiten über den Einfluss des Mondes finden Sie im Kapitel *Mond und Sonne, S. 348 f.*):

Die Menstruation

»Stellt sich die monatliche Blutung bei einer Frau bei zunehmendem Mond ein, dann leidet sie zu dieser Zeit mehr darunter, als wenn die Blutung bei abnehmendem Mond auftreten würde.«

Über die Ursachen der Monatsblutung sagt sie, dass Blut und Säfte der Frau dadurch »gereinigt« würden und sie ohne diese Reinigung nicht weiterleben könnte, da in ihrem Körper mehr Flüssigkeit enthalten sei als im Mann.

Interessant ist auch, was sie über die Menstruation von Jungfrauen sagt: Bei diesen sei das Blut »blutartiger, weil sie noch verschlossen ist«. Frauen, die bereits Verkehr mit einem Mann hatten, fänden mehr »Schleim« in ihrer Blutung. Dies ist eine Feststellung, deren wissenschaftliche Überprüfung sicherlich interessant wäre.

Die Begriffe Regel, Periode, Menstruation bezeichnen einen körperlichen Vorgang, der im Leben einer Frau etwa 40 Jahre lang immer wiederkehren kann. Dadurch werden die Voraussetzungen für eine Schwangerschaft geschaffen: Im Eierstock entsteht ein befruchtungsfähiges Eibläschen (Follikel), während sich gleichzeitig in der Gebärmutter (Uterus) die Gebärmutterschleimhaut aufbaut. Diese ist reich an Blutgefäßen und ernährt im Falle einer Befruchtung das werdende Kind.
Im Rhythmus von 21–18 Tagen reift in einem der beiden Eierstöcke ein Follikel heran. Dieses Eibläschen platzt, und das befruchtungsfähige Ei beginnt seine Wanderung durch den Eileiter in Richtung Gebärmutter. Gleichzeitig baut sich unter dem Einfluss von Eierstockhormonen die Gebärmutterschleimhaut auf und wird besonders stark durchblutet. Am Ende dieses Prozesses ist die Gebärmutterschleimhaut dann etwa fünfmal so dick wie zu Beginn und somit darauf vorbereitet, ein eventuell befruchtetes Ei aufzunehmen. Findet keine Befruchtung statt, stirbt die Eizelle ab, die Schleimhaut baut sich wieder ab, und aus den kleinen Blutgefäßen tritt Blut aus: Dieser Vorgang ist die Regelblutung. Sie dauert so lange an, bis die Wundfläche wieder geschlossen ist.

Den Begleiterscheinungen der Menstruation, die sich über die Jahrhunderte nicht geändert haben, widmet Hildegard ein eigenes Kapitel in ihrem Buch *Causae et Curae*. So schreibt sie:
»In dieser Zeit wird der Kopf leidend, ihre Augen werden matt und ihr ganzer Körper schwach.«

Obwohl die Menstruation – wie auch die Schwangerschaft – keine Krankheit ist, handelt es sich dabei trotzdem um eine Art »Ausnahmezustand«, in dem der Körper andere Reaktionen zeigt als sonst. Immerhin kommt es in dieser Zeit zu gravierenden Veränderungen im Körper einer Frau, die mit physischen und psychischen Beschwerden einhergehen können: Wie von Hildegard erwähnt, kann es zu Kopfschmerzen kommen, mitunter auch zu Übelkeit.

Obwohl der Blutverlust während der Menstruation meistens längst nicht so groß ist, wie man selbst oft aufgrund der Heftigkeit einer Blutung vermutet, geht damit doch eine gewisse Schwächung des gesamten Organismus einher.

Krampfartige Schmerzen können vor allem in der Phase des Eisprungs entstehen. Während dieser Zeit zieht sich die Muskulatur der Eileiter rhythmisch zusammen, wodurch die Eizelle zur Gebärmutter transportiert wird.

Häufig schmerzen die Brüste, die sich nach dem Eisprung vergrößern und empfindlicher werden.

Mitunter kommt es durch die veränderte Hormonausschüttung zu Kreislaufproblemen, die mit Schwindel und Mattigkeit verbunden sein mögen.

Vor dem Einsetzen der Monatsblutung kommt es aufgrund des Hormonentzugs häufig zu Stimmungsschwankungen, dem sog. Prämenstruellen Syndrom (s. Seite 71 f.). Da der Eisprung auch in diese Zeit fällt, ist dieses meistens von Spannungsschmerzen in der Brust und Unterleibsschmerzen begleitet.

Sanfte Hilfe gegen alle Monatsbeschwerden: die Kamille

Ganz allgemein empfiehlt Hildegard von Bingen die Kamille zur Erleichterung der Monatsbeschwerden. Man kann sie als milden Tee trinken, aber auch Kompressen mit der Kamille machen. In ihrer *Physica* rät sie zu einer Kamillensuppe, die nicht nur während der Menstruation, sondern auch bei Magen- und Darmschmerzen aller Art lindernd wirkt.

Kamillensuppe

Zutaten:
1 Hand voll Kamillenblüten
1 EL Butter
1 EL Mehl
¼ l Gemüsebrühe

Die Menstruation   61

Zubereitung und Anwendung:
Aus Butter und Mehl eine goldgelbe Schwitze bereiten und mit der hei-
ßen Gemüsebrühe aufgießen.
Die verlesenen und gewaschenen Kamillenblüten hineingeben und einige
Minuten lang ziehen lassen.
Wenn Sie mögen, können Sie die Blüten vorher im Mörser zerdrücken.
Diese Suppe soll während der Beschwerden täglich gegessen werden,
denn sie wirkt nach Hildegards Worten »auf die Eingeweide wie eine Sal-
be«.

Kamillensalbe

Zutaten:
1 Hand voll Kamillenblüten
etwas Kuhbutter

Zubereitung und Anwendung:
Die Kamillenblüten im Mörser fein zerstoßen und mit so viel Butter ver-
rühren, dass eine Salbe entsteht.
Mit dieser den schmerzenden Bereich sanft massieren.
Eventuell ein dünnes Leinentuch darüber legen, um Fettflecken auf der
Wäsche zu vermeiden.
Hildegards Erklärung für die Wirksamkeit dieser Salbe:
    »Die Wärme und Kraft der Kamille in Verbindung mit der milden
    Wirkung der Butter vertreibt und lindert den Schmerz.« *(Physica)*

Menstruationsstörungen

Auch über Menstruationsstörungen berichtet Hildegard von Bingen. So
führt sie zu heftige oder zu schwache Blutungen in erster Linie auf psychische Ursachen zurück:
    »Bei einigen jungen Frauen beschränken sehr oft die Tropfen ihrer
    Blutungen das ausfließende weibliche Blut infolge Trauer so sehr,
    dass die Gefäße, die dieses Blut führen und ausfließen lassen, sich
    durch die Seufzer zusammenziehen und austrocknen. Wie ein
    Baum im Sommer durch die Einwirkung der Sonne blüht und Laub
    trägt, werden auch die Monatsblutungen der Frauen sehr oft durch
    Freude eröffnet, und wie kalter Wind, Frost und Winter die Blätter

und Zweige der Bäume verdorren lässt, so versiegen auch oft durch Trauer die Blutungen, die aus der Frau fließen sollten.« *(Causae et Curae)*

Aber auch ein krankhafter Säfteüberschuss könne zu einem Ausbleiben der Monatsblutung führen,»weil die stürmischen Komplikationen bei ihren Säften eine unrechte Kälte und eine wechselhafte Wärme auslösen, sodass ihr Blut manchmal heiß und manchmal kalt ist«. *(Causae et Curae)* Wegen der dadurch entstehenden Trockenheit verengten sich die Gefäße und ließen das Blut nicht ausfließen.

Ein anderer Grund für das Ausbleiben der Menstruation kann nach Hildegards Ansicht auch ein krankhaftes Übergewicht sein. Dadurch würden die Gefäße überwuchert und so stark verengt, dass das Blut nicht mehr abfließen könne.

Das Ausbleiben oder Fehlen der Menstruation (Amenorrhöe)
Nicht unter den Begriff»Amenorrhöe« fällt das Ausbleiben der Regelblutung beim Eintritt einer Schwangerschaft oder beim Einsetzen der Wechseljahre.

Von»primärer Amenorrhöe« spricht man, wenn bei einer jungen Frau bis zum 18. Lebensjahr noch keine Menstruationsblutung eingesetzt hat.

Um eine»sekundäre Amenorrhöe« handelt es sich, wenn eine ansonsten relativ termingemäß stattfindende Regelblutung länger als drei Monate ausbleibt.

Da es einen engen Zusammenhang zwischen psychischen Belastungen und möglichen hormonellen Veränderungen gibt, kann das Ausbleiben der Monatsblutung häufig seelische Ursachen haben. So führen starke emotionale Konflikte oft zu einer Amenorrhöe, die mitunter – ebenfalls durch psychische Ursachen – mit Magersucht einhergeht. Auch Dauerstress in Beruf und Familie, radikale Veränderungen der Lebenssituation oder Hochleistungssport können als Ergebnis ein Ausbleiben der Periode zeigen.

Allerdings können auch organische Ursachen der Grund sein, beispielsweise
– Komplikationen nach chirurgischen Eingriffen im Unterleib,
– Hormonstörungen,

Die Menstruation

- Wucherungen an den Eierstöcken,
- Fehlbildungen an Gebärmutter und Eierstöcken,
- Krankheiten wie Diabetes, Tuberkulose oder Schilddrüsenfehlfunktionen.

Auf jeden Fall sollten Sie bei längerem Ausbleiben der Monatsblutung Ihren Frauenarzt aufsuchen, um die Ursachen abzuklären. Mitunter wird er Hormongaben verordnen, Bäder, Akupunktur und andere sanfte Naturheilmethoden können auch hilfreich sein.

Was Sie sonst noch tun können:
- Bei psychischen Ursachen für das Ausbleiben der Periode sollten Sie viel für Ihre Entspannung tun. Dazu kann eine leichte Gymnastik, Schwimmen oder Tanzen gehören. Leistungssport sollte allerdings vermieden werden! Auch Saunagänge (wenn sie kreislaufmäßig vertragen werden), Massagen und Entspannungstechniken können hilfreich sein.
- Vielleicht hilft eine Beckenbodengymnastik. Dabei die Scheidenmuskulatur immer wieder kräftig anspannen und entspannen und dies möglichst häufig wiederholen.
- Mitunter ist es nötig, die ganze Lebenssituation oder wenigstens die eigene Einstellung dazu zu verändern. Suchen Sie sich eventuell Hilfe bei einem erfahrenen Psychotherapeuten, um so die belastenden Probleme zu verringern oder zu lösen.
- Auch die Ernährung kann regulierend auf den weiblichen Zyklus einwirken. Empfehlenswert ist besonders eine eiweißreiche Kost (Fisch, Milchprodukte, Soja, aber auch Fleisch) in Begleitung von reichlich Vitaminen (Obst, Gemüse). Bei »primärer Amenorrhöe« ist eine kalorienreiche Kost zu empfehlen.
- Es gibt verschiedene Gewürze, die die Gebärmutter anregen und blutungsverstärkend wirken. Dazu gehören: Basilikum, Gewürznelken, Meerrettich, Muskatblüten, roter (Cayenne-)Pfeffer, Safran, Ingwer.
- Verschiedene Kräutertees und -säfte wirken ebenfalls anregend auf die Eierstöcke und die Regelblutung. Dazu gehören z. B. Frauenmantel, Poleiminze, Beifuß und Schafgarbe.
- Ebenso kann Selleriesaft (in der Apotheke erhältlich) regulierend wirken. Trinken Sie drei kleine Likörgläser pro Tag.

Wichtig:
Bei allen Kräutern, die Sie anwenden, sollten Sie bedenken, dass es sich auch bei dieser »sanften Medizin« um hochwirksame Heilmittel handelt. Verwenden Sie sie deshalb nicht, wenn Sie nicht sicher sind, dass es sich beim Ausbleiben der Monatsblutung nicht um das Anzeichen für eine Schwangerschaft handelt!

Hildegard gibt für den Fall des Ausbleibens der Menstruation verschiedene Diätempfehlungen:
- Rindfleisch und andere schwere Speisen sollten gemieden werden, weil diese eine »hemmende« Wirkung haben.
- Leichte Speisen sind zu bevorzugen.
- Die Frau darf Wein trinken.
- Wenn sie Wasser trinken möchte, sollte sie sprudelnde Quellwasser meiden, weil diese zu hart sind.

Kräuterdampfbad

Beim Ausbleiben der Menstruation empfiehlt Hildegard von Bingen ein Dampfbad. Hildegards Angaben über die Durchführung können für heutige Verhältnisse vereinfacht werden nach dem folgenden Rezept:

Zutaten:
1 Hand voll Anis
1 Hand voll Kamille
$\frac{1}{2}$ l Wasser

Zubereitung und Anwendung:
Die Kräuter in dem Wasser 10 Minuten zugedeckt köcheln lassen.
Die Kräuter aus dem Wasser nehmen und in eine Kompresse tun, die auf die Genitalien bis herauf zum Nabel aufgelegt wird. Das Wasser nochmals zum Kochen bringen, in eine Schüssel geben und sich für einige Minuten darüberhocken.
Hildegards Erklärung für die Wirksamkeit dieses Dampfbades: Während Anis die Säfte in Bewegung bringe, wirke Kamille heilend. Die milde Wirkung dieses Dampfbades könne die Monatsblutung auslösen.

Heidelbeerwein mit Kräutern

Zutaten:
100 g Heidelbeeren
30 g Schafgarbe
10 g Weinraute
30 g Diptam
1 EL Gewürznelken
1 TL weißer Pfeffer
1 l Landwein
Honig nach Geschmack

Zubereitung und Anwendung:
Heidelbeeren, Schafgarbe, Weinraute und Diptam im Mörser zerstoßen und mit dem Wein 10 Minuten köcheln lassen.
Gewürznelken, Pfeffer und Honig dazugeben und den Gewürzwein nochmals aufkochen lassen.
Abseihen und in eine Flasche abfüllen.
Davon jeden Morgen auf nüchternen Magen und nach dem Frühstück je ein Likörglas trinken.
Hildegards Erklärung für die Wirksamkeit dieses Mittels: Die Kälte der Heidelbeeren, gemildert durch die Wärme der Gewürze, des Weins und des Honigs führe zu einer Entspannung im Unterleib.
»Dann öffnet sich der verschlossene Unterleib der Frau, und das verhärtete Gerinnsel des Monatsblutes löst sich auf.« *(Causae et Curae)*

Eier mit Liebstöckel

Zutaten:
1 Ei
etwas Schmalz
ausgepresster Liebstöckelsaft (oder frisches zerhacktes Kraut)

Zubereitung:
Das Ei als Spiegelei braten und mit dem Liebstöckelsaft beträufeln oder mit dem frischen Kraut bestreuen.

Rosen-Germer-Öl

Dieses Mittel wirkt nach Hildegards Worten vor allem bei ausbleibender Menstruation junger Mädchen. Der Germer ähnelt dem Enzian und ist in allen seinen Teilen giftig. Deshalb sollte er nie innerlich angewendet werden.

Zutaten:
6 Teile Rosenblütenblätter
1 Teil Germer
Olivenöl

Zubereitung und Anwendung:
Die Rosenblüten und die zerkleinerte Germerwurzel mit dem Olivenöl übergießen und 1 Woche lang in einem gut verschlossenen Gefäß an einer warmen Stelle (sonnige Fensterbank, Heizungsnähe) ziehen lassen.
Dann abseihen und die Kräuter gut ausdrücken.
Hildegard empfiehlt den Mädchen, sich mit diesem Öl oft die Gegend um Lenden, Nabel und Schambein zu massieren. Selbst wenn ihre Blutung dann nicht zur richtigen Zeit eintritt, würden doch die Schmerzen, die ja oft durch eine ausbleibende Monatsblutung entstehen, gelindert.

Verstärkte Monatsblutungen (Hypermenorrhöe)
Die Menstruation wird dann als zu stark bezeichnet, wenn sechs Tampons oder Binden pro Tag nicht mehr ausreichen, um das ausfließende Blut aufzufangen. Häufig treten sehr lange (mehr als sieben Tage anhaltende) und zu starke Blutungen gleichzeitig auf. Starke Regelblutungen können aber auch bei relativ großer Gebärmutter infolge mehrerer Geburten eintreten und sind dann durchaus normal. Trotzdem sollten Sie bei Bedenken sofort Ihren Frauenarzt fragen!

Ursachen für zu starke Monatsblutungen sind nur in seltenen Fällen psychische Belastungen. Meistens sind körperliche Ursachen der Grund für ihr Auftreten. Dazu gehören:
- Probleme mit der empfängnisverhütenden Spirale;
- Myome (dabei handelt es sich um gutartige Gewächse in der Gebärmutterwand);
- Polypen (gutartige Gewächse im Gebärmutterinnenraum);

Die Menstruation

- Endometriose (dabei siedeln sich abgesprengte Teile der Gebärmutterschleimhaut außerhalb der Gebärmutter an und führen zu sog. Schmierblutungen);
- Medikamente, die die Blutgerinnung hemmen;
- Tumore der Gebärmutter.

Sehr wichtig ist für Hildegard, dass eine Frau, die unter starkem und unregelmäßigem Monatsbluten zu leiden hat, nicht zu schwer arbeitet – dadurch geriete ihr Blut nur noch mehr in Erregung. Zur Diät gibt sie folgende Ratschläge:
- Keine harten oder bitteren Speisen essen, die die Verdauung durcheinander bringen.
- Dafür weiche, bekömmliche Speisen essen, die innerlich heilen. (Dazu gehören natürlich in erster Linie Dinkel, Fenchel und die Esskastanie.)
- Hin und wieder Wein und Bier trinken, »um dadurch so gestärkt zu werden, dass sie das Blut zurückhalten kann«. *(Causae et Curae)*

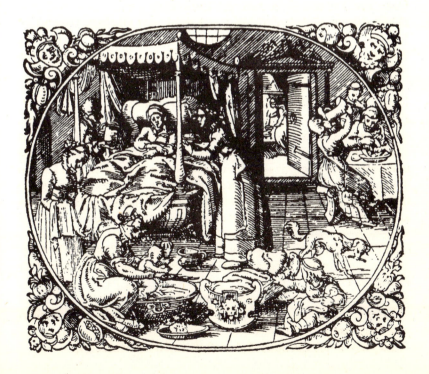

Kühlende Umschläge

Bei zu starken, aber auch unregelmäßigen Regelblutungen rät Hildegard zu kühlenden Umschlägen.

Zubereitung und Anwendung:
Ein Leinentuch mit kaltem Wasser befeuchten, auswringen und auf die Oberschenkel legen.
Den Umschlag mehrmals erneuern.
Hildegards Erklärung für die Wirksamkeit dieser Behandlung:
»Durch die Kälte des leinenen Tuches wird der unzeitige Blutfluss zurückgehalten.« *(Causae et Curae)*

Selleriekompresse

Zubereitung und Anwendung:
Eine Sellerieknolle putzen und in Scheiben schneiden.
Diese etwa 10 Minuten lang kochen, dann die Scheiben noch warm in Leinentücher einschlagen und auf die Oberschenkel und die Nabelgegend legen.
Hildegard erklärt, dass die innere und äußere Wärme der gekochten Sellerie Heilung bringe.

Betunienwein

Zubereitung und Anwendung:
Eine Hand voll Betonienwurzel (auch Ziest genannt) in 1 l Wein legen.
Eine Woche lang gut verschlossen stehen lassen.
Davon täglich 3 kleine Likörgläser trinken.
Hildegards Erklärung für die Wirksamkeit dieses Weins:
»Die Wärme der Betonie, gemischt mit der Wärme des Weins, hemmt die unrechte Erwärmung des Blutes.« *(Causae et Curae)*

Essig mit Ei

Dieses Rezept empfiehlt Hildegard von Bingen in *Causae et Curae* ganz allgemein gegen »Blutfluss«. Es ist möglicherweise nicht ganz leicht zu schlucken, deshalb sollte man eventuell weniger Essig verwenden als in Hildegards Originalrezept angegeben.

Zutaten:
2 Eidotter
1 EL ausgepresster Kamillensaft (dafür einige Hand voll Kamillenblüten
in den Entsafter geben)
4 EL Obstessig
½ TL Zimt
1 Msp. Zitwer

Zubereitung und Anwendung:
Alle Zutaten gut miteinander verrühren und etwas Wasser dazugeben,
sodass ein dicker Trank daraus entsteht.
Dieser soll mäßig erwärmt morgens auf nüchternen Magen und nach dem
Frühstück genommen werden.

Massagen

Auch sanfte Massagen können einer zu starken Monatsblutung entgegenwirken. Hildegard von Bingen empfiehlt einer Frau, die davon betroffen
ist, Folgendes:
>Sie soll alle ihre Gefäße, das heißt diejenigen, die in den Schen-
keln, im Bauch, in der Brust und in den Armen sind, mit ihren Händen nach oben unter sanftem Druck oft massieren, damit sie sich zusammenziehen und das Blut nicht ungebührlich stark fließen lassen.« *(Causae et Curae)*

Die heftigen Schmerzen, die bei einer Monatsblutung mitunter auftreten
können, führt Hildegard von Bingen auf ein Phänomen zurück, das wissenschaftlich allerdings nicht haltbar ist: Sie meint, dass Frauen eine ge-
spaltene Hirnschale hätten. Zur Zeit der Monatsblutung öffne sich die
Hirnschale von selbst und ermögliche so die Blutung. Danach schließe sie
sich wieder »und hält die Gefäße fest, damit sie kein Blut mehr ausfließen
lassen«. *(Causae et Curae)* Sie fährt fort:
>Manchmal haben manche Frauen Schmerzen durch verschiedene
Fieberanfälle, Schmerzen im Magen, in der Seite und im Unterleib,
und diese Schmerzen verhindern, dass sich die Hirnschale wieder
rechtzeitig schließt ... Bei einer solchen Frau fließen die Rinnsale
des Blutes nicht in einem geordneten, regelmäßigen Zyklus nach
außen. Dann leidet die Frau Schmerzen wie ein Mann, der durch ein
Schwert verwundet ist.« *(Causae et Curae)*

Hildegard gibt bei Menstruationsschmerzen den Rat, dass die Frau in dieser Zeit besonders auf sich achten soll. Außerdem sollte sie Heilmittel nur mit größter Vorsicht einnehmen.

Gegen Krämpfe aller Art, also auch gegen die krampfartigen Schmerzen während der Menstruation, empfiehlt sie eine Kamillensalbe (Rezept s. Seite 61). Die Kamille heißt ja auch »Mutterkraut« – ein Hinweis darauf, dass sie besonders zur Behandlung von Frauenleiden geeignet ist.

Kopfschmerzen
Die Zeit der Menstruation mag auch von Kopfschmerzen begleitet sein. Wie hier zu helfen und zu lindern ist, können Sie in der *Gesundheitsfibel* nachlesen.

Zu schwache Regelblutung (Hypomenorrhöe)
Dies bedeutet, dass der Blutverlust während der Periode kaum merklich ist und diese nur ein bis zwei Tage andauert. Solche schwachen Regelblutungen sind nur selten Anzeichen für eine Krankheit. Treten sie allerdings häufiger auf, sollten Sie mit Ihrem Frauenarzt darüber sprechen.

Ursachen für ungewöhnlich schwache Regelblutungen können sein:
– Einnahme der Pille,
– psychische und physische Stresssituationen,
– fehlender Eisprung,
– Beginn einer Schwangerschaft.

Was Sie sonst noch tun können:
Alle Maßnahmen, die unter »Das Ausbleiben oder Fehlen der Menstruation (Amenorrhöe)« (s. Seite 62 f.) aufgeführt sind, können auch bei einer zu schwachen Regelblutung angewendet werden.

Zu kurze Menstruationszyklen (Polymenorrhöe) und zu lange Zyklen (Oligomenorrhöe)
Man berechnet einen Zyklus vom ersten Tag einer Regelblutung bis zum letzten Tag vor der nächsten Blutung. Ein Zyklus, der kürzer als 24 Tage oder länger als 34 Tage ist, beruht häufig auf einer Unter- bzw. Überfunktion der Eierstöcke durch Hormonstörungen. Sie können von einem Ausbleiben des Eisprungs – und damit von Unfruchtbarkeit – begleitet sein.

Die Menstruation   71

In vielen Fällen ist seelischer oder körperlicher Stress die Ursache solcher Hormonstörungen. Auch in den Wechseljahren treten Zyklusveränderungen auf, die durch die versiegende Produktion von Geschlechtshormonen verursacht werden. Wenn eine Stabilisierung des Zyklus erwünscht ist – etwa, weil Sie sich ein Kind wünschen –, kann der Frauenarzt mitunter durch die Verschreibung von Hormonpräparaten helfen.

Zwischenblutungen
Blutungen zwischen den Zyklen können aus verschiedenen Gründen auftreten:
Möglicherweise liegt eine Verletzung vor (Unfall, Sport o. a.). Manchmal kommt es beim Geschlechtsverkehr zu sog. Kontaktblutungen.
Sie können auftreten, wenn Sie damit beginnen, die Pille zu nehmen oder wenn Sie gerade eine neue Spirale eingesetzt bekamen, und zwar durch die Störung der Gebärmutterschleimhaut. Meistens klingen sie nach etwa drei Zyklen ab.
Auch Entzündungen der Gebärmutterschleimhaut, Polypen oder Tumore des Gebärmutterhalses oder des Gebärmutterkörpers können solche Blutungen verursachen. Deshalb sollten Zwischenblutungen in jedem Fall durch eine gynäkologische Untersuchung in ihren Ursachen abgeklärt werden!

Das Prämenstruelle Syndrom (PMS)

Unter diesem Begriff ist ein ganzes Bündel von Beschwerden zu verstehen, die eine Frau in den »Tagen vor den Tagen« treffen können:
Aggressionen, Depressionen, übermäßige Esslust, Schlaflosigkeit, Abgespanntheit und Müdigkeit, vorübergehende Gewichtszunahme, Spannungsschmerzen in den Brüsten, Schmerzen im Unterleib usw.
Insgesamt wurden inzwischen von Ärzten und Psychologen über 50 verschiedene Symptome des Prämenstruellen Syndroms diagnostiziert, von dem mindestens jede zweite Frau mehr oder weniger betroffen ist.

Ausgelöst werden diese Beschwerden hauptsächlich durch die während dieser Zeit einsetzenden starken Hormonveränderungen. Aber es gibt auch andere, »sekundäre« Gründe, die zu starken Beschwerden führen können:
– ein sehr starker Kinderwunsch;

– eine ablehnende Haltung gegenüber der Menstruation und damit oft gegenüber der Rolle als Frau überhaupt;
– eine zu starke physische oder psychische Belastung.

Ärztlichen Rat sollten Sie suchen, wenn sich der Zyklus neben der allgemeinen Verstimmung und den genannten körperlichen Beschwerden drastisch verändert. Und wenn Depressionen über die Regel hinaus anhalten, starke Schmerzen im Unterleib auftreten und alle Selbsthilfemaßnahmen ergebnislos bleiben, ist medizinische Hilfe nötig! Oft wird bei häufigem und heftigem Auftreten des Prämenstruellen Syndroms mit Erfolg die Pille verordnet, die ja nicht nur empfängnisverhütend wirkt, sondern häufig auch das »Ungleichgewicht« im Hormonhaushalt ausbalanciert. Die Naturmedizin empfiehlt hormonregulierende Mönchspfefferpräparate und Nachtkerzenöl.

Was Sie sonst noch tun können:
– Besonders wenn die mit dem Prämenstruellen Syndrom verbundenen Beschwerden seelische Gründe haben, sind Entspannungsübungen wie etwa Yoga, Meditation und autogenes Training eine wirksame und wohl tuende Hilfe.
– Bewegung kann ebenfalls hilfreich sein! Gerade bei Sportarten, die Sie körperlich wirklich »fordern«, werden nämlich die »Glückshormone« – die Endorphine – ausgeschüttet, die für Ausgeglichenheit und gute Laune sorgen. Besonders geeignet in dieser Zeit sind Schwimmen, Joggen, Radfahren und Tennis. Allerdings hat schon ein flotter Spaziergang diese positive Wirkung!
– Wenn Sie es vertragen können (d. h., wenn Sie keine Kreislauf- oder Herzbeschwerden haben) sollten Sie in dieser Zeit in die Sauna gehen. Hier werden neben Haut und Kreislauf auch Herz, Lunge, Nieren und Nerven trainiert und gleichzeitig das seelische Gleichgewicht stabilisiert.
– Auch zu Hause können Sie mit einer Wasseranwendung einen ähnlichen Effekt erzielen: Eine Viertelstunde Wassertreten – in der halb mit kaltem Wasser gefüllten Badewanne – hat positive Wirkungen auf Körper und Seele. Machen Sie sich dazu eine schöne Musik an und genießen Sie diese entspannende Viertelstunde!
– Bei Krämpfen im Unterleib hilft eine Wärmflasche. Aber auch ein Bad mit Kräuterzusätzen (vor allem mit Kamille und Melisse) beruhigt und entspannt. Danach sollten Sie möglichst gleich ins warme Bett gehen.

Die Menstruation

– Bei Spannungsschmerzen in der Brust hilft dagegen Kälte am besten:
– Legen Sie feuchtkalte Tücher auf die Brüste.
– Brausen Sie die Brüste mit kreisenden Bewegungen kalt ab.
– Betupfen Sie die Brust mit etwas kühlendem Pfefferminzöl.
– Die Ernährung hat einen starken Einfluss auf Ihre Befindlichkeit während dieser Zeit! Hier einige Tipps:
Verzichten Sie so weit wie möglich auf Kaffee, Alkohol und Nikotin.
Sparen Sie mit Salz. Salz bindet Wasser, wodurch oft Spannungsschmerzen entstehen. Würzen Sie stattdessen wenn möglich mit Kräutern.
Nehmen Sie in Ihren Speiseplan vermehrt Lebensmittel, die das Vitamin B6 enthalten, auf – z. B. Hefe, Fisch, Bananen, Avocados und alle Vollkornprodukte.
Legen Sie gelegentlich einen Obst- oder Reistag ein, um den Körper zu entwässern. Dies hilft vor allem bei geschwollenen Gelenken und Spannungsschmerzen in den Brüsten.
– Viele von Hildegard von Bingen sehr geschätzte Kräuter können während dieser Zeit sehr hilfreich sein. (Nähere Angaben dazu finden Sie im Band *Pflanzen- und Kräuterkunde*). Bei Hormonstörungen empfehlen sich Tees aus Frauenmantel oder Schafgarbe.
Beruhigend wirken vor allem Ringelblume, Frauenmantel, Kamille und Melisse.
Stimmungsaufhellend ist ein Johanniskrauttee.

Die Wechseljahre

Wechseljahre oder Klimakterium wird jene Phase im Leben einer Frau genannt, in der ihre Gebärfähigkeit aufgrund der hormonellen Veränderungen in ihrem Körper beendet wird. Das bedeutet, dass zunächst ihre Monatsblutungen unregelmäßig werden und dann ganz aufhören. Die Wechseljahre sind zwar keine Krankheit, aber sie bringen manche Beschwerlichkeiten mit sich, die mitunter nicht ganz leicht zu verkraften sind.

Beginn und Ende dieser »kritischen Zeit« lassen sich nicht exakt erfassen und können zu sehr unterschiedlichen Zeitpunkten eintreten. Insgesamt dauern die Wechseljahre etwa zehn Jahre. In diesem Zeitraum stellen die Eierstöcke langsam ihre Produktion ein; die Bildung der Hormone Östrogen und Progesteron geht zurück.

Wegen der unterschiedlichen hormonellen Situation werden die Wechseljahre in drei Phasen eingeteilt.

1. Phase: Die Prämenopause
Während der Prämenopause (prä = vor) werden Zyklen und Blutungen unregelmäßiger und die Eisprünge immer seltener. Manche Frauen spüren bereits erste Symptome wie Hitzewallungen und Stimmungsschwankungen.

2. Phase: Die Menopause
Streng genommen handelt es sich bei der Menopause nur um die wenigen Tage der letzten Monatsblutung. Um diesen wichtigen Zeitraum jedoch etwas weiter zu fassen, spricht man von der Perimenopause und schließt das der letzten Blutung folgende Jahr mit ein.

3. Phase: Die Postmenopause
Die Postmenopause (post = nach) ist die Zeit nach der Perimenopause. Die Östrogenbildung in den Eierstöcken wird jetzt endgültig beendet. Dieser Hormonentzug macht sich mit den typischen Beschwerden während der gesamten Zeit der Wechseljahre bemerkbar.

Oft fallen die Wechseljahre mit einer gravierenden Umstellung der Lebensumstände zusammen. Die Kinder gehen aus dem Haus, die eigenen Eltern sind alt geworden, Berufs- und Familienleben verlaufen in festen Bahnen. Deshalb suchen Frauen in dieser Zeit nicht selten nach neuen Orientierungsmöglichkeiten. Dies mag zu Konflikten führen, kann aber auch eine große Chance sein! Wenn diese erkannt und genutzt wird, kann eine Frau mit ihrem neuen Lebensabschnitt körperlich und seelisch besser zurechtkommen.

Es ist interessant, dass sich Hildegard von Bingen in ihren Anmerkungen zu diesem Thema nicht nur auf die Wechseljahre der Frau, sondern auch auf die des Mannes bezieht. Mit dieser Thematik beschäftigt sich die Wissenschaft erst seit einigen Jahren – also ist Hildegard auch in diesen Erkenntnissen ihrer Zeit um Jahrhunderte voraus.

So schreibt sie beispielsweise über den Geschlechtstrieb im reifen Mannesalter:
»Vom fünfzigsten Lebensjahr an lässt der Mann von seinem kindlichen, unausgeglichenen Benehmen ab und bekommt einen festen Charakter. Ist er frisch und kräftig von Natur, dann nimmt der Geschlechtstrieb um das siebzigste Lebensjahr bei ihm ab, ist er aber schwächlich von Natur, dann verringert er sich bei ihm um das sechzigste Jahr und so weiter bis zum achtzigsten. Nach dem achtzigsten Lebensjahr erlischt er in ihm.« *(Causae et Curae)*

Sie schreibt außerdem, dass das Blut im Menschen je nach Mondstand ab- oder zunähme. Diese Veränderungen seien nach dem 50. Lebensjahr nicht mehr so stark. Noch später ließen sie fast ganz nach – dadurch nähmen Menschen nach Hildegards Meinung in dieser Zeit oft auch an Gewicht zu.
»Vom fünfzigsten oder manchmal auch vom sechzigsten Lebensjahr bekommt die Frau im Bereich ihrer Leibesöffnungen Komplikationen und trocknet dort aus, sodass die Monatsblutung heimkehrt, nämlich in die Geschlechtsorgane ... Die Monatsblutungen hören auf, und die Gebärmutter beginnt zu schrumpfen und sich zusammenzuziehen, sodass sie keine Kinder mehr bekommen kann.« *(Causae et Curae)*

Hildegard meint auch, dass die Frau um das 50. Lebensjahr herum »ihr mädchenhaftes Verhalten und ihr unausgeglichenes Wesen ablegt«. Danach habe sie ein geordnetes, ausgeglichenes Wesen.

Die Menopause – also die Beendigung der Monatsblutungen – bedeutet aber durchaus nicht, dass eine Frau die Lust am Geschlechtsverkehr verliert. Hildegard differenziert hier – wie auch bei den Männern – zwischen zwei verschiedenen Konstitutionstypen: »Ist die Frau von feuchter, frischer und kräftiger Natur, dann nimmt bei ihr die Fleischeslust um das siebzigste Lebensjahr ab. Ist sie aber eine zarte, kränkliche Natur, dann legt sich bei ihr der Geschlechtstrieb um das sechzigste Lebensjahr und verlässt sie um das achtzigste.« *(Causae et Curae)*

Wenn während der Wechseljahre sexuelle Unlust auftritt, hat dies in den meisten Fällen psychologische Gründe. Oft ist es das Gefühl, nicht mehr attraktiv zu sein und auf den Mann nicht mehr anziehend zu wirken, nicht liebenswert zu sein oder nicht genügend geliebt zu werden und möglicherweise durch eine andere Frau »ersetzt« zu werden.
Aber in der Liebe spielt das Alter keine Rolle. Liebe kann man selbst nur erfahren, wenn man sie auch anderen Menschen entgegenzubringen vermag. Und eine Verbindung, die bis jetzt gehalten hat, wird nicht deswegen auseinander brechen, weil eine Frau in die Wechseljahre kommt. Trennungen haben sehr oft mit der bereits beschriebenen veränderten Lebens Situation zu tun – z. B., dass die gemeinsame Verantwortlichkeit für die Kinder wegfällt, die inzwischen selbst erwachsen geworden sind. Es ist übrigens eine interessante Tatsache, dass es in diesem Lebensalter meistens die Frauen sind, die eine Scheidung einreichen.

Natürlich haben die Wechseljahre auch körperliche Auswirkungen auf die Sexualität der Frau. Dies ist häufig in einem Östrogenmangel begründet. So kann etwa die Scheide trockener und dadurch der Verkehr möglicherweise schmerzhaft werden. Hier kann möglicherweise der Arzt mit einem Hormonpräparat helfen, oder es kann ein Gleitmittel benutzt werden. Die Liebes- und Orgasmusfähigkeit wird dadurch jedenfalls nicht beeinträchtigt.

Typische Beschwerden der Wechseljahre der Frau sind:
– Hitzewallungen und Schweißausbrüche;
– Trockenheit der Scheide;

Die Wechseljahre 77

– Gewichtszunahme;
– Stimmungsschwankungen;
– Schlafstörungen;
– Hautveränderungen wie z. B. trockene, rissige Haut und das Auftreten von Hautflecken;
– Blasenschwäche (Inkontinenz);
– beschleunigter Abbau der Knochensubstanz (Osteoporose).

Beschwerden während der Wechseljahre

Blasenschwäche (Inkontinenz)

Eine sehr lästige Erscheinung während der Wechseljahre ist die Harninkontinenz. Viele Frauen stellen in dieser Zeit fest, dass sie häufiger auf die Toilette müssen als in früheren Jahren. Was noch irritierender ist: Viele merken, dass sie bei körperlicher Betätigung – wie Jogging und Gymnastik – oder wenn sie lachen oder husten, etwas Harn verlieren.

Meistens ist dafür eine erschlaffte Beckenbodenmuskulatur verantwortlich. Dadurch senkt sich die Gebärmutter, drückt auf die Blase, und die Harnröhre knickt ab.
Es gibt fünf verschiedene Arten der Blasenschwäche.

1. Belastung (Stressinkontinenz)
Diese ist die am häufigsten auftretende Form. Bei spontaner körperlicher Anspannung (Husten, Lachen, Springen, Niesen) oder auch beim Heben schwerer Gegenstände geht ungewollt etwas Harn ab, weil der Schließmuskel der Harnröhre nicht richtig funktioniert.

2. Dranginkontinenz
Diese Form wird am zweithäufigsten diagnostiziert. Dabei tritt der Harndrang ganz plötzlich auf und lässt sich nur schwer kontrollieren.

3. Mischformen
Oft wird vom Arzt auch eine Mischform von Belastungs- und Dranginkontinenz diagnostiziert.

78 Frauenheilkunde

4. *Überlaufinkontinenz*
Hierbei fehlt der vorausgehende, »warnende« Harndrang, weil die Blasenmuskeln nicht richtig arbeiten. Erst bei überfüllter Blase fließt Harn ab.

5. *Reflexinkontinenz*
Auch hier fehlt der Harndrang. Hinzu kommt, dass die Blasenmuskeln sich schon bei geringer Harnmenge zusammenziehen und als Folge Urin abgeht.

Für Blasenschwäche gibt es zahlreiche Ursachen, z. B.
— psychische Belastungen,
— zu viel Kaffee und Nikotin,
— Blaseninfekte,
— Schwäche des Blasenschließmuskels (als Alterserscheinung),
— Erschlaffung der Beckenbodenmuskulatur als Spätfolge von Entbindungen,
— angeborene Fehlbildungen,
— Diabetes.

Alle diese Ursachen und auch die spezielle Form der Blasenschwäche sollten vom Arzt genau abgeklärt werden, um effektiv behandelt werden zu können.

Essig und Wein

Hildegard empfiehlt bei Blasenschwäche, möglichst alle Speisen mit etwas Essig zu würzen und diesen auch zu trinken. Für letzteres empfiehlt sich vor allem Obstessig, von dem man 1 Esslöffel auf 1 Glas Wasser gibt. Auch erwärmter Wein soll hilfreich sein. Auf diese Art werden Magen und Blase erwärmt. Ihre Erklärung für die Wirksamkeit dieses Rezeptes: »Die Wärme des Weines, auf dem Feuer noch gesteigert und so beim Trinken aufgenommen, erwärmt den Magen und die Blase, hält den Harn bis zur richtigen Verdauung zurück und bringt ihm die richtige Verdauung und Wärme.« *(Causae et Curae)*

Salbeitee

Zutaten:
1 EL Salbei
1 Tasse kochendes Wasser

Zubereitung und Anwendung:
Den Salbei mit dem kochenden Wasser übergießen und zugedeckt einige Minuten ziehen lassen.
Den Tee trinken, solange er noch warm ist.
1 bis 2 Tassen täglich trinken.

Hildegards Erklärung für die Wirksamkeit des Tees:
»Der Salbei beseitigt durch seine Wärme den Schleim, der durch die Kälte der Säfte im Magen und in der Blase entstanden ist und auch den Harn vor der Verdauung austreibt.« *(Causae et Curae)*

Was Sie sonst noch tun können:
– *Beckenbodengymnastik*
Dies gibt Ihnen eine einfache Möglichkeit zur Stärkung der Muskulatur, die die Harnröhre verschließt.
Wichtig ist, dass Sie sich zunächst Ihrer Beckenbodenmuskulatur bewusst werden. Diese umgibt Scheide und After und bildet eine Art Doppelschlinge, die unter dem Schambein beginnt und um beide Körperöffnungen eine Art »Achterschleife« bildet. Es ist recht einfach, diese Muskeln zu identifizieren: Wenn Sie den Urinfluss mitten im Harnlassen stoppen wollen, geschieht das mit diesen Muskeln.
Beginnen Sie, diese Muskeln etwa 25-mal hintereinander anzuspannen, und tun Sie dies dreimal täglich.
Steigern Sie dieses Muskeltraining auf 100 und mehr Kontraktionen dreimal täglich.
Übrigens können Sie diese Übungen jederzeit durchführen, etwa am Schreibtisch oder an der Bushaltestelle.
– Gegen jede Art von Blasenschwäche helfen Kürbiskerne. Diese sind außerdem eine gesunde Alternative zum Fernseh-Knabbergebäck! Kürbiskerne erhalten Sie im Naturkostladen und im Reformhaus.

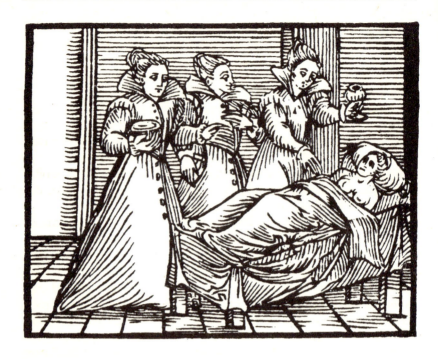

Schlafstörungen
Es mag während der Wechseljahre auch zu Schlafstörungen kommen. Natürliche Mittel, die hier helfen können, hat Hildegard von Bingen eine ganze Reihe parat.

Stimmungsschwankungen und Depressionen
Während der Wechseljahre kommt es häufig zu Stimmungsschwankungen und Depressionen. Ursache ist oft Hormonmangel. Nicht selten spielen aber auch veränderte Lebensumstände – z. B. die Trennung vom Partner oder von den nun erwachsen gewordenen Kindern eine wichtige Rolle.

Auch gegen Depressionen empfiehlt Hildegard von Bingen verschiedene natürliche Heilmittel.

Was Sie sonst noch tun können:
– Gerade bei Stimmungsschwankungen sollten Sie besonders gut zu sich selbst sein und sich fragen, was *Sie* im Moment gerade möchten, was Ihnen gut tun könnte. Das kann ein entspannendes Bad sein, eine kleine Einkaufstour, schöne Musik oder ein gutes Buch.
– Entspannungstechniken können auch bei mit den Wechseljahren verbundenen depressiven Verstimmungen sehr hilfreich sein. Erkundigen Sie sich in Ihrer Volkshochschule! Besonders empfehlenswert sind autogenes Training, Yoga und verschiedene Arten der Meditation.
– Kräutertees wirken ebenfalls, z. B. ein Tee aus Baldrian, Hopfen oder Melisse. Ein natürlicher Stimmungsaufheller ist Johanniskraut, das bereits nach ein oder zwei Wochen seine Wirkung zeigt.
– Manchmal kann auch eine Psychotherapie helfen, neue Perspektiven zu gewinnen und damit aus der Depression herauszufinden.

Hitzewallungen und Schweißausbrüche

Eine der lästigsten Begleiterscheinungen der Wechseljahre ist wohl die »aufsteigende Hitze«. Während man diese am Tag noch einigermaßen – oft durch reine Notwendigkeit oder auch Willensanstrengung – kontrollieren kann, ist man nachts mehr oder weniger wehrlos dagegen. Man wacht ständig auf (es gibt Untersuchungen, die besagen, dass dies bis zu 80-mal der Fall sein kann!) und ist am Morgen natürlich entsprechend unausgeschlafen und geschwächt.

Bei diesen Hitzewallungen steigt der Puls an, die Blutgefäße erweitern sich, ein heftiges Wärmegefühl überflutet Hals, Kopf und Oberkörper, und die Temperatur der Haut steigt um mehrere Grade an. Solch eine »Wallung« kann Minuten dauern. Außerdem kann es dabei zu Schweißausbrüchen kommen.

Diese Beschwerden treten bei jeder Frau in unterschiedlicher Intensität auf. Es gibt aber auch nicht wenige Frauen, die sich fast völlig beschwerdefrei fühlen!

Gegen Hitzewallungen und Schweißausbrüche empfiehlt Hildegard von Bingen vor allem Salbei. Man kann diese Heilpflanze sowohl äußerlich als auch innerlich anwenden, so etwa den »Salbeitee« (Rezept s. Seite 79) oder das Salbeibad:

Salbeibad

Zutaten:
1 Hand voll Salbei
1 l Wasser

Zubereitung und Anwendung:
Salbei mit dem kochenden Wasser übergießen, 15 Minuten ziehen lassen, abseihen. Den Sud ins Badewasser geben.

Die Hildegard-Medizin empfiehlt außerdem die Weinraute, da diese den blutdrucksenkenden Stoff Rutin enthält. Man kann Weinraute-Tabletten nehmen, die auch von der homöopathischen Medizin empfohlen werden. Aber man kann unterstützend auch Weinrauten-Tee trinken, um die lästigen Hitzewallungen zu lindern.

Weinrauten-Tee

Zutaten:
1 TL Weinraute
1 Tasse kochendes Wasser

Zubereitung und Anwendung:
Die Weinraute mit dem kochenden Wasser übergießen und 2 Minuten zugedeckt ziehen lassen, abseihen.
Von diesem Tee täglich 1–2 Tassen trinken.

Ebenfalls gegen Hitzewallungen hilft das von Hildegard oft empfohlene Heilkraut Galgant. In speziellen Hildegard-Geschäften oder auch bei Versandhäusern, oft aber auch im Reformhaus, erhalten Sie diese Galgant-Tabletten.

Trockenheit der Scheide und der anderen Schleimhäute
Da sich während der Wechseljahre die Hormonproduktion vermindert, wird die Scheidenschleimhaut dünner und trockener. Dies kann zu Hautreizungen, zu Schwierigkeiten beim Geschlechtsverkehr und zu einer größeren Anfälligkeit gegen Scheideninfektionen führen. Frauen, die sexuell aktiv sind, haben übrigens eine sehr viel besser durchblutete Schleimhaut und damit auch weniger Probleme in diesem Bereich.

Die Wechseljahre 83

Leider gibt Hildegard von Bingen für dieses Problem keine näheren Hinweise. Besprechen Sie es deshalb mit Ihrem Frauenarzt, der Ihnen entweder eine Östrogensalbe oder auch ein hormonfreies Gleitmittel verschreiben kann.

Was Sie sonst noch tun können:
– Vermeiden Sie Schaumbäder und Seifen, die die Haut reizen oder austrocknen könnten.
– Tragen Sie keine zu engen Jeans.
– Bestreichen Sie die Scheidenschleimhaut regelmäßig mit etwas Naturjoghurt.

Gewichtszunahme
Viele Frauen nehmen während der Wechseljahre deutlich an Gewicht zu. Bisher hat die Medizin keine Anhaltspunkte dafür, dass dies auf den Hormonmangel oder auf eine eventuelle Hormonbehandlung zurückzuführen ist. Allerdings beobachtet man bei stark übergewichtigen Frauen einen höheren Östrogenspiegel, weil im Fettgewebe Hormonvorstufen in aktive Östrogene umgewandelt werden können, auch wenn die Eierstöcke nicht mehr arbeiten.

In den meisten Fällen ist der Grund allerdings eine mangelnde körperliche Aktivität, die nicht selten durch das veränderte Körpergefühl verursacht wird, und ein zu reichliches Essen, mit dem Frustrationsgefühle kompensiert werden sollen. Eine ausgewogene, gesunde Ernährung ist deshalb in dieser Zeit besonders wichtig!

Was Sie sonst noch tun können:
– Sorgen Sie für ausreichende Bewegung. Besonders geeignet sind Wandern oder Spazierengehen, Schwimmen, Radfahren und Gymnastik.
– Gewinnen Sie eine positive Einstellung zu sich selbst und Ihrem Körper. Oft helfen dabei Entspannungstechniken. Manchmal ist eventuell eine Psychotherapie angeraten.

Hautveränderungen
Schon lange vor Eintritt der Wechseljahre wird bei den meisten Frauen die Haut immer trockener. Das bedeutet, dass ihr vermehrt Fett und Feuchtigkeit zugeführt werden müssen. Verwenden Sie deshalb Ihrem Hautbild entsprechende Pflegemittel.

Was Sie sonst noch tun können:
- Führen Sie Ihrer Haut vor allem von innen her ausreichend Feuchtigkeit zu! Das bedeutet, dass Sie am Tag mindestens drei Liter Flüssigkeit zu sich nehmen sollten – etwa in Form von Mineralwasser, Kräutertees und Säften.
- Schützen Sie Ihre Haut mit feuchtigkeitshaltigen Präparaten gegen trockene Heizungsluft im Winter und Sonneneinstrahlung im Sommer.

Osteoporose

Medizinexperten schätzen, dass zwischen vier und acht Millionen aller Bundesbürger an Osteoporose leiden. Davon sind 80 Prozent Frauen! Bei der Osteoporose handelt es sich um eine »Knochenerweichung«, also eine Verminderung der Knochensubstanz.

Dabei handelt es sich im Grunde um einen ganz normalen biologischen Vorgang, denn ungefähr ab dem 35. Lebensjahr lässt die Festigkeit unserer Knochen allmählich nach. Sie verlieren pro Jahr dann etwa 1 bis 1,5 Prozent ihrer Masse, ohne dass dadurch gesundheitliche Probleme entstehen. Gefährlich wird es erst dann, wenn die Knochen plötzlich noch stärker abbauen oder wenn sie schon vor Beginn dieses natürlichen Alterungsprozesses »morsch« sind.

Bei der Osteoporose trifft häufig beides zusammen – sie ist fast immer das Ergebnis einer über Jahre andauernden schleichenden Entwicklung, an der mehrere Faktoren beteiligt sind: Falsche Ernährung ist die häufigste, allerdings nicht die einzige Ursache.

Die familiäre Veranlagung kann ebenfalls eine große Rolle spielen: Wenn Ihre Eltern bereits an Osteoporose litten, sind Sie überdurchschnittlich gefährdet, selbst daran zu erkranken.

Auch Bewegungsmangel kann die Knochen schwächen!

Ein besonders wichtiger Faktor bei der Entstehung von Osteoporose ist Kalziummangel. Dieser kann bei Erkrankungen auftreten, z. B. bei Magen- und Zwölffingerdarmgeschwüren, bei entzündlichen Darmerkrankungen (wie Colitis ulcerosa und Morbus Crohn), bei Nierenschwäche und bei Erkrankungen der Nebenschilddrüsen.

Auch bestimmte Arzneimittel können die Kalziumaufnahme bremsen oder den Knochenumbau stören. Dazu gehören beispielsweise Cortison und Schilddrüsenhormone.

Die Wechseljahre 85

Außerdem sind Kaffee und Alkohol von negativem Einfluss. Schon zwei Tassen Kaffee täglich genügen, um 100 Milligramm Kalzium aus dem Körper zu schwemmen! Alkohol ist ähnlich gefährlich.

Hormonstörungen sind der Hauptgrund dafür, dass die Osteoporose vor allem Frauen – besonders in der zweiten Lebenshälfte – betrifft. Die Medizin geht heute davon aus, dass vor allem Östrogenmangel die Ursache für den beschleunigten Knochenabbau ist.

Das erste sichtbare Symptom der Osteoporose ist oft der Rundrücken, den man früher »Witwenbuckel« nannte. Er entsteht, wenn die Wirbel ihre Knochensubstanz verlieren. Sie sinken dann regelrecht zusammen – ein Vorgang, der starke Rückenschmerzen verursachen kann. Noch frühere Anzeichen sind leichte Rückenschmerzen, die mit der Zeit immer stärker werden. Manche Frauen stellen auch fest, dass sie »schrumpfen«, also kleiner werden. Später werden dann auch die Röhrenknochen, also die tragenden Skelettknochen, porös. Das Resultat ist eine erhöhte Bruchgefahr, vor allem für die Oberschenkelhals- und Unterarmknochen.

Hildegard von Bingen empfiehlt bei allen Wechseljahresbeschwerden vor allem den Dinkel zu einer gesunden Ernährung. Damit wird Ihr Kalziumhaushalt ausgeglichen und einer Sprödigkeit der Knochen vorgebeugt.

Außerdem weist sie in diesem Zusammenhang auf die Weinraute hin, die neben vielen anderen Beschwerden der Wechseljahre auch die Osteoporose verhindern oder zumindest lindern kann. Durch das in dieser Pflanze enthaltene Rutin werden Knochen und Zähne gestärkt.

Erkrankungen der weiblichen Geschlechtsorgane

Scheideninfektionen

Leider macht Hildegard von Bingen keine Angaben zur Behandlung dieser Infektionen, die gerade in unserer Zeit vielen Frauen Probleme verursachen. Möglicherweise traten sie im Mittelalter nicht so häufig auf oder wurden – was fast wahrscheinlicher ist – als eine selbstverständliche Begleiterscheinung des weiblichen Lebens angesehen. Viele Kräuter, die im Folgenden zur Heilung angegeben werden, empfiehlt auch Hildegard.

Scheideninfektionen werden unter anderem durch Pilze, Chlamydien, Herpesviren oder Trichomonaden verursacht. Diese Erkrankungen werden hauptsächlich beim Geschlechtsverkehr übertragen. Pilze können sich aber auch leicht in Schwimmbädern oder in der Sauna vermehren, Bakterien bei mangelnder Hygiene. Infektionen im Scheidenbereich werden außerdem durch Östrogen- und Insulinmangel begünstigt. Das bedeutet, dass Frauen in den Wechseljahren und Diabetikerinnen für derartige Erkrankungen besonders anfällig sind.

Wenn eine Infektion rechtzeitig erkannt und behandelt wird, ist kaum mit Nachfolgeerkrankungen zu rechnen. Allerdings kommt es während der Infektion zu unangenehmen Begleiterscheinungen, vor allem zu Ausfluss und zu einem lästigen Juckreiz.
Übrigens muss Ausfluss nicht unbedingt ein Anzeichen für eine Erkrankung sein. Die Scheide ist von Natur aus durch ihre Absonderungen stets feucht. Normal ist ein Ausfluss z. B. zur Zeit des Eisprungs, zu der er als dünnflüssiges Sekret in Erscheinung tritt. Bei sexueller Erregung ist Ausfluss nicht nur völlig normal, sondern auch notwendig, um eine schmerzfreie körperliche Vereinigung zu ermöglichen. Ebenso unbedenklich ist auch der sog. Weißfluss, der bei vielen jungen Mädchen etwa ein halbes Jahr vor ihrer Regelblutung zu bemerken ist.

Die häufigsten Ursachen für Infektionen im Scheidenbereich sind Pilze. Normalerweise sind Pilze harmlose »Mitbewohner« der Schleimhaut. Erst wenn eine Störung des biologischen Gleichgewichts eintritt, können sie sich ungehindert vermehren und so krankhafte Reaktionen verursachen. Dadurch kommt es zu einem weißen Belag der Scheidenschleimhaut, zu Rötungen und zu Schmerzen.

Gründe für Pilzinfektionen (Mykosen) können Medikamente (Antibiotika), Verhütungsmittel (Spirale, Schaum), falsche Ernährung (Zucker, Kohlenhydrate, Alkohol und Kaffee), Diabetes oder eine Schwangerschaft sein. Klären Sie die Ursachen mit Ihrem Frauenarzt ab.

Was Sie sonst noch tun können:
– Spülungen oder Sitzbäder mit Aufgüssen von Kamille, Salbei und vor allem Frauenmantel können nicht nur den Juckreiz lindern, sondern auch insgesamt heilsam auf die Schleimhaut einwirken.
– Auch ein Essig-Sitzbad kann helfen. Geben Sie dazu 5 Esslöffel Obstessig auf 5 Liter körperwarmes Wasser.
– Bestreichen Sie einen Tampon mit etwas Naturjoghurt, und tragen Sie ihn für einige Stunden. Wiederholen Sie diese Prozedur mehrere Tage.
– Vermeiden Sie parfümierte Seifen und Intimsprays, weil diese den Säuregehalt der Schleimhaut verändern können.
– Ernähren Sie sich mit einer gesunden, ausgewogenen Kost, die wenig Zucker und Weißmehl, dafür umso mehr Vitamine und Mineralstoffe enthält.
– Tees aus Schafgarbe, Odermenning und Brennnessel stärken ganz allgemein das Immunsystem.
– Achten Sie auch auf Ihre Kleidung und insbesondere auf die Unterwäsche. Die Sporen der Pilze können nämlich auch außerhalb des Körpers überdauern. Deshalb sollten Sie möglichst kochfeste Wäsche (Baumwolle) tragen und diese täglich wechseln, um Neuinfektionen zu vermeiden.
– Möglicherweise hat auch Ihr Verhütungsmittel schuld an der Scheideninfektion. So enthält beispielsweise die Pille Hormone, die das Scheidenmilieu verändern können. Auch die Spirale kann eine solche Wirkung haben. Fragen Sie Ihren Frauenarzt, und wechseln Sie ggf. zu einem anderen Verhütungsmittel.

Auch Parasiten können Scheideninfektionen verursachen. Dazu gehören Trichomonaden, Chlamydien und Papillomaviren. *Trichomonaden* sind winzige Geißeltierchen, die bei etwa der Hälfte aller Frauen vorkommen. Symptome für ein krankhaftes Überhandnehmen dieser Parasiten sind stark riechender Ausfluss und Juckreiz. Bei entsprechenden Beschwerden, die länger andauern, sollten Sie mit Ihrem Frauenarzt sprechen.

Was Sie sonst noch tun können:
- Nehmen Sie täglich ein Essig-Sitzbad. Dazu geben Sie 5 Esslöffel Obstessig in 5 Liter körperwarmes Wasser.
- Beträufeln Sie eine Binde mit etwas Essigwasser, um das Brennen und Jucken im Scheidenbereich zu lindern. Dazu mischen Sie 1 Esslöffel Wasser mit ½ Teelöffel Obstessig.
- Weitere Möglichkeiten zur Selbsthilfe finden Sie weiter oben unter »Scheideninfektionen«.

Eine weitere Parasitenart, die den Scheidenbereich ungünstig beeinflussen kann, sind die *Chlamydien,* winzige bakterienähnliche Lebewesen. Oft treten dabei gar keine Symptome auf, aber als Folge einer solchen Infektion kann es zu Eileiterentzündungen, Unfruchtbarkeit und – im Falle einer Schwangerschaft – zu Fehlgeburten kommen. Aus diesem Grund untersuchen viele Gynäkologen ihre Patientinnen im Zuge der Schwangerschaftsvorsorge auf Chlamydienbefall.

Papillomaviren verursachen Wucherungen – sog. Feigwarzen – im Genitalbereich. Obwohl sie das Krebsrisiko erhöhen, handelt es sich bei ihnen um gutartige (und nicht schmerzende) Wucherungen im Bereich des Scheideneingangs. Wenn sie rechtzeitig entdeckt werden, sind sie leicht zu behandeln. Deshalb ist es sehr wichtig, dass Vorsorgeuntersuchungen beim Frauenarzt gewissenhaft wahrgenommen werden!

Unterleibsentzündungen

Entzündungen im Unterleibsbereich können sehr schmerzhaft sein. Mitunter werden sie von hohem Fieber begleitet. Deshalb sollten Unterleibsentzündungen unbedingt möglichst bald ärztlich behandelt werden. Wenn sie nicht vollständig ausgeheilt werden, können gefährliche Krankheiten – manchmal bis hin zum Krebs – die Folge sein.

Allerdings können Sie selbst vieles tun, um Unterleibsentzündungen erst gar nicht entstehen zu lassen. Dazu gehört z. B. eine vollwertige Ernäh-

Erkrankungen der weiblichen Geschlechtsorgane 89

rung, ausreichende – aber nicht übertriebene – Hygiene und das Vermeiden einer Unterkühlung des Unterleibs durch angemessene Kleidung (warme Socken und Unterwäsche usw.).

Blasenentzündung

Besonders häufig treten Blasenentzündungen bei Frauen auf, weil die Erreger durch die kurze Harnröhre schnell in die Blase eindringen können. Sie treten eher im Sommer auf, weil man leichter ins Schwitzen gerät und dann einen kühlenden Luftzug als angenehm empfindet. Viele Frauen verhalten sich nach dem Baden leichtsinnig: Sie trocknen sich nicht ab oder lassen sogar den nassen Badeanzug an. So kommt es zur Unterkühlung, und der Körper hat nicht mehr genügend Abwehrkräfte. Nicht selten entsteht daraus eine Infektion mit Bakterien oder anderen Krankheitskeimen.

Fast die Hälfte aller Blasenentzündungen wird durch Darmbakterien verursacht, die vom nahe gelegenen After aus in die Harnröhre gelangen. Auch eine Gebärmutter- oder Blasensenkung kann zu einer Blasenentzündung führen, weil sich Erreger in gestautem Urin besonders leicht vermehren. Begünstigt werden Blasenentzündungen außerdem durch hormonell bedingte Veränderungen im Bereich von Scheide und Gebärmutter. Sie treten deshalb besonders häufig während der Schwangerschaft, nach einer Geburt oder nach gynäkologischen Operationen auf.

Schmerzen im Unterleib, Brennen beim Wasserlassen und häufiger Harndrang sind die typischen Symptome für einen Blasenkatarrh oder eine Blasenentzündung. Sie sollten beim Verdacht einer solchen Erkrankung möglichst bald einen Facharzt für Urologie aufsuchen. Dieser legt mit Hilfe einer Urinprobe eine Bakterienkultur an, die es ihm ermöglicht, das richtige Medikament gegen die Erreger zu bestimmen.

Iriswein

Hildegard von Bingen empfiehlt die Schwertlilie, die ihrer Natur nach warm und trocken sei, zur Behandlung von Blasenleiden aller Art:
»Wer von der Schwierigkeit des Harnlassens zusammengeschnürt wird, in dem erweicht es den Stein und die Harnwege, und das was zusammengeschnürt war, wird eröffnet werden.« *(Physica)*

Der aus Schwertlilienwurzeln hergestellte Iriswein ist in der Apotheke erhältlich und sollte nach der Packungsaufschrift eingenommen werden.

Gebärmutterentzündung

Ursachen für eine Gebärmutterentzündung können Infektionen (auch infolge des Einsetzens der Spirale), Fehlgeburten und Gebärmutterverlagerungen sein. Symptome sind meistens ein allgemeines Krankheitsgefühl. Häufig entsteht ein Druckschmerz oder ein schmerzhaftes Ziehen im Unterleib, das sich bis zu Krämpfen steigern kann. Außerdem kann es zu Ausfluss wie bei einer Scheidenentzündung kommen.

Mit einer Gebärmutterentzündung sollten Sie sich unbedingt in ärztliche Behandlung begeben. Vorbeugend und unterstützend zur ärztlichen Therapie können Sie allerdings selbst zu Ihrer Gesundung beitragen, indem Sie die Maßnahmen anwenden, die unter »Scheideninfektion« (s. Seite 87 f.) aufgeführt sind.
Hildegard von Bingen empfiehlt in ihrer *Physica* das Hirschzungenelixier und die Kamillensalbe (Rezept s. Seite 61).

Hirschzungenelixier

Da die Hirschzunge unter Naturschutz steht, sollten Sie auf das fertige Elixier zurückgreifen, das es in vielen Reformhäusern und Apotheken sowie im Hildegard-Versandhandel gibt. Trinken Sie davon täglich 3 kleine Likörgläser jeweils nach dem Essen.
Hildegard schreibt dazu:
»Es hilft der Leber, reinigt die Lunge, heilt die Eingeweide und beseitigt innere Eiterungen und Verschleimung.« *(Physica)*

Eileiterentzündung

Häufig tritt eine Eileiterentzündung bei einer Infektion aus der Scheide oder der Gebärmutter auf. Dabei greifen die Erreger auf die Eileiter über. Die Entzündung macht sich durch starke Schmerzen im Unterbauch bemerkbar. Diese können sich bis in die Leistengegend, in die Knie und in den Rücken erstrecken. Der Bauch ist sehr druckempfindlich.
Häufig ist eine Eileiterentzündung auch mit hohem Fieber verbunden und kann dann nur noch im Krankenhaus behandelt werden. Wichtig bei der Behandlung sind Wärme und strenge Bettruhe. Von einer Selbstbehandlung ist dringend abzuraten!

Erkrankungen der weiblichen Geschlechtsorgane   91

Eierstockentzündung
Auch hier sind meistens Krankheitserreger, die von der Scheide zu den Eierstöcken aufsteigen, Ursache der Entzündung. Aber sie kann auch ausgelöst werden durch eine Bauchfell- oder Blinddarmentzündung, durch Infektionen im Wochenbett oder durch Einlegen der Spirale, Unterkühlung, chronische Verstopfung. Mitunter ist eine Eierstockentzündung auch die Folge einer nicht rechtzeitig erkannten Eileiterentzündung.

Bei einer akuten Eierstockentzündung treten plötzlich heftige Schmerzen im Unterbauch auf, der auch druckempfindlich ist. Außerdem kommt es zu verstärktem Harndrang, Blutungen, Schüttelfrost und Temperaturerhöhung, verbunden mit Übelkeit und Verstopfung.

Bei einer chronischen Eierstockentzündung empfindet man ein Schweregefühl im Unterleib. Es kommt zu Fieberschüben, Darmkoliken, schmerzhaften Stuhlentleerungen oder auch zu Verstopfungen.

Eine Eierstockentzündung muss unbedingt ärztlich behandelt werden! Nach Absprache mit dem Arzt können Sie seine Therapie mit den folgenden Maßnahmen unterstützen.

In ihrer *Physica* empfiehlt Hildegard von Bingen den Eibisch, der seiner Natur nach warm und trocken ist, gegen fiebrige Erkrankungen.

Eibisch-Sitzdampfbad

Zutaten:
1 Hand voll Eibisch
2 l Wasser

Zubereitung und Anwendung:
Die Eibischwurzeln mit kaltem Wasser übergießen und zugedeckt 1 Stunde stehen lassen.
Dann gut erwärmen, aber nicht kochen.
Geben Sie das Ganze in einen Eimer und setzen Sie sich darüber. Decken Sie Unterleib und Eimer gut mit einer Decke ab, damit der Dampf nicht entweichen kann. Nach dem Dampfbad, das etwa eine Viertelstunde andauern sollte, gut abtrocknen und warm anziehen oder ins warme Bett gehen.

Eine gute Ergänzung zu diesem Sitzdampfbad ist die Behandlung mit Eberrautenöl. Hildegard schreibt in der *Physica,* dass die Eberraute ihrer Natur nach warm und trocken ist, und empfiehlt sie vor allem zur Behandlung der Gicht.

Eberrautenöl

Zutaten:
15 g pulverisierte Eberraute
¼ Olivenöl

Zubereitung und Anwendung:
Das Eberrautenpulver in dem Öl kurz aufkochen, gut durchrühren und in eine dunkle Flasche abfüllen. Den Unterbauch vorsichtig und ohne Druck mit diesem Öl massieren.

Andere Unterleibserkrankungen

Eierstockzysten
Eierstockzysten bilden sich hauptsächlich in der Pubertät und in den Wechseljahren – also in hormonellen Umstellungsphasen des Körpers. Sie sind gutartig und verursachen oft keinerlei Beschwerden. Die meisten Zysten verschwinden von selbst. Deshalb empfiehlt es sich – wenn keine Schmerzen auftreten –, zunächst einmal zwei bis drei Zyklen abzuwarten, ehe über einen operativen Eingriff entschieden wird. Erst bei Schmerzen (bei der Menstruation oder in der Zyklusmitte) ist ein ärztliches Eingreifen erforderlich.

Zur Regulierung des Hormonhaushalts empfiehlt sich Hildegards Hirschzungen-Elixier. Nähere Angaben dazu finden Sie unter der Überschrift »Gebärmutterentzündung« (s. Seite 90)

Myome
Bei Myomen handelt es sich um gutartige Geschwülste in der Gebärmutter. Die Ursachen für ihre Entstehung sind bislang noch nicht vollständig geklärt. Es ist aber sicher, dass sie durch den Einfluss des Hormons Östrogen wachsen. Deshalb verschwinden sie in den Wechseljahren, wenn die Hormonproduktion nachlässt, mitunter von selbst.

Die meisten Myome verursachen keine Beschwerden, allenfalls etwas stärkere Monatsblutungen und manchmal auch Unterleibschmerzen. Mitunter können Myome jedoch mehr als faustgroß werden und auf Eierstöcke, Blase oder Darm drücken. Dadurch kann es zu verstärkten Re-

Erkrankungen der weiblichen Geschlechtsorgane 93

gelblutungen, schmerzhaften Bauchkrämpfen, Beschwerden beim Wasserlassen und unter Umständen auch zu Fruchtbarkeitsstörungen kommen. Eine Möglichkeit zur Selbstbehandlung besteht nicht. Aber natürlich gibt es verschiedene Maßnahmen zur allgemeinen Stärkung des Organismus und zur Unterstützung der ärztlichen Maßnahmen.

Hildegard von Bingen nennt keine Behandlung dieses speziellen Problems, das zu ihrer Zeit ja auch noch nicht diagnostiziert werden konnte. Als hilfreich erwiesen haben sich Kräutertees, vor allem Schafgarbe, die sie in ihrer *Physica* als von Natur aus etwas warm und trocken bezeichnet, und natürlich Fenchel, den Hildegard immer wieder empfiehlt. Zur Schmerzlinderung können Sie für sanfte Unterleibsmassagen auf Hildegards Kamillensalbe (Rezept s. Seite 61) zurückgreifen.

Endometriose
Bei dieser Erkrankung handelt es sich um die Ansiedlung von Schleimhaut*inseln* außerhalb der Gebärmutter – z. B. an den Eileitern, den Eierstöcken, am Gebärmuttermund, in der Vagina, in Blase oder Darm. So kann es zu heftigen Schmerzen, vor allem während der Monatsblutung, kommen. Auch Zwischenblutungen sind möglich. Eine Endometriose sollte nicht unbehandelt bleiben, weil sie sonst in vielen Fällen zur Unfruchtbarkeit führen kann. Über die Ursachen der Endometriose gibt es bislang zwar nur Theorien, aber dennoch wirksame schulmedizinische Therapien. Diese sehen entweder einen operativen Eingriff oder eine Hormonbehandlung vor.

Auch über diese Erkrankung konnte Hildegard von Bingen aus dem Erkenntnisstand ihrer Zeit noch nicht schreiben. Ebenso wenig ist eine Selbstbehandlung möglich. Aber Sie können einiges zur Ergänzung der schulmedizinischen Therapie tun.

Was Sie sonst noch tun können:
– Zur Linderung der Beschwerden trinken Sie Kräutertees, am besten Fenchel oder Kamille. Jeden Tag zwei Tassen trinken, nach vier Wochen die Teesorte wechseln.
– Auch sanfte Unterleibsmassagen können die Schmerzen lindern.

Gebärmuttersenkung

Im Grunde handelt es sich bei einer Gebärmuttersenkung um eine natürliche Alterserscheinung, die durch die nachlassende Elastizität der Beckenbodenmuskulatur, des Bindegewebes und der Sehnen entsteht. Schwangerschaften, Geburten und schweres Heben können ebenfalls eine Rolle spielen. Auch eine angeborene Bindegewebeschwäche und Übergewicht begünstigen eine Gebärmuttersenkung.

In vielen Fällen ist ein ärztliches Eingreifen nicht notwendig – etwa wenn keine Schmerzen auftreten oder eventuelle Wucherungen sich von selbst zurückbilden. Andernfalls ist die Verordnung einer Scheideneinlage (Pessar) oder auch ein operativer Eingriff erforderlich. Typische Beschwerden sind ein Druckgefühl in Scheide und Blase. Auch die normale Blasenfunktion ist gestört, und es kann zu einer Stressinkontinenz kommen. Näheres dazu finden Sie im Kapitel »Die Wechseljahre« (s. Seite 74).

Obwohl es im Mittelalter – schon wegen der zahlreichen Geburten und der oft sehr schweren Arbeit, die Frauen zu leisten hatten – sicherlich häufig zu Gebärmuttersenkungen kam, lassen sich bei Hildegard von Bingen keine spezifischen Angaben zur Behandlung finden.

Was Sie sonst noch tun können:
- Beckenbodengymnastik, wie sie bereits im Kapitel »Blasenschwäche (Inkontinenz)« beschrieben wurde, ist nicht nur die beste Vorbeugung gegen eine Senkung der Gebärmutter, sondern sie kann sich auch bei einer bereits bestehenden Senkung positiv auswirken.
- Bei einer nur gering ausgeprägten Schwäche des Beckenbodens hilft auch die folgende Übung: Hinknien und die Unterarme auf den Boden legen, dabei den Po in die Luft strecken und die Beckenbodenmuskeln abwechselnd anspannen und entspannen. Mehrmals täglich wiederholen.
- Bei Frauen, die Yoga machen oder Sport treiben, kann ein Kopfstand die gleiche Wirkung haben.
- Trinken Sie täglich 2 Tassen Schachtelhalmtee. Dieser wirkt gewebestärkend. Nach 4 Wochen wechseln Sie zu einem anderen Kräutertee.
- Bewährt hat sich z. B. eine Mischung aus Frauenmantel, Hopfen, Weidenröschen, Heidekraut und Johanniskraut.
- Nehmen Sie regelmäßig Sitzbäder, denen Sie einen kräftigen Absud von Schachtelhalm oder Schafgarbe zugesetzt haben.

Erkrankungen der Brust

Der Organismus der Frau unterliegt zyklischen Veränderungen – auch die Brust. So ist in der zweiten Hälfte des Zyklus die Brust stärker durchblutet, es kommt zu Wassereinlagerungen und damit auch zu einem – teilweise knotigen – Anschwellen der Brust. Diese Veränderungen sind kurz vor der Menstruation besonders ausgeprägt. Viele Frauen empfinden ein schmerzhaftes Spannungsgefühl in der Brust, das mit dem Einsetzen der Blutungen nachlässt. Oft handelt es sich dabei um Auswirkungen des »Prämenstruellen Syndroms« (s. Seite 71)

Bei Knötchenbildung muss, wie eben beschrieben, nicht unbedingt ein bösartiges Leiden (etwa Krebs) vorliegen. In sehr vielen Fällen können Verhärtungen oder Verdickungen in der Brust ganz harmlose Ursachen haben. Trotzdem sollten Sie
– regelmäßig die Vorsorgeuntersuchungen wahrnehmen,
– regelmäßig selbst Ihre Brust abtasten,
– im Zweifelsfalle möglichst bald den Frauenarzt aufsuchen.
Letzteres ist besonders wichtig. Liegt tatsächlich eine ernsthafte Erkrankung der Brust vor, ist ein möglichst frühzeitiger Eingriff besonders erfolgversprechend. Bei harmlosen Veränderungen können Sie mit dem beruhigenden Gefühl nach Hause gehen, dass alles in Ordnung ist.

Neben den Veränderungen durch den monatlichen Zyklus können auch andere Ursachen für Knotenbildungen in der Brust verantwortlich sein, die gutartig sind, also nicht operativ entfernt werden müssen.
Fibrome: Diese bestehen aus festem Bindegewebe. Eine Entfernung ist nur bei Schmerzbeschwerden notwendig. *Lipome:* Diese bestehen aus weichem Fettgewebe. Auch diese gutartige Geschwulst, die übrigens nur sehr langsam wächst, muss nur bei schmerzhaften Beeinträchtigungen entfernt werden.
Fibroadenome: Diese bestehen aus Drüsen- und Bindegewebe und sind ebenfalls gutartig.
Zysten: Diese entstehen durch Sekretstau innerhalb der Milchgänge.

Alle genannten Brustbeschwerden können Knoten und Schwellungen verursachen, machen aber meistens keine größeren Beschwerden. Kurz vor der Menstruation kann es zu einer stärkeren Berührungsempfindlichkeit der Brust kommen. Auch Schmerzen und – bei Geschwülsten in den Milchgängen – Sekretabsonderungen können auftreten.

Melisse

In ihrer *Physica* schreibt Hildegard von Bingen, dass die Melisse ihrer Natur nach warm sei und insgesamt den Menschen erfreuen könne. Sie empfiehlt sie zwar nicht direkt gegen Frauenleiden, aber auch hier lässt sie sich sehr gut einsetzen. Eine andere Klosterfrau beispielsweise erfand Jahrhunderte nach Hildegard den berühmten Klosterfrau Melissengeist – ein wirksames Allgemeinmittel, das aber besonders wirksam gegen alle Frauenbeschwerden ist.

Was Sie sonst noch tun können:
- *Melissengeist-Auflagen*
  Legen Sie auf ein Leinentüchlein eine Watteschicht und darüber ein zweites Leinentüchlein. Diese Auflage gut mit Melissengeist durchtränken, leicht auspressen und so auf die Brust auflegen, dass die Knoten bedeckt sind. Am besten fixieren Sie die Auflagen mit einem Stillbüstenhalter, denn sie sollten über Nacht liegen bleiben. Wiederholen Sie diese Behandlung mehrere Nächte hintereinander.
- Diese Auflagen können Sie auch mit *Schwedenkräutern* machen. Die Schwedenkräuter erhalten Sie als getrocknete Kräuter oder als fertige Lösung in Alkohol in der Apotheke.
- Als anschließende Behandlung empfiehlt sich eine sanfte Massage der Brüste mit Taubnesselöl.

Taubnesselöl

Zutaten:
100 g Taubnesselblüten
$\frac{1}{2}$ l Olivenöl

Zubereitung und Anwendung:
Die Taubnesselblüten mit dem Olivenöl übergießen und in einem gut verschlossenen Glas 14 Tage lang an einem warmen Ort (sonnige Fensterbank, Heizungsnähe) ziehen lassen.
Dann abseihen und die Blüten gut auspressen.
In dunkle Apothekerfläschchen abfüllen und kühl lagern.
Die Brüste regelmäßig behutsam mit diesem Öl massieren.

Erkrankungen der weiblichen Geschlechtsorgane 97

Brustspannen

Diese Beschwerden treten bei etwa der Hälfte aller Frauen immer wieder kurz vor der Periode auf. Sie äußern sich in Spannungsgefühlen und Berührungsempfindlichkeit. Dabei handelt es sich allerdings um keine Erkrankung, sondern lediglich um ein Symptom, das den Zyklus begleitet. Es wird dadurch verursacht, dass es durch hormonelle Veränderungen während des Zyklus vermehrt zu Wasseransammlungen im Gewebe kommt.

Zur Entwässerung empfiehlt Hildegard von Bingen vor allem Petersilie und die Birke.

Petersilie

Die Petersilie beschreibt Hildegard in ihrer *Physica* als von kräftiger Natur, die mehr Wärme als Kälte in sich trage. Sie empfiehlt, die Petersilie möglichst roh zu essen.

Zur Entwässerung ist die Petersilie ein ideales und wohlschmeckendes Naturheilmittel. Natürlich dürfen Sie in Maßen grundsätzlich immer mit Petersilie würzen. Aber während einer Schwangerschaft sollten Sie vorsichtiger damit umgehen – in früheren Zeiten galt die Petersilie als bewährtes Abtreibungsmittel, vor allem wenn sie als Tee getrunken wurde!

Birkenblätter sind, als Tee getrunken, nicht nur ein ideales Entwässerungsmittel – sie wirken nach Hildegards Angaben auch gegen Geschwülste.

»Die Birke ist ihrer Natur nach mehr kalt als warm … Wenn am Leib eines Menschen seine Haut sich zu röten und beulig zu werden beginnt, als ob dort eine Geschwulst entstehen wollte …, nehme er die jungen Blätter dieses Baumes, wärme sie an der Sonne oder am Feuer und lege sie so auf die Stelle, wo es schmerzt, und er binde ein Tuch darum. Das tue man oft, und die Geschwulst wird weichen.« *(Physica)*

Birkenblättertee

Zutaten:
1 EL getrocknete Birkenblätter
1 l kochendes Wasser

Zubereitung und Anwendung:
Die Birkenblätter mit dem kochenden Wasser übergießen, 2 Minuten ziehen lassen, abseihen und nach Bedarf mit etwas Honig süßen.
Während 2 bis 3 Wochen täglich 2 Tassen davon trinken.
Tipp: Im Frühling können Sie ein oder zwei Ästchen mit frischem Birkenlaub mit dem kochenden Wasser übergießen. Der frische Tee schmeckt besonders aromatisch und ist als Entwässerungsmittel auch wirksamer als die getrockneten Blätter.

Birkenblätterkompresse

Zutaten:
2 Hand voll frische Birkenblätter

Zubereitung und Anwendung:
Sonnenwarme oder kurz im Backofen erwärmte Birkenblätter in angewärmte Leinentücher geben und auf die Brüste auflegen.
Als Alternative können Sie aber auch Kompressen in einem starken Birkenblättertee auswringen und auflegen.

Was Sie sonst noch tun können:
– Oft hilft schon ein Verzicht auf Kaffee, schwarzen Tee und Schokolade, um die Spannungsschmerzen in der Brust zu vermeiden.
– Denken Sie auch an Ihre Kleidung! Ein schlecht sitzender Büstenhalter kann Schmerzen verursachen.
– Kühlende Umschläge mit in kaltes Wasser getauchten Leinentüchern bringen in vielen Fällen Linderung.
– Bewährt hat sich auch das alte Hausmittel der Quarkumschläge.

Krebserkrankungen

Nach den Kreislauferkrankungen ist Krebs in der westlichen Welt die häufigste Todesursache. Jeder vierte Bundesbürger erkrankt daran – allerdings nicht unbedingt mit Todesfolge, denn viele Krebserkrankungen sind heute heilbar, wenn sie früh genug erkannt werden. Deshalb ist es wichtig, dass die Vorsorgeuntersuchungen regelmäßig wahrgenommen werden!

Sollte eine Krebserkrankung bei Ihnen festgestellt werden, sollten Sie:
1. Nicht verzweifeln. Krebs muss heute kein Todesurteil mehr sein!
2. Überprüfen, ob Sie Vertrauen zu Ihrem Arzt und seinen Maßnahmen haben. Selbst Schulmediziner wissen heute, dass Krebs nicht nur körperliche, sondern auch seelische Ursachen haben kann!
3. Sich informieren – über die Krankheit, ihren Verlauf, ihre Ursachen und alle Heilmöglichkeiten.
4. Misstrauisch sein gegen »Wundermedizinen« – zu viele negative Nachrichten über Scharlatane gingen inzwischen durch die Presse, die leider auch alternative Heilmöglichkeiten diskreditieren.

Hildegard von Bingen führt ihrer Gesundheitslehre entsprechend, die auf der antiken Säftelehre basiert, auch Krebserkrankungen auf ein Ungleichgewicht der Säfte zurück:
»Wenn das Trockene oder das Lauwarme, welche in solchen Fällen den Schleim des Feuchten und des Schaumigen bilden, ihr Maß überstiegen haben ... verursachen sie beim Menschen Krebs und bewirken, dass ihn die Würmer fressen und dass das Fleisch an seinem Körper zu unförmigen Geschwüren anschwillt ... Das machen sie so lange, bis sie von dieser bösartigen Krankheit ablassen. Deshalb kann er nicht lange leben.« *(Causae et Curae)*

Obwohl Krebserkrankungen heute nicht nur besser diagnostiziert, sondern auch geheilt werden können, stimmt die moderne Wissenschaft mit Hildegard von Bingen darin überein, dass es sich bei den Ursachen für die Entstehung von derartigen Leiden um einen ganzen Ursachenkomplex handelt, der das innere Gleichgewicht – modern ausgedrückt: das Immunsystem – stört. In den meisten Fällen bedarf es sehr langer und sehr intensiv einwirkender Schädigungen, um eine vorher normale Körperzelle so zu verändern, dass sie zur Krebszelle entartet. Dies ist z. B. beim Raucherkrebs und den berufsbedingten Krebsen der Fall, die häufig 10 bis 15 Jahre zu ihrer Entwicklung brauchen.

Zu den krebsauslösenden Faktoren gehören beispielsweise die folgenden:

Erbfaktoren: Obwohl der Krebs selbst nicht erblich ist, kann doch eine gewisse Disposition für bestimmte Krebsformen – die aus sehr gehäuftem Auftreten in der engsten Blutsverwandtschaft geschlossen werden kann – vererbt werden.

Krebsgefährdende Stoffe: Inzwischen kennt man weit über tausend Stoffe, die – von außen her einwirkend – Krebs verursachen können. Dazu gehören z. B. Mineralöle, Teerfarbstoffe, aber auch Mittel, mit denen Möbel, Wohnräume und Kleidungsstücke behandelt werden.

Tabakteer: Obwohl die großen Zigarettenhersteller immer noch behaupten, dass es nicht wissenschaftlich nachgewiesen sei, dass durch Rauchen Krebs entstehen kann, ist es eine Tatsache, dass Lungenkrebs zum größten Teil bei Rauchern entsteht.

UV-Strahlen: Seit einigen Jahren – nämlich seit dem Auftreten des »Ozonlochs« – ist leider auch das Sonnenlicht, das doch so wichtig zur Vitamin-D-Bildung im Körper ist – nicht mehr unbedenklich, weil es zu Hautkrebs führen kann.

Krebserregende Stoffe im Körperinnern: Bei einer gestörten Eiweißverdauung entstehen im Darm Fäulnisprodukte, die ebenfalls zu Krebserkrankungen führen können. Eine geregelte Darmfunktion ist deshalb auch in Hinsicht auf mögliche Krebserkrankungen eine wichtige Verhütungsmaßnahme.

Hormonelle Ursachen: Frauen sind besonders während der Wechseljahre anfällig für Krebserkrankungen, weil es in dieser Zeit zu Fehlleistungen der Hormonorgane kommt.

Ernährungsbedingte Ursachen: Eine sehr große Rolle spielt die Ernährung. Abgesehen von eindeutig mit Krebs erregenden Substanzen belasteten Nahrungsmitteln (die leider nicht immer schnell erkannt und als Folge vom Markt genommen werden können) bedeutet auch eine ungesunde, unausgewogene Ernährung ein Krebsrisiko.

Psychische Ursachen: Krebserkrankungen kommen nach neuesten Forschungen nicht selten auch aufgrund psychischer Probleme zum Ausbruch. Dazu gehören beispielsweise Ungewissheiten in der Lebenssituation (Arbeitsstress oder Arbeitslosigkeit, Familien- und Partnerprobleme usw.), Lebensangst und Depressionen.

Neben den allgemeinen Krebserkrankungen (Lungen-, Haut-, Darmkrebs usw.) sind Frauen vor allem durch frauenspezifische Krebserkrankungen gefährdet.

Krebs der äußeren Geschlechtsteile: Diese Krebsart betrifft vorwiegend ältere Frauen über 75 Jahre und tritt meistens an den Schamlippen auf.

Scheidenkrebs: Diese Krebsart ist recht selten, und Schmerzen treten erst spät auf.

Gebärmutterhalskrebs: Diese Art des Krebses gehört zu den häufigsten – aber auch meist sehr früh erkannten – Erkrankungen bei Frauen um die 40 Jahre. Frühe Warnzeichen sind Kontaktblutungen nach dem Geschlechtsverkehr und Blutungen zwischen den Regelblutungen.

Gebärmutterkörperkrebs: Diese Krebsart entwickelt sich meist erst nach den Wechseljahren. Übergewicht, Diabetes und hoher Blutdruck können die Entwicklung begünstigen. Symptome sind vor allem Blutungen nach den Wechseljahren.

Eierstockkrebs: Etwa ein Viertel aller Krebserkrankungen im Bereich der weiblichen Geschlechtsorgane gehört zu dieser Krebsart. Die Veränderungen an den Eierstöcken rufen kaum Beschwerden hervor, sodass sie oft erst spät entdeckt werden.

Brustkrebs: Zwar tritt der Brustkrebs sehr häufig auf (etwa 7 Prozent aller Frauen in der Bundesrepublik erkranken daran), aber er ist auch rechtzeitig zu erkennen und zu behandeln. Suchen Sie deshalb bei jeder bleibenden Veränderung an der Brust Ihren Frauenarzt auf.

Besonders wichtig ist nicht nur für die allgemeine Gesunderhaltung des Körpers, sondern auch als Vorbeugungsmaßnahme gegen Krebserkrankungen eine Stärkung des Immunsystems. Hildegard von Bingen verwendet sehr oft die Empfehlung, die *discretio* zu wahren – also in allem, was man tut,»Maß zu halten«. Das gilt für sie für alle Lebensbereiche: für die Ernährung und für das Fasten, für die Arbeit und für den Schlaf, für das Trinken von Alkohol und für den Geschlechtsverkehr. Ein Mensch, der Maß halten kann, wird eher gesund bleiben als ein Mensch, der maßlos ist.

Wichtig ist für Hildegard eine Ernährung, die den Körper insgesamt widerstandsfähiger macht – also das Immunsystem stärkt. Dazu gehören vor allem die von ihr besonders empfohlenen Pflanzen Dinkel, Fenchel und Kastanie. Alle drei Pflanzen wirken sich nicht nur positiv auf den Organismus, sondern auch auf die Psyche aus. Um Übergewicht (das ebenfalls die Disposition zu einer Krebserkrankung verstärken kann) zu vermeiden, aber auch, um Körper und Seele zu entschlacken, empfiehlt sich eine gelegentliche Fastenkur.

Natürlich gehört die Behandlung eines Krebsleidens in die Hand eines erfahrenen Arztes, aber es gibt viele Möglichkeiten, dessen Therapie zu unterstützen. So gibt Hildegard in ihrem Werk *Causae et Curae* ein Rezept an, mit dem sich auch heute die Narben nach einer Krebsoperation oder die Hautschäden nach einer Chemo- oder Strahlentherapie sanft behandeln lassen.

»Nimm Veilchen, presse ihren Saft aus, seihe ihn durch ein Tuch, wiege Olivenöl ab, und zwar ein Drittel des Gewichts dieses Saftes, dann so viel Bockstalg, wie der Veilchensaft wiegt. Lass dies alles in einem neuen Topf kochen, so wird eine Salbe daraus. Salbe dann die Körperstelle, wo der Krebs oder andere Würmer am Menschen fressen, rundum und obenauf ein. Sie werden sterben, wenn sie davon gekostet haben.«

Erkrankungen der männlichen Geschlechtsorgane

ildegard von Bingen hat sich in Forschung und Praxis nicht nur mit den Erkrankungen und Beschwerden von Frauen beschäftigt, sondern auch zahlreiche gesundheitliche Probleme, die spezifisch Männer betreffen, behandelt. Obwohl das vorliegende Buch den Titel *Frauenheilkunde* trägt, soll dieses Thema nicht ausgeklammert werden. Während Frauen sehr viel körper- und gesundheitsbewusster sind, gehen Männer auch heute noch oft nicht sehr pfleglich mit ihrer Gesundheit um. Um hier verständnisvoll und vielleicht auch helfend zur Seite stehen zu können, ist es wichtig, dass Frauen über einige männerspezifische Gesundheitsprobleme Bescheid wissen.

Nächtlicher Samenerguss

Als erstes Problem – wenn es auch sicherlich keine Erkrankung ist – erwähnt Hildegard von Bingen in ihrem Buch *Causae et Curae* den nächtlichen Samenerguss. Dabei handelt es sich nicht um eine Erkrankung, sondern um einen ganz natürlichen Vorgang. Kommt es in der Nacht – etwa aufgrund eines Traumes – zu einem Erregungszustand, ohne dass ein Samenerguss erfolgt, kann dies ihrer Meinung nach sogar zu einer Erkrankung führen.

Hildegard schreibt dazu, dass der nächtliche Samenerguss durch sexuelle Erregung entstehen könne, aber auch durch übermäßigen Genuss von Speisen und Getränken. Kommt es während der Nacht zu einer Pollution, die nicht durch ein Traumbild verursacht wurde, sei dies ihrer Meinung nach für den Mann nicht weiter schädlich, weil dadurch »die Hitze im Mark« nicht erregt werde.

»Daher geht der Samen wie Wasser ab, das infolge mäßiger Wärme nur lauwarm ist.« *(Causae et Curae)*

Wenn allerdings ein Traum diese Pollution verursacht, »brennt das Mark des Mannes heftig, sodass man diesen Samenerguss mit siedendem Wasser vergleichen kann, das jedoch nicht ganz zum Kochen gebracht wurde, weil er ja zu dieser Zeit nicht wach ist«. Kommt es in diesem Zustand aus irgendeinem Grund nicht zum Samenerguss, kann dies – so Hildegard – beim Mann zu fiebrigen Erkrankungen führen.

Interessant ist, dass Hildegard von Bingen hier keinen Rat gibt, um diese nächtlichen Samenergüsse zu vermeiden. Ihren Angaben ist lediglich zu entnehmen, dass es sich dabei um einen durchaus natürlichen Vorgang handelt, der nicht unterdrückt werden sollte und auch nicht medizinisch behandelt werden muss. Darin ist sie ihrer Zeit weit voraus, denn in späteren Jahrhunderten riet man jungen Männern in diesen Fällen zu sportlicher Betätigung, harten Betten und kalten Duschbädern.

Hodenschwellung

Über diese schmerzhafte Veränderung im Genitalbereich schreibt Hildegard von Bingen in *Causae et Curae,* dass sie vor allem infolge »schlechter Säfte«, aber auch »durch übermäßige Lustbefriedigung« auftreten kann. Daraus entsteht eine unangenehme Feuchtigkeit (also eine Art Ausfluss, die zu Juckreiz und Entzündungen führen kann) oder auch eine Schwellung.

Oft werden diese Beschwerden durch mechanische Einwirkung hervorgerufen – etwa, wenn die Hoden beim Sport oder möglicherweise auch bei einem Kampf gedrückt oder gequetscht werden. Dabei können neben der Schwellung heftige Schmerzen auftreten. Entzündungen entstehen mitunter durch die Ansteckung mit Geschlechtskrankheiten und führen zu einem Verkleben der Harnröhrenöffnung, Brennen beim Harnlassen und zur Absonderung eines weißgelblichen Sekrets aus der Harnröhre. Aber auch harmlose Bakterien können diese Symptome hervorrufen. Wichtig ist es auf jeden Fall, einen Urologen aufzusuchen, damit die Ursachen abgeklärt werden können.

Hildegard von Bingen empfiehlt die folgende Salbe, die nach Absprache mit dem Arzt als unterstützende Maßnahme eingesetzt werden kann.

Fenchel-Bockshornklee-Salbe

Zutaten:
1 Teil Fenchel
3 Teile Bockshornklee
etwas Kuhbutter

Erkrankungen der männlichen Geschlechtsorgane   105

Zubereitung und Anwendung:
Die Kräuter im Mörser zu Pulver zerstoßen und mit der Butter zu einer
Salbe vermischen.
Die Salbe auf die Hoden auftragen.
Hildegards Erklärung für die Wirksamkeit der Salbe:
»Die milde Wärme des Fenchels, temperiert durch die Kälte des
Bockshornklees und die milde Wärme der Butter, verringert den
Schmerz. Die Wärme des Fenchels und die Kälte des Bockshorn-
klees verringert nämlich die schädlichen Säfte, und die milde Wär-
me der Butter heilt den Schmerz.« *(Causae et Curae)*

Was Sie sonst noch tun können:
– Bei starken Schmerzen und entzündlichen Veränderungen sollte unbedingt Bettruhe eingehalten werden.
– Vorbeugend ist es wichtig, den Genitalbereich peinlich sauber zu halten – sich also täglich zu waschen, zu duschen oder zu baden.
– Beim Geschlechtsverkehr mit einer unbekannten Partnerin sollte unbedingt ein Kondom verwendet werden!

Orgasmusschwierigkeiten

Hildegard von Bingen hält es für gesundheitsschädigend, wenn ein Mann,
der in seiner Lust erregt ist, nicht zum Samenerguss kommen kann.

Weinraute-Wermut-Trank

Zubereitung und Anwendung:
Der Saft von 3 Teilen Weinraute und 2 Teilen Wermut wird ausgepresst
(am besten im Entsafter), dazu die gleiche Menge Wein und etwas Zucker
und Honig gegeben.
Diese Mischung muss in einem Edelstahltopf fünfmal hintereinander erwärmt und dann – nach einem kleinen Imbiss – warm getrunken werden.
Variation: Da die frischen Kräuter nur im Sommer verfügbar sind, hält
Hildegard auch ein »Winterrezept« bereit. Dazu werden 2 Teile Diptam
und 1 Teil Lorbeerblätter pulverisiert und mit etwas Wein aufgekocht und
ebenfalls nach einem kleinen Imbiss – damit der Mann keinen Schwäche-
anfall bekommt – noch warm getrunken.

Potenzstörungen

Unter der Potenz eines Mannes versteht man im biologischen Sinne seine Zeugungsfähigkeit oder sein Vermögen, überhaupt den Geschlechtsverkehr ausüben zu können. Dazu gehört vor allem die Fähigkeit zur Erektion des Penis und auch zum Orgasmus.

Impotenz ist meistens psychisch bedingt, z. B. durch eine überzogene Erwartungshaltung und durch Versagensängste, die zu einem krank machenden Leistungsdruck führen. Deshalb ist ein zeitweiliges Auftreten kein Grund zur Beunruhigung und geht meistens von selbst vorüber. Körperliche Ursachen wie etwa Missbildungen der Geschlechtsorgane, Unfallschäden, Nebenwirkungen von Medikamenten und Drogen sollten aber nicht ausgeschlossen werden. Deshalb ist bei länger anhaltenden Problemen unbedingt das Beratungsgespräch mit einem Arzt wichtig.

»Wenn ein Mann in seinem Samen so trocken ist, dass ihm – ohne dass er ein Greis wäre – der Samen fehlt«, dann soll er folgendes Rezept, das Hildegard in ihrer *Physica* angibt, ausprobieren.

Hauswurz in Ziegenmilch

Zutaten:
einige Stücke Hauswurz (findet sich in vielen Vorgärten, vor allem im Steinbeet)
etwas Ziegenmilch
2 Eier

Zubereitung und Anwendung:
Die Hauswurzstücke mit Ziegenmilch übergießen, dass sie gut bedeckt sind.
Einen Tag zugedeckt ziehen lassen, dann in der Milch aufkochen und die Eier darunterschlagen.
3 bis 5 Tage lang soll diese kleine Mahlzeit täglich genommen werden, »und der Samen des Mannes wird die Zeugungskraft wiedererlangen, und er wird Kinder zeugen«.
Hildegard rät allerdings davon ab, dass auch unfruchtbare Frauen dieses Rezept ausprobieren – »es würde sie zwar zur Begierde reizen, aber ihr ihre Unfruchtbarkeit nicht nehmen«.

Hildegard von Bingen und die Kinder

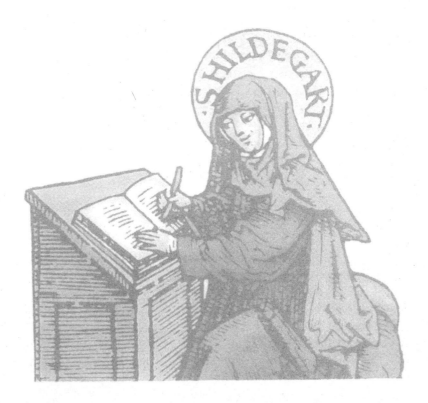

Die »mütterliche Klosterfrau«

Wie kommt es, dass eine Nonne sich mit Fruchtbarkeit, Zeugung und Geburt beschäftigt und sich überdies noch der Behandlung von Kinderkrankheiten zuwendet? Zum einen betrachtete Hildegard die Welt mit sehr wachen Augen, zum anderen setzte sie ihr heilkundliches Wissen nicht nur im Kloster, sondern auch in den umliegenden Dörfern ein, um Menschen zu helfen und Leiden zu mildern. Vor allem war sie eine sehr warmherzige, mütterliche Frau, die aber auch – wo es nötig war – Strenge walten ließ.

Hildegard war noch ein Kind, als sie dem Kloster übergeben wurde – gewissermaßen als »Zehnt«, da sie das zehnte Kind der Familie war. Diese frühe Erfahrung hat sie sicher nachhaltig geprägt. Denn später schreibt sie:

> »Es sollen auch jene, die ihre Kinder der Teilnahme an Meinem Leiden im demütigen Mönchsgewand unterwerfen, das nicht etwa voreilig und mit unbescheidener Anmaßung tun, sondern nach sorgfältig abwägender Prüfung. Keines falls dürfen sie jene zwingen, wider ihren Willen das auf sich zu nehmen, was sie selbst nicht zu tragen vermögen.« *(Scivias)*

So legt sie auch Regeln fest, die dem Kind später das Recht zu einer eigenständigen Entscheidung sicherten.

Die Behandlung der Unfruchtbarkeit

Nicht nur heute, sondern auch schon zu Hildegards Zeit stellte die Unfruchtbarkeit ein Problem dar. Allerdings war diese im Mittelalter auch mit einem gesellschaftlichen Makel behaftet. Interessant ist die Tatsache, dass Hildegard von Bingen bereits mitteilt, dass die Unfruchtbarkeit sowohl bei der Frau als auch beim Mann liegen kann.

Über die Unfruchtbarkeit der Frau schreibt sie:
»Einer Frau, deren Gebärmutter innerlich kalt und zu zart gebaut ist, als dass sie ein Kind empfangen kann, wird folgendermaßen geholfen, wenn es Gottes Wille ist, dass sie schwanger werden soll: Nimm die Gebärmutter eines Schafes oder einer Kuh, die soweit ausgewachsen sind, dass sie gebären könnten, aber doch noch nicht trächtig sind und auch noch nie trächtig waren, und koche sie mit Speck und anderem fetten Fleisch und Schmalz und gib dies der Frau zu essen, wenn sie mit ihrem Mann zusammenkommt oder bald nachher zusammenkommen wird. Derartige Fleischgerichte nütze sie oft, und der Saft der Gebärmutter solcher Tierart kommt zum Saft der Gebärmutter dieser Frau hinzu, so dass diese davon etwas fettreicher und stärker wird. Und wenn Gott will, wird sie nun leichter aufnehmen, weil es öfters nach Gottes Urteil geschieht, dass die Fähigkeit zur Nachkommenschaft den Menschen entzogen wird.« *(Causae et Curae, Physica)*

Es ist für uns heutige Menschen natürlich schwer, die Gebärmutter eines Schafes oder einer Kuh zu erwerben, obwohl daraus noch in der Nachkriegszeit leckere und preiswerte Gerichte hergestellt wurden. In süddeutschen (ländlichen) Gegenden findet man diese noch hin und wieder. Wenn man bedenkt, wie teuer und umständlich die medizinische Behandlung der Unfruchtbarkeit in unserer Zeit ist, lohnt sich die Nachfrage aber möglicherweise doch.

Da ist die Behandlung der Unfruchtbarkeit des Mannes nach Hildegards Angaben schon wesentlich unproblematischer.
»Wenn die Samenflüssigkeit eines Mannes eine verdünnte Beschaffenheit hat, so dass er keine Nachkommen zeugt, der nehme die Ha-

selstrauchzäpfchen, wo zuerst die Blüten hervorbrechen müssen, und den dritten Teil davon Erdpfeffer und ein Viertel vom Erdpfeffer vom Windenkraut und ein wenig vom gewöhnlichen Pfeffer. Das koche er mit der Leber eines jungen Ziegenböckleins, das aber schon geschlechtsreif ist, unter Zugabe von frischem und fettem Schweinefleisch. Die Kräuter gebe er dann weg und esse diese Fleischstücke. Auch tauche er Brot in die Brühe, in welcher dieses Fleisch gekocht wurde, und kaue es. Und auch die solcherart gekochten Fleischstücke esse er oft, damit er durch deren guten Saft für seine Samen wieder die Fähigkeit zum Zeugen erhält. Er wird eine blühende Nachkommenschaft haben, wenn der gerechte Ratschluss Gottes es zulässt, dass dies geschieht.« *(Physica, Cause et Curae)*

Die Zeugung

Hildegard von Bingen teilt sehr ausführlich Einzelheiten über die Zeugung mit – eine erstaunliche Tatsache, wenn man bedenkt, zu welcher Zeit (Mittelalter) und an welchem Ort (Kloster) sie lebte. Wichtig war es ihr vor allem, dass die Menschen auf die richtige Zeit der Zeugung achteten und sich nicht zu früh miteinander verbanden:

»Der Mann soll sich dem Weib nicht nähern, wenn es noch ein Mädchen ist, sondern erst dann, wenn es schon eine junge Frau ist, weil es dann reif ist, und er soll auch nicht ein Weib berühren, bevor er einen Bartwuchs hat, weil er erst dann zur Fruchtbarkeit für die Nachkommenschaft reif ist.« *(Causae et Curae)*

Sehr deutlich macht sie, dass eine Frau nicht vor dem zwanzigsten Lebensjahr empfangen solle, weil sie sonst ein schwaches Kind zur Welt bringe, das zu häufigen Krankheiten neige.

Auch über den männlichen Samen berichtet Hildegard:
»Das Blut des Menschen gibt, wenn es in der Glut und Hitze der Leidenschaft kocht, einen Schaum von sich, den wir den Samen nennen, so wie ein Topf, der, auf das Feuer gestellt, infolge der Hitze des Feuers Schaum aus dem Wasser aufwirft.« *(Causae et Curae)*

Hildegard betrachtet auch die Folgen, die für ein Kind entstehen können, das von einem ungesunden Mann gezeugt wurde.
»Wenn der Mensch aus dem Samen eines kranken Menschen oder aus dem Samen, der dünn und sozusagen ungekocht ist, aber mit einem Krankheits- und Fäulniskeim gemischt ist, empfangen wird, dann wird er sehr oft in seinem Leben auch krank und gleichsam voller Fäulnis sein wie ein Stück Holz, das von den Würmern zerfressen ist und vermodert. Daher ist dieser Mensch oft voller Geschwüre und Fäulnis und zieht sich ziemlich leicht vom Essen eine Krankheit oder Fäulnis zu der Fäulnis, die er schon hat, zu. Ein Mensch, der davon frei ist, ist gesünder. Wenn aber davon ein Überschuss im Samen ist, dann wird der Mensch, der aus ihm empfangen wird, unmäßig, unbeherrscht, gebrechlich und verschwenderisch sein.« *(Causae et Curae)*

Hildegard von Bingen führt die geschlechtliche Vereinigung zweier Menschen auf den Willen, die Überlegung, das Vermögen und das Einverständnis zurück und äußert damit eine sehr rationale, moderne Auffassung.

»Zuerst kommt der Wille, weil jeder Mensch den Willen hat, dies oder jenes zu tun. Es folgt die Überlegung. Sie prüft, ob die Sache passend oder unpassend, anständig oder unverschämt ist. Dann folgt das Vermögen, das die Aufgabe hat, ein Werk zu vollbringen, und es auch vollbringt. Es folgt das Einverständnis, weil ein Werk nicht vollbracht werden kann, wenn es das Einverständnis nicht billigt und zustimmt.« *(Causae et Curae)*

Auch über die biologischen Vorgänge während der Vereinigung äußert Hildegard sehr dezidierte Ansichten. Wenn die genannten vier Bedingungen erfüllt sind, geraten beide Partner gewissermaßen in einen Sinnestaumel. Dadurch wird gleichsam ein Sturm ausgelöst, aus dem Blut wird ein »giftartiger Schaum« abgesondert.

»Das ist der Samen. Wenn er an die richtige Stelle fällt, vermengt sich das Blut des Weibes mit ihm, und davon wird er blutig. Der Urbeginn des Menschen entspringt der Lust, welche die Schlange mit dem Apfel dem ersten Menschen eingegeben hat, weil dann das Blut des Mannes durch die Lust in Erregung versetzt wird. Daher lässt dieses Blut kalten Schaum in das Weib fließen, der infolge der Wärme des mütterlichen Fleisches gerinnt und sich zu einem blutigen Gebilde entwickelt. Dieser Schaum bleibt so ständig in derselben Wärme und wächst dann durch die Absonderung des Trockenen aus der Nahrung der Mutter zu einer festen kleinen menschlichen Gestalt heran.« *(Causae et curae)*

Es ist interessant, was Hildegard in *Causae et Curae* über die »Verschiedenheit der Empfängnis« schreibt.
- Wenn Mann und Frau zum selben Zeitpunkt »die rechte Liebe« zueinander haben, »wird ein männliches Kind empfangen, weil es so von Gott bestimmt ist.« Der Sohn wird dann klug und tugendhaft.
- Wenn der Mann zum Zeitpunkt der Zeugung zwar die rechte Liebe zu seiner Frau hat, seine Frau aber nicht zu ihm, geht zwar ebenfalls ein Sohn aus der Verbindung hervor, der aber schwach und nicht tugendhaft sein wird.

Die Zeugung

- Wenn der Same des Mannes zwar schwach ist, aber er und seine Frau einander in rechter Liebe verbunden sind, wird ein tugendhaftes Mädchen gezeugt.
- Wenn nur einer der Ehepartner die rechte Liebe hat und der Same des Mannes zudem schwach ist, geht aus dieser Verbindung ebenfalls ein Mädchen hervor, über dessen Eigenschaften Hildegard sich allerdings nicht äußert.
- Wenn der Same des Mannes stark ist, aber die Partner einander nicht lieben, wird ein männliches Kind gezeugt.»Aber wegen der Herbheit der Eltern wird es herb in seinem Wesen sein.«
- Wenn der Same des Mannes schwach ist und zum Zeitpunkt der Zeugung beide Partner nicht die rechte Liebe haben, geht ein Mädchen mit herbem Wesen aus dieser Verbindung hervor.

Auch über die Leibesbeschaffenheit der Frau und über deren Auswirkung auf das Aussehen des Kindes macht Hildegard sich Gedanken: »Die Hitze der Frauen, die von Natur fettleibig sind, überwindet den Samen des Mannes, so dass das Kind ihnen oft im Gesicht ähnlich ist. Aber Frauen, die von Natur aus mager sind, bringen oft ein Kind zur Welt, das im Gesicht dem Vater ähnlich ist.« *(Causae et Curae)*

Wie Forstleute und Gärtner bestätigen können, verändern sich die Säfte in den Pflanzen. Hildegard hat dieses Phänomen auch beim Menschen entdeckt: »Wenn bei zunehmendem Mond das Blut des Menschen (…) zunimmt, dann ist auch der Mensch, nämlich das Weib ebenso wie der Mann, fruchtbar, das heißt fähig, Nachwuchs zu zeugen. Wenn nämlich bei zunehmendem Mond auch das Blut im Menschen zunimmt, ist der Samen des Mannes stark und kräftig, und wenn bei abnehmendem Mond auch das Blut im Menschen abnimmt, ist der Samen des Mannes schwach und ohne Kraft wie ein Bodensatz, und daher ist er dann weniger gut geeignet, Nachwuchs zu zeugen. Wenn eine Frau zu dieser Zeit empfängt, dann wird der Mensch, gleichgültig, ob es ein Junge oder ein Mädchen wird, krank, schwach und nicht kräftig werden. Auch nimmt bei zunehmendem Mond das Blut im Weib ebenso zu wie im Mann und bei abnehmendem Mond im Weib ebenso ab wie im Mann, und zwar bis zum fünfzigsten Lebensjahr.« *(Causae et Curae)*

Da unter natürlichen Bedingungen der Monatszyklus der Frau sehr viel stärker als bei unseren heutigen, naturfernen Lebensbedingungen nach dem Mondzyklus ausgerichtet ist, bedeutet Hildegards obige Anmerkung eine Anleitung zur Familienplanung. Allerdings nicht zu einer Familienplanung, wie wir sie heute verstehen, sondern zur Planung einer gesunden Familie mit kräftigen Kindern.

Der Mondkalender für Ihr Kind

Noch weiter geht Hildegard von Bingen in ihren Angaben zu den Eigenschaften der Kinder, die nicht nur in einer bestimmten Mondphase, sondern an einem ganz bestimmten Mondtag geboren wurden. Meistens wird bei uns das Horoskop eines Menschen danach berechnet, in welchem Tierkreiszeichen die Sonne bei seiner Geburt stand. Es gibt aber auch astrologische Schulen, die das Horoskop eines Menschen nicht nach dem Zeitpunkt seiner Geburt, sondern nach dem Zeitpunkt seiner Empfängnis berechnen. Dabei wird hauptsächlich der Mondstand berücksichtigt. Nach dieser Methode verfährt auch Hildegard von Bingen, wenn sie in *Causae et Curae* Vorhersagen über das künftige Leben des an einem bestimmten Mondtag empfangenen Kindes macht – über Länge des Lebens, Anfälligkeit für bestimmte Krankheiten und charakterliche Merkmale

Der anomalistische und der synodische Mondmonat

Frauen kennen sich mit diesem Mondkalender aus: eine Schwangerschaft dauert – auch laut Mutterpass – zehn Monate, nämlich Mondmonate. Aber die Sache mit den Mondmonaten ist nicht so einfach, denn es gibt unterschiedliche Berechnungsweisen. Während der für die Schwangerschaft in Anrechnung gebrachte Monat der anomalistische Mondmonat ist, der ungefähr 28 Tage dauert, ist der für die Erstellung eines Mondhoroskops wichtige Monat der synodische Mondmonat mit einer Dauer von ungefähr 30 Tagen. Letzter ist für die folgenden Ausführungen der Hildegard von Bingen ausschlaggebend gewesen.

Ihre Theorien werden heute von vielen modernen Astrologen bestätigt. Deshalb soll im folgenden dargestellt werden, was Hildegard über die Zukunft von Kindern, die an bestimmten Mondtagen gezeugt wurden, vorhersagt. Der synodische Mondkalender umfasst – wie erwähnt – ungefähr 30 Tage, wobei je ein Tag auf den Neumond und auf den Vollmond fällt sowie je 14 Tage der zunehmende bzw. der abnehmende Mond dauert. Der erste Mondtag ist dabei der erste zunehmende Mond nach Neumond, der letzte Mondtag entspricht dem Neumond.

Zunehmender Mond

1. Mondtag
Kinder, die während dieser Zeit empfangen werden, sind meistens körperlich gesund und bekommen auch keine schweren Krankheiten. Möglicherweise werden sie aber nicht besonders alt. Das männliche Geschlecht ist oft stolz und hartherzig. In dieser Zeit empfangene weibliche Kinder streben nach Anerkennung und werden mehr von Außenstehenden als von ihren eigenen Familienangehörigen geliebt.

2. Mondtag
Diese Kinder werden meistens ziemlich alt, obwohl sie oft – allerdings nur leicht – erkranken. Das männliche Geschlecht hat meistens eine rege Fantasie, ein umfassendes Wissen und einen festen Charakter. Das weibliche Geschlecht ist klug und sorgt sich sowohl um sich selbst als auch um seine Mitmenschen. Frauen suchen nach Liebe und Zuneigung, die sie aber nicht leicht finden, weshalb sie gelegentlich zu Depressionen neigen.

3. Mondtag
Auch diesen Kindern sagt Hildegard ein langes Leben voraus, obwohl sie zu allerlei Krankheiten neigen können. Männer sind dann zwar tüchtig, aber sie kümmern sich mehr um andere als um ihre eigenen Angelegenheiten, weshalb sie es oft zu nichts bringen. Frauen richten ihr Augenmerk mehr auf spirituelle als auf weltliche Dinge und erleiden deshalb oft das selbe Schicksal.

4. Mondtag
Kinder, die in dieser Zeit empfangen werden, werden nach Hildegard zwar nicht sehr alt, können aber »lange genug leben«. Damit ist gemeint, dass sie ihre Lebensbahn und ihren Lebensplan durchaus erfüllen können. Was Hildegard über das männliche Geschlecht schreibt, erinnert an die Märchen von »Hans im Glück« und vom »Dummling«, der letztlich doch sein Glück machte und die Prinzessin gewann. Ein männliches Kind wird »dumm sein und sich leicht von anderen täuschen lassen. Er ist jedoch gutmütig und hat Glück, so dass er stolz, reich und angesehen wird.« Frauen kommen gut mit ihren Mitmenschen zurecht und sind beliebt.

5. Mondtag
Die in dieser Zeit empfangenen Kinder leben laut Hildegard sehr lange. Sind sie männlich, bescheinigt sie ihnen Tüchtigkeit und Zuverlässigkeit sowie Mut und Ausdauer. Frauen sollen mitunter streitsüchtig und gehässig, aber auch tüchtig und energisch sein.

6. Mondtag
Diesen Kindern sagt Hildegard kein langes Leben voraus: Während Männer leicht krank werden, sind die Frauen eher gesund. Die Männer sind meistens gutmütig, haben aber kein ausgesprochen männliches Wesen, während Frauen als »tüchtig und brav und ihren Mitmenschen teuer« charakterisiert werden.

7. Mondtag
An diesem Mondtag werden Kinder mit hoher Lebenserwartung empfangen. Allerdings sagt sie den Männern voraus, dass sie dumm und verständnislos sind, obwohl sie sich selbst für gescheit halten.
Die gleiche, wenig vorteilhafte Vorherbestimmung gilt für das weibliche Geschlecht. Außerdem sagt Hildegard: Die Frau »wird dreist, aber dumm und verständnislos, jähzornig und den Menschen widerwärtig«.

8. Mondtag
Über die in dieser Zeit gezeugten Kinder sagt Hildegard:
»Wer am 8. Mondtag empfangen wird, wird, wenn er männlich ist, klug, keusch und maßvoll bei allem, was er tut, sein. Er hilft seinen Mitmenschen und ist körperlich gesund; wenn er aber einmal krank wird, dann wird er wieder leicht gesund und alt genug, aber nicht sehr alt werden. Wenn es aber eine Frau ist, wird sie liebenswürdig, angenehm, putzsüchtig und tüchtig sein. Die Männer lieben sie nicht. Sie ist körperlich gesund und wird alt genug, aber nicht sehr alt werden.« *(Causae et Curae)*

9. Mondtag
Die in dieser Zeit empfangenen Kinder sind eher zart besaitet. Sie sind ängstlich, zurückhaltend und gesundheitlich leicht anfällig.
Interessant ist Hildegards Feststellung, dass die Männer eher »unkeusch und körperlich schwach« sind, während die Frauen zwar ebenfalls körperlich schwach sind, aber sittsam und dabei »die Männer sittsam lieben«.

10. Mondtag

Wer in dieser Zeit empfangen wurde, scheint ein rechtes Glückskind zu sein, denn Hildegard schreibt dazu:

»Wer am 10. Mondtag empfangen wird, wird tüchtig, rechtschaffen, brauchbar, glücklich und körperlich gesund sein und lange leben. Wenn es aber eine Frau ist, wird sie tüchtig, ihren Mitmenschen lieb und angenehm sein wie eine Lilie, rechtschaffen und glücklich sein. Sie wird leicht krank, wird aber bald wieder gesund und lange leben.« *(Causae et Curae)*

11. Mondtag

Die an diesem Tag empfangenen Kinder müssen sich wieder mit einem ziemlich schweren Schicksal herumschlagen. Laut Hildegard wird ein solcher Mensch, »wenn er männlich ist, jähzornig und unglücklich sein. Er wird auch körperlich nicht gesund sein und nicht lange leben.«
Frauen sind zwar sehr tüchtig, neigen aber zu Jähzorn und Verleumdungen. Sie erkranken leicht ernsthaft, erholen sich aber rasch wieder.

12. Mondtag

Auch diesen Menschen sagt Hildegard kein langes Leben voraus. Zudem hält sie sie für unkonventionell und chaotisch:

»Wer am 12. Mondtag empfangen wird, wird, wenn er männlich ist, chaotisch sein und seine Gedanken bald hierhin und bald dorthin gerichtet haben. Er strebt nach fremden Orten und fremden Dingen und mag das auch so. Sein ganzes Benehmen ist seinen Mitmenschen lästig. Er wird schwermütig werden und nicht lange leben. Wenn es aber eine Frau ist, wird sie keinen festen Charakter haben. Sie wird unwissend sein und will durch keine Lehren gebessert werden.« *(Causae et Curae)*

13. Mondtag

Wiederum sagt Hildegard den Menschen, die in diesem Zeitraum empfangen wurden, nicht viel Gutes voraus. Männer werden unfreundlich, ängstlich und unzuverlässig, Frauen eher hinterlistig und wenig liebenswürdig sein. Weder den Männern noch den Frauen ist ein langes Leben beschieden.

14. Mondtag

Den Kindern, die während dieses Tages empfangen werden, prophezeit Hildegard ein relativ kurzes Leben. Die Männer werden ein arbeitsreiches Leben führen,»für ihr Ansehen bis zum Tode arbeiten und sehr viele Kinder zeugen«. Die Kinder werden demütig sein und sich wenig um ihr gesellschaftliches Ansehen kümmern. Sie werden zwar angesehen, aber nicht beliebt sein.

Vollmond

15. Mondtag

Obwohl Hildegard den an diesem Tag empfangenen Kindern viel Gutes voraussagt, meint sie, dass diese kein langes Leben haben würden. Den Männern prophezeit sie, dass sie angesehen und glücklich sein werden. »Bei allen Unternehmungen, die er begonnen hat, wird er erfolgreich sein und keinen Fehlschlag erleiden.« Frauen sind »lobenswert« und an allen möglichen Neuheiten interessiert, außerdem sind sie gesellschaftlich angesehen.

Vollmond
16. Mondtag

In dieser Zeit werden nach Hildegard offensichtlich die ganz gewöhnlichen Alltagsmenschen empfangen:

»Wer am 16. Mondtag empfangen wird, wird, wenn er männlich ist, einen gewöhnlichen Charakter haben, der niemandem gefallen, sondern nur unangenehm sein wird. Bei seinen Unternehmungen wird er keinen Erfolg haben. Trotzdem wird er ein solches Selbstbewusstsein haben, dass er in diesem Leben gut vorankommen kann. Krankheiten plagen ihn nicht leicht; er wird alt werden. Wenn es aber eine Frau ist, wird sie dumm sein und keine körperliche Ausdauer besitzen. Sie wird jedoch selbstbewusst leben. Körperlich ist sie gesund und wird lange leben.« *(Causae et Curae)*

17. Mondtag

Die Kinder, die in dieser Zeit empfangen werden, sind den Menschen liebenswert, aber nicht unbedingt das, was man lebens- und geschäftstüchtig nennt. Man mag sie, weil sie gutmütig sind, aber, wie Hildegard schreibt, »die anderen Menschen amüsieren sich mit ihnen wie mit einem Kind«.

Außerdem schreibt Hildegard, dass solche Menschen nicht alt werden, »aber lange genug leben«.

18. Mondtag
Den in dieser Zeit empfangenen Kindern sagt Hildegard ein langes Leben voraus – aber keinen guten Charakter. Sie sind körperlich gesund, aber hinterlistig veranlagt.

19. Mondtag
Obwohl Hildegard den an diesem Tag empfangenen Kindern nur eine begrenzte Lebenszeit voraussagt, meint sie, dass sie den Menschen liebenswert sind. Sie sind nicht hinterlistig und werden es wohl nie zu materiellem Reichtum bringen, aber sie werden ihr Leben zu gestalten wissen.

20. Mondtag
Den an diesem Tag empfangenen Menschen sagt Hildegard überhaupt nichts Gutes voraus: »Wer am 20. Mondtag empfangen wird, wird, wenn er männlich ist, mannhaft und schlecht sein. Wenn es aber eine Frau ist, wird sie eine Verräterin, Zerstörerin (...) sein. Allerdings wird eine solche Frau lange leben.«

21. Mondtag
Den Kindern, die an diesem Tag empfangen werden, bescheinigt Hildegard ein langes Leben. Allerdings sagt sie von den Männern, dass sie ohne Verstand und Gefühl durchs Leben gehen und meist übelgelaunt seien. »In keiner Angelegenheit weiß er sich zu helfen, sondern ist wie ein Dummkopf, der sich auf seinem Weg verirrt.« Er bekommt zwar keine richtigen Krankheiten, kann aber in schwere Depressionen verfallen. Den Frauen dagegen prophezeit Hildegard Ängstlichkeit und depressive Veranlagung.

22. Mondtag
Den an diesem Tag empfangenen Kindern ist ebenfalls ein langes Leben beschieden. Allerdings sind sie sehr zwiespältiger Natur, und ihre Meinungen ändern sich von einem Tag auf den anderen. Obwohl sie zu ernsthaften Krankheiten neigen (was vor allem bei Frauen der Fall ist), genesen sie und gehen gestärkt aus diesen Krisen hervor.

Der Mondkalender für Ihr Kind   121

23. Mondtag
Hier beschreibt Hildegard einmal die Glückskinder des Lebens:
»Wer am 23. Mondtag empfangen wird, wird, wenn er männlich ist,
gütig und liebenswürdig sein. Er wendet sich gern einem guten Rat
zu, versteht es dagegen nicht, sich vor Nachteilen durch die Hinter-
list anderer Menschen zu schützen. Es fehlt ihm nicht an Glück, er
kann jedoch das Glück kaum festhalten. Er wird leicht körperlich
krank, wird aber bald wird gesund und wird lange leben. Wenn es
eine Frau ist, wird sie sittsam sein und bei allen wegen ihrer Sittsam-
keit beliebt sein.« *(Causae et Curae)*

24. Mondtag
An diesem Tag empfangene Kinder werden lange leben und wissen ihren
Vorteil zu nutzen. Sie neigen zur Knauserigkeit und kümmern sich wenig
um das Wohlergehen ihrer Mitmenschen. Körperliche Krankheiten setzen ihnen nicht allzu sehr zu.

25. Mondtag
Über die an diesem Tag empfangenen Kinder schreibt Hildegard im
Grunde nur Negatives. Doch sie beschreibt das Problematische zugleich mit viel Einfühlung und Verständnis und bedient sich dabei einer so poetischen Sprache, dass dieser Passus vollständig zitiert werden
soll:
»Wer am 25. Mondtag empfangen wird, wird, wenn er männlich ist,
stolz und frevelhaft sein, und er würde klug werden, wenn sein Stolz
und seine Frevelhaftigkeit seine Klugheit nicht zunichte machen
würden wie der Wind, der den Staub verweht. Er ist so wie derjenige,
der mehr will, als er hat, also wie ein Schiff, das kaum im Wasser
bleibt. Sein Stolz gereicht ihm oft zum Nachteil, und seinen Mitmenschen fällt er lästig (…) Wenn es eine Frau ist, wird sie schön im
Gesicht sein. Sie macht sich sozusagen in ihrer Anständigkeit groß,
ist aber nicht anständig. Denn wenn man bei ihr Anstand sucht, wird
man ihn nicht finden. Dadurch wird sie verhasst sein und in ihrem
Hochmut zu Fall kommen.« *(Causae et Curae)*

26. Mondtag
Die an diesem Tag empfangenen Kinder leben lange. Die Männer sind
klug und überlegen sich gut, was sie zu tun gedenken. Zwar neigen sie zu
Fieberanfällen, die sie jedoch ohne bleibenden Schaden überstehen. Die

Frauen sind klug, überlegt und tugendhaft. Allerdings neigen sie leicht zum Phlegma.

27. Mondtag

Hildegard meint, dass die an diesem Tag empfangenen Kinder »lange genug« leben. Den Männern bescheinigt sie, dass sie ängstlich und vergesslich sind. Über den unter diesem Mondstand empfangenen Mann sagt sie:»Trotzdem ist er anständig und gut zu gebrauchen, und er wird von seinen Mitmenschen geliebt«.
Allerdings plagen ihn mitunter heftige Depressionen. Über die Frauen sagt sie lediglich, dass diese tugendhaft seien und von ihren Mitmenschen geliebt werden.

28. Mondtag

Diese Kinder werden nach Hildegard ein langes Leben haben. Sie mögen zwar ein wenig einfältig oder gar närrisch wirken und nicht sehr beliebt bei ihren Mitmenschen sein, kommen aber trotzdem gut durchs Leben. Hildegard sagt über das an diesem Tag empfangene Kind:»Seine Einsicht und sein Wissen reichen aus.«

29. Mondtag

Den an diesem Tag empfangenen Kindern prophezeit Hildegard Kurzlebigkeit.
Männliche Kinder sollen neugierig und verschroben sein und zu Bekanntschaften mit unzuverlässigen Leuten neigen. Außerdem werden sie oft krank. Von den Frauen weiß Hildegard eine eigentümliche Anziehungskraft zu berichten: Sie »ziehen durch ihr Wesen und ihr Verhalten die Männer hinter sich her«.

Neumond

30. Mondtag

Den an diesem Tag empfangenen Kindern sagt Hildegard voraus, dass sie »lange genug« leben. Die Männer werden herunterkommen und arm sein und leicht an Gewicht abnehmen. Frauen werden zwar nicht oft krank sein, aber unter übler Nachrede leiden.

Wichtig:
Wie in allen anderen Horoskopen finden sich auch in Hildegards Prognosen lediglich Hinweise auf vorhandene Anlagen. Eltern können diese durch ihre Erziehung in die rechten Bahnen lenken. Beachten Sie dabei, dass es einem »Glückskind«, dem alles zufällt, an lebenswichtigen Erfahrungen fehlen kann. Ein Kind, dem ein schwierigerer Lebensweg prophezeit wird, braucht besonders viel Liebe und Ermutigung. In beiden Fällen ist es die Aufgabe der Eltern, für Ausgleich zu sorgen.

Die Schwangerschaft

Hildegard hat sich, wie es ihrer Zeit entsprach, natürlich auch mit der Lehre von den vier Elementen beschäftigt. Diese spielen auch während der Schwangerschaft bei der Entwicklung des Embryos eine große Rolle.

»Die vier Säfte, die der Mensch von den vier Elementen erhält, bleiben nun in einer ausgewogenen Mischung um diesen Samen, bis er sich zu Fleisch verdichtet und fest wird, so dass eine menschliche Gestalt daraus gebildet werden kann. Dann wird aus ihm die menschliche Gestalt wie ein Bildnis geformt. Das Mark und die Adern fügen sich wie Fäden in die ganze Gestalt fest ein, verteilen sich ganz auf sie und bilden überall darin sozusagen die Verknotungen des Körperbaus. Sie umgeben aber das Mark wie ein Eihäutchen. Später werden daraus die Knochen. Dann wird das alles so vollständig und so deutlich wie eine Gestalt geformt. (…) Überall dort, wo einmal Glieder sein werden, werden Einschnitte bis zu dem Häutchen, das dies alles noch zusammenhält, gemacht. (…) Dann wird das trockene Fleisch vom Gift durch Austrocknen befreit, und richtiges Fleisch wird von richtigem Blut durchströmt. Durch die Wärme der Mutter entwickelt sich dies zu einem fettigen Klumpen, der noch nicht lebt, sondern in der oben erwähnten Wärme bleibt. Dieses geschieht in einem Monat.« *(Causae et Curae)*

Woher hatte Hildegard diese detaillierten Kenntnisse über die Bildung des Embryos? Es gab ja noch keine der modernen Forschungsmöglichkeiten. Vielleicht wurden sie ihr tatsächlich in einer visionären Schau offenbart. Nach ihren Aufzeichnungen kommt der »Hauch des Lebens«, die Seele, erst nach einem Monat – »wie der Wind, der laut gegen eine Wand bläst, und er strömt hinein und heftet sich an alle Gelenke der Glieder dieser Gestalt. Auf diese Weise werden alle einzelnen Glieder sanft voneinander gelöst, so wie die Blumen sich in der Wärme der Sonne entfalten. Aber noch ist in dieser Gestalt eine so große Schwäche, dass sie sich nicht bewegen kann, sondern nur daliegt und schläft und nur wenig atmet.« *(Causae et Curae)*

Die Schwangerschaft

Die poetischen Bilder, die Hildegard verwendet, mögen nicht über die Genauigkeit dieser Beschreibung hinwegtäuschen! So fährt sie fort mit den Entwicklungsschritten nach dem »Einströmen der Seele« im ersten Monat.

»Der Lebensgeist durchdringt die ganze Gestalt und erfüllt und stärkt sie im Mark und in den Adern, so dass sie dann mehr als vorher wächst, bis die Knochen über das Mark ausgebreitet sind und die Adern so stark werden, dass sie das Blut halten können. Nun bewegt sich das Kind, und die Mutter fühlt es, wie wenn sie einen plötzlichen Stoß erhielte, und von da an bleibt es immer in Bewegung.« *(Causae et Curae)*

Sicherlich hat Hildegard während ihres langen Lebens und ihrer heilkundlichen Tätigkeit zahllose Schwangerschaften beobachtet und begleitet und dabei auch reichliche Kenntnisse erworben. Das Wirken Gottes durch die Seele, die er dem im Leib seiner Mutter heranwachsenden Kindes eingehaucht hat, ist und bleibt für sie jedoch der Ursprung der menschlichen Entwicklung.

»Die Seele lässt das Blut wie lebendige Luft durch alle (...) Körperteile fließen, und sie hält das Fleisch mit einem blutigen Schleim unter einer ständigen Feuchtigkeit zusammen, so wie das Essen durch das Feuer in einem Topf gekocht wird. Sie stärkt die Knochen und fügt sie in das Fleisch ein, damit das Fleisch dadurch gestützt wird, damit es nicht nachgeben kann. (...) Das ist der zweite Monat, in dem die oben erwähnte Gestalt durch die Seele gefestigt wird.« *(Causae et Curae)*

Leider endet die Betrachtung der embryonalen Entwicklung hier. Aber Hildegard weiß im folgenden etwas sehr Wesentliches über die Plazenta und deren Bedeutung für das werdende Kind zu berichten.

»Nachdem der Samen des Mannes an die richtige Stelle gekommen ist, so dass er menschliche Gestalt annehmen soll, wächst nun aus dem Monatsblut des Weibes ein Häutchen um diese Gestalt herum, das sie zusammenhält und umgibt, damit sie sich nicht hin- und herbewegen oder fallen kann; denn das geronnene Blut sammelt sich dort, so dass diese Gestalt in seiner Mitte ruht wie der Mensch im Wohnraum seines Hauses. In ihm hat sie Wärme und Beistand, in ihm wird sie bis zur Geburt von dem dunklen Blut und von der Leber der Mutter ernährt.« *(Causae et Curae)*

Zwar gibt Hildegard keine Hinweise zum Verhalten der werdenden Mutter. Aber das obige Zitat macht deutlich, dass die Schwangere sich als der »Wohnraum« ihres werdenden Kindes empfinden soll. Ein solcher stellt ja für alle Menschen einen Ort der Sicherheit und Geborgenheit dar, an dem man sich wohlfühlen kann. Sie haben die Möglichkeit, Ihrem Kind all dies schon vor seiner Geburt zu vermitteln!

– Tun Sie alles, was Ihnen selbst gut tut – dies wird auch Ihrem Kind gut tun.
– Sorgen Sie für viel Bewegung an der frischen Luft.
– Beschäftigen Sie sich viel mit schönen Dingen – und erzählen Sie Ihrem Kind davon. Dabei kann es sich um das Betrachten schöner Bilder handeln, um das Schnuppern an einer Blume, um den Spaziergang durch den Frühlingswald, durch eine Schneelandschaft oder auch um eine Handarbeit oder die Zubereitung des Essens usw. Das Kind wird Ihre eigene Zufriedenheit in sich aufnehmen.
– Hören Sie viel heitere, möglichst klassische Musik. Ungeborene Kinder lieben vor allem Mozart.
– Ernähren Sie sich gesund und ausgewogen. Verzichten Sie möglichst auf blähende und schwere Speisen.
– Rauchen Sie nicht und verzichten Sie weitgehend auf Alkohol.
– Besuchen Sie unbedingt die Vorsorgeuntersuchungen. Das ist nicht nur beruhigend für Sie, sondern gibt Ihnen auch Informationen über den aktuellen Stand der Entwicklung Ihres werdenden Kindes. Ein besonderer Höhepunkt ist dabei die Ultraschall-Untersuchung, bei der sie Ihr Kind bereits auf dem Bildschirm betrachten können.

Die Geburt

Für Hildegard von Bingen ist es klar, dass ein Kind erst dann geboren wird, bis sich die Vernunft in ihm entwickelt hat.

»Das Kind bleibt so lange in diesem Gefäß eingeschlossen, bis die Vernunft in ihm voll ausgebildet ist und ausbrechen will. Daher kann und darf es nicht mehr eingeschlossen bleiben und schweigen, weil das Kind im Mutterleib nicht schreien kann.« *(Causae et Curae)*

Da Hildegard von Bingen in der Geburtshilfe erfahren war, berichtet sie über den Geburtsvorgang aus eigener Erfahrung. So beschreibt sie die Wehen als »großen Schrecken« und »großes Zittern«, wodurch starke Schmerzen verursacht werden. Auch gibt sie Hinweise über Probleme, die je nach der körperlichen Konstitution der Frau bei der Geburt entstehen können:

– Frauen, die unter Gicht leiden, gebären meistens unter starken Schmerzen und die Geburt dauert bei ihnen überdurchschnittlich lange.
– Dieselben Probleme treten bei sehr fettleibigen Frauen auf.
– Frauen, die weder fett noch schwach sind, müssen dagegen nur die »normalen« Geburtsschmerzen erleiden, und bei ihnen kommt es auch wesentlich seltener zu Totgeburten.

Gegen schwere Geburten »soll man mit Vorsicht und großer Behutsamkeit milde Kräuter, nämlich Fenchel und Haselwurz, in Wasser kochen, das Wasser auspressen und sie dann noch warm auf die Oberschenkel und den Rücken der Frau legen, ein Tuch darüber binden und das Ganze sanft festhalten, damit der Schmerz nachlässt und sich die verschlossenen Geburtswege umso sanfter und leichter öffnen.« *(Causae et Curae)*

»Wenn nun die Geburt bevorsteht, zerreißt das Gefäß, in das das Kind eingeschlossen ist, und die ewige Macht, die Eva aus der Seite Adams nahm, kommt dann und ist da, und sie bringt alle Winkel der Behausung des weiblichen Körpers aus ihrer Lage. Alle Verbindungen im weiblichen Körper kommen dieser Kraft entgegen, nehmen sie auf und öffnen sich. So verhalten sie sich, bis das Kind herauskommt, und dann schließen sie sich wieder, wie sie vorher waren.

Während das Kind herauskommt, fühlt auch die Seele des Kindes die ewige Macht, die es geschickt hat, und ist dabei fröhlich.« *(Causae et Curae)*

Trotzdem schreit ein gesundes Kind, sobald es geboren ist. Das ist ganz natürlich, denn es musste sich ja in langen Stunden aus der warmen, schützenden Geborgenheit des mütterlichen Körpers durch enge Geburtswege durcharbeiten, um in eine Welt zu gelangen, die kalt und ihm fremd ist. Hildegard hat eine tiefer greifende Erklärung:

»Wenn das Kind herausgekommen ist, bricht es alsbald in Weinen aus, weil es die Finsternis der Welt spürt. Denn wenn Gott die Seele in den menschlichen Körper sendet, ist das Bewusstsein in ihr, wie wenn es schliefe. Aber wenn sie in den Körper eingegangen ist, wird das Bewusstsein darin geweckt, wenn sie sich in das Fleisch und in die Blutgefäße einfügt.« *(Causae et Curae)*

Nach der Geburt muss der Körper der Mutter sich reinigen. Zwar tritt das Kind mit einer starken Blutung aus, »aber der übel riechende Schleim des Monatsblutes bleibt noch in der Mutter zurück, weil er nicht so rasch von ihr ausgeschieden, sondern erst später nach und nach (…) von ihr abgeführt werden kann.«
Auch hierbei spielen die Säfte eine Rolle.

»Die Reinigung der Frau, die von Natur aus trocken ist und nicht zu viele Säfte hat, vollzieht sich nach der Geburt in kurzer Zeit, dagegen zieht sich die Reinigung der Frau, die von Natur aus feucht ist und reichlich Säfte hat, länger hin (…).« *(Causae et Curae)*

Säuglingsernährung

Um den Säugling seinen Anforderungen gemäß ernähren zu können, muss sich vor der Geburt in den Brüsten der Mutter die Milch bilden. Hildegard erklärt diesen Prozess folgendermaßen:

>»Wenn das Weib vom Mann den Samen empfängt, so dass dieser in ihm zu wachsen beginnt, dann wird auch durch dieselbe natürliche Kraft das Blut des Weibes nach oben zu den Brüsten gezogen, und das, was aus Speise und Trank zu Blut werden sollte, wird in Milch umgewandelt, damit das Kind, das im Mutterleib wächst, davon ernährt werden kann. Wie das Kind im Leib seiner Mutter wächst, vermehrt sich auch die Milch in ihren Brüsten, damit das Kind davon ernährt werden kann.« *(Causae et Curae)*

Am besten gedeiht ein Säugling natürlich bei der Ernährung mit Muttermilch. Aber leider kann nicht jede Mutter stillen. Deshalb entwickelte Dr. Wighart Strehlow auf der Grundlage von Hildegards Erkenntnissen die folgende Säuglingsnahrung (Wighard Strehlow, Die Ernährungstherapie der heiligen Hildegard, Freiburg 1980).

Dinkelschleim (3%)-Halbmilch

Zutaten:
100 ml Fencheltee
1 TL (3g) Dinkelmehl (feinstgemahlen) oder Dinkelschmelzflocken
½ Fencheltablette, gepulvert
100 ml Vollmilch

Zubereitung:
Alle Zutaten aufkochen, mit Vollmilch verrühren und durch ein ganz feines Sieb geben.

Als Fütterungsmengen werden empfohlen:
1. Lebenstag keine Nahrung
2. Lebenstag 5 x 10 g Halbmilch
3. Lebenstag 5 x 20 g Halbmilch
4. Lebenstag 5 x 30 g Halbmilch
5. Lebenstag 5 x 40 g Halbmilch

6. Lebenstag 5 x 50 g Halbmilch
7. Lebenstag 5 x 60–70 g Halbmilch
8. Lebenstag 5 x 60–70– 80 g Halbmilch
9. Lebenstag 5 x 60–70–80 g Halbmilch
10. Lebenstag 5 x 70–80–90–100 g Halbmilch

Dann immer $\frac{1}{5}$ bis $\frac{1}{6}$ des Körpergewichts an Halbmilch pro Tag.

Ab dem 4. Monat empfiehlt Dr. Strehlow Gemüsebrei (z. B. Fenchel, Bohnen, Sellerie), jeweils gekocht und püriert zu Dinkelbrei, ab dem 5. Monat Milchbrei, ab dem 6. Monat Vollkornbrei. Ab dem 7. Monat geben Sie einmal wöchentlich 50 g frische Kalbsleber, geschabt, gedämpft, mit Gemüse-Dinkelbrei vermischt. Beginnen Sie nun auch mit fester Nahrung, beispielsweise mit Dinkelschnittchen. Nach dem 9. Monat empfiehlt sich auch ein Obstbrei (z.B. Himbeeren, Quitten, Brombeeren), jeweils gekocht und püriert zu Dinkelbrei (zitiert nach Wighard Strehlow »Die Ernährungstherapie der heiligen Hildegard«).

Die Ernährung Ihres Kindes

Sobald Ihr Kind selbständig essen kann, lassen Sie es an den Familienmahlzeiten teilnehmen. So kann es gemeinsam mit Ihnen diese täglichen Höhepunkte des Familienlebens kennenlernen. Selbst wenn das Kind noch Brei isst, wird es sich doch wissbegierig umschauen, was die anderen Familienmitglieder auf ihren Tellern haben und wie sie damit umgehen. So lernt es Duft und Aussehen neuer Gerichte kennen und darf ebenfalls davon probieren. Wichtig ist die Anwesenheit des Kleinkindes auch für seine älteren Geschwister. Weisen Sie diese auf ihre Vorbildfunktion hin – das trägt gleichzeitig zur Verbesserung der Tischmanieren bei!

Sprechen Sie vor jeder Mahlzeit ein kleines Tischgebet. Durch diesen Moment des Innehaltens entwickeln Sie bei Ihren Kindern ein Gefühl der Dankbarkeit und sie nehmen es nicht als selbstverständlich hin, dass sie zu essen haben. Wechseln Sie dieses Gebet regelmäßig, damit die Kinder es nicht einfach gedankenlos herunterleiern. Sprechen Sie bei Tisch möglichst auch nicht über belastende Probleme – eine Mahlzeit soll ja immer auch eine fröhliche Angelegenheit sein (das ist übrigens auch viel gesünder!).

Decken Sie den Tisch immer hübsch – mit Blumen, Servietten und einer Kerze. So lernen Ihre Kinder das Essen als etwas Festliches zu betrachten. Deshalb haben auch Zeitungen, Radio oder Fernsehen während der Mahlzeit keinen Raum.

Kochen Sie möglichst oft mit Gemüse und Obstsorten der Jahreszeit. Natürlich kommt keine Küche ohne Tiefkühlkost und gelegentlich auch Fertiggerichte aus! Aber es ist wichtig für Ihre Kinder zu wissen, dass nicht alles jederzeit verfügbar sein muss. Umso mehr werden sie beispielsweise die ersten hiesigen Erdbeeren oder Möhren genießen und schätzen!

Servieren Sie möglichst viel Obst (Äpfel, Birnen) und Gemüse (Gurken, Möhren, Kartoffeln) ungeschält, denn in den Schalen sind ein Großteil der wichtigen Inhaltsstoffe enthalten. Dazu ist es wichtig, Obst und Gemüse unter Wasser gut mit einer Gemüsebürste zu säubern.

Falls Sie die Zeit und Möglichkeit haben, Obst und Gemüse selbst einzumachen, lassen Sie Ihre Kinder unbedingt daran teilnehmen. Noch schöner ist natürlich ein eigener Garten – hier können Kinder den langen Weg eines Samenkorns bis zur reifen Frucht verfolgen.

Lassen Sie deshalb die Kinder auch an den Vorbereitungen des Essens teilnehmen. Auf diese Art lernen sie die mitunter mühevollen Prozesse kennen, die es braucht, um einen Kuchen zu backen oder aus einem Bund Möhren einen Salat herzustellen. Auch all dies ist ein Beitrag zur gesunden Ernährung Ihrer Kinder!

Frühstück

Wichtig ist – vor allem für Schulkinder – das Frühstück. Achten Sie deshalb darauf, dass Ihr Kind früh genug aufsteht, damit es die erste Mahlzeit des Tages nicht herunter schlingt, sondern in Ruhe genießt.

Porridge
Zutaten:
2 gehäufte EL blütenzarte Haferflocken
3 Tassen Milch
1 Prise Salz
1 EL brauner Zucker

Zubereitung:
Die Haferflocken mit der Milch und dem Salz kurz aufkochen. Vom Herd nehmen und zugedeckt 4 Minuten stehen lassen. In einen tiefen Teller geben und mit Zucker bestreuen.

Knuspermüsli
Zutaten:
300 g grobe Haferflocken
100 g gehackte Haselnusskerne
100 g Sonnenblumenkerne
100 ml Wasser
100 ml Öl

2 EL Honig
1 Msp. Zimt
Mark einer Vanilleschote

Zubereitung:
Haferflocken und Kerne mischen, dann die anderen Zutaten verrühren und Flocken-Kernemischung damit vermengen. Die Masse auf einem Backblech verteilen und im vorgeheizten Backofen bei 150 Grad 60–70 Minuten auf der 2. Schiene von unten rösten. Das Müsli alle 15 Minuten wenden. Je nach Geschmack Ihrer Kinder mit 100 g Rosinen vermischen und in eine Dose abfüllen. Besonders gut schmeckt dieses Müsli mit naturreinem Joghurt und frischen Beeren.

Frischkorn-Müsli

Zutaten:
2–3 EL Weizen und Hafer
2–3 EL kaltes Wasser
2–3 EL Milch
1 reifer Apfel
1 EL Haselnüsse
frisches Obst nach der Jahreszeit

Zubereitung:
Das Getreide abends grob in der Getreidemühle schroten und mit dem Wasser zu einem dicken Brei verrühren. Zugedeckt bis zum nächsten Morgen quellen lassen. Dann die Milch unterrühren. Den Apfel waschen und – möglichst mit Schale und Kerngehäuse – hinein reiben und sofort unterrühren. Die Nüsse grob reiben und überstreuen. Das Obst waschen und zerkleinern, unter das Müsli mischen oder gesondert servieren.

Hafer wirkt willensbildend und stimmungsaufhellend. Hildegard schreibt dazu:
»Die Getreidegattung Hafer erwärmt insbesondere die Geschmacksnerven und den Geruchssinn. Gesunden Menschen wird Haferspeise zur Freude und Gesundheit. Sie fördert ein fröhliches Gemüt und eine reine und helle Aufgeschlossenheit in diesen Menschen. Deren Haut wird schön und das Fleisch kernig gesund.«
(Physica)

Gerstengrütze

Zutaten:
100 g Grütze oder Schrot aus Gerste
½ l Wasser
1 Prise Salz
¼ l Buttermilch
2 EL Butter
40 g Mandeln
4 EL Honig

Zubereitung:
Gerstengrütze mit der halben Menge Wasser 2–3 Stunden einweichen, restliches Wasser erhitzen, die Gerste hineinrühren, etwa 10 Minuten köcheln lassen. Salzen, Buttermilch zugeben und 10 Minuten bei milder Hitze ausquellen lassen. Butter schmelzen und die gehackten Mandeln dazugeben, leicht anrösten. Vom Herd nehmen, Honig einrühren und über die Gerstengrütze gießen.

Bananenquark

Zutaten:
100 g Quark (20%)
1 TL Kakaopulver
3 TL Zucker
½ Banane

Zubereitung:
Alle Zutaten mit dem Pürierstab cremig rühren. Passt gut zu gebuttertem Bauernbrot.

Manche Kinder mögen morgens lieber etwas Herzhaftes essen. Dazu die folgenden Rezepte für Brotaufstriche:

Radieschen-Quark

Zutaten:
200 g Radieschen
50 g Magerquark

50 g Crème fraîche
Kräutersalz und etwas Pfeffer

Zubereitung:
Die Radieschen waschen und pürieren und das entstandene Mus in einem Mulltuch ausdrücken. Mit den übrigen Zutaten schaumig rühren. Im Kühlschrank bis zu 2 Wochen haltbar.

Eiercreme

Zutaten:
2 hartgekochte Eier
4–6 EL Milch
25 g gekochter Schinken
Pfeffer
½ TL Senf
1 TL gehackte Petersilie

Zubereitung:
Eigelb mit einer Gabel zerdrücken, die Milch hinzufügen, zu einer weichen Creme rühren. Schinken fein würfeln und mit den übrigen Zutaten unter die Dottermasse rühren. Im Kühlschrank 2 Wochen haltbar.

Zu den Eiern schreibt Hildegard von Bingen:
»Hühnereier können gegessen werde, aber doch nur mit Maß, weil sie schwachen Eingeweiden des Menschen so schädlich sind wie rohes (…) Mehl, da sie sich den Eingeweiden ankleben wie zäher Schleim und auch Schleim und Fäulnis im Magen und Darm hervorrufen. Ein Mensch, der gesunde Eingeweide hat, kann jedoch mit den Eiern fertig werden, wenn er sie isst; doch soll er sie nur mäßig essen (…) Für einen gesunden Menschen sind weiche Eier eher gesund als harte, die im Magen Beschwerden machen. (…) Das Dotter des Eies ist gesünder zu essen als das Weiße. Und der Eidotter, mäßig hart gekocht, ist gesünder zur Speise als der weiche.« *(Physica)*

Weizenbrot

Zutaten:
1 kg Weizenmehl
1 Würfel Hefe (40 g)
2 EL Kräutersalz
750 ccm lauwarmes Wasser
2 Eigelb

Zubereitung:
Das Vollkornmehl in eine Schüssel geben, darüber einen Hefewürfel zerbröckeln und zusammen mit dem Kräutersalz und dem lauwarmen Wasser zu einem Teig verkneten. Den Teig 15–20 Minuten möglichst an einem warmen Ort gehen lassen. Dann 2 größere oder 4 mittlere Kastenformen mit Öl ausfetten, mit dem gegangenen Brotteig füllen und diesen mit dem Eigelb bestreichen. Anschließend 45–50 Minuten bei 250 Grad backen. Wenn Sie es nach dem Abkühlen einfrieren, ist das Brot lange haltbar.

Über den Weizen schreibt Hildegard:
>»Die Fruchtgattung Weizen erwärmt den Menschen und ist so vollkommen, dass sie keine Ergänzungsstoffe braucht. Wenn man nämlich das richtige Weizenmehl herstellt, dann wird das Brot aus diesem Vollmehl für Gesunde und Kranke nur gut und führt im Menschen zum rechten Fleisch und rechten Blut.« *(Physica)*

Vollkornbrötchen

Zutaten für 20 Brötchen:
350 g kaltes Wasser
30 g Hefe
2 EL Salz
600 g Weizenmehl (oder 200 g Roggenmehl und 400 g Weizenmehl)
Margarine und Vollkornmehl für das Blech

Für den Belag: 1 Eigelb, 2 EL Wasser, Kümmel, Mohn, grob gehackte Nüsse, gerösteter Sesam, geröstete Sonnenblumenkerne

Zubereitung:
Die Hefe in das Wasser bröckeln und zusammen mit dem Salz darin auflösen. Das Mehl mit dem Salz zu einem Teig verarbeiten und etwa eine
Viertelstunde gründlich durchkneten. 20 Minuten zugedeckt gehen lassen. Kurz durchkneten und nochmals 5 Minuten gehen lassen. Das Backblech fetten und mit Mehl bestreuen. Brötchen formen und auf das Blech
legen. Den Backofen vorheizen und eine Schale mit kaltem Wasser auf
den Backofenboden stellen. Das Eigelb mit dem Wasser verquirlen und
die Brötchen damit bestreichen. Nach Wunsch mit Gewürzkörnern oder
Nüssen bestreuen und diese leicht andrücken. Das Blech mit den Brötchen auf die mittlere Leiste in den Backofen schieben. Gleichzeitig den
Temperaturregler auf 250 Grad schalten. Nach 20 Minuten auf 200 Grad
zurückschalten und die Brötchen in 15 Minuten fertig backen.

Über den Roggen schreibt Hildegard:
»Die Getreidegattung Roggen erwärmt den Menschen auch, doch
ist sie kühler als das Weizengetreide. Dafür hat sie aber viele andere
Werte. Gesunde Menschen essen mit Nutzen Roggenbrot, und es
macht sie zu starken Menschen.« *(Physica)*

Pausenbrote

Oft landen Pausenbrote im Papierkorb und die Kinder kaufen sich stattdessen Süßigkeiten. Die folgenden Vorschläge werden dies verhindern!

Vollkornspieß

Zutaten:
1 Scheibe Vollkornbrot
1 EL Kräuter-Doppelrahmfrischkäse
2–3 Radieschen
3 Würfel Goudakäse
3 Würfel Salatgurke
1 Scheibe Roastbeef

Zubereitung:
Das Brot in 12 kleine Quadrate schneiden und mit Kräuterkäse zu vier
würfeln zusammensetzen. Gurkenwürfel mit Roastbeefstreifen umwi-

ckeln. Alle Zutaten in bunter Folge aufspießen und den Spieß in Frisch-
haltefolie verpacken. Variieren Sie öfter die Zutaten!

Gefülltes Brötchen

Zutaten:
1 Brötchen
1 Scheibe Vollkornbrot
Butter
Gurkenscheiben oder Salatblatt
für die Füllung: kaltes Rührei oder Geflügelsalat

Zubereitung:
Brötchen aufschneiden und die Brötchenkrume herauspulen. Das Innere
und die Brotscheibe buttern, mit Gurkenscheiben oder Salatblatt belegen. Die ausgehöhlte Brötchenhälfte mit Rührei oder Geflügelsalat füllen.

Leberwurstbrot

Zutaten:
2 Scheiben Vollkornbrot
einige sehr dünne Gurkenscheiben
Geflügelleberwurst

Zubereitung:
Die Gurkenscheiben mit Salz, Pfeffer und gehacktem Dill würzen. Die
Brotscheiben mit Geflügelleberwurst bestreichen, die Gurkenscheiben
dazwischenlegen.

Frikadellenbrot

Zutaten:
1 Frikadelle
1 Scheibe Vollkornbrot
etwas Butter
Maiskölbchen,
Cornichons,
einige Paprikastreifen

Zubereitung:
Die Brotscheibe buttern und halbieren. Die Frikadelle halbieren, mit Maiskölbchen, Cornichons und Paprikastreifen belegen und wieder zusammenklappen. Zwischen die Brothälften legen.

Mittagessen

Möhren-Rosinen-Salat

Zutaten:
75 g Rosinen
2 große Möhren
2 Orangen
$\frac{1}{2}$ Tasse Mayonnaise
$\frac{1}{2}$ Tasse Sahne
1 TL Zitronensaft
2 EL Honig
Salz

Zubereitung:
Die Rosinen in heißem Wasser 10 Minuten einweichen, Die Möhren waschen und reiben. Die Orangen klein schneiden. Mayonnaise, Sahne und Zitronensaft gut vermischen. Früchte und Möhren untermischen und mit Salz abschmecken.

Erbsen-Möhren-Salat

Zutaten:
300 g grob geriebene Möhren
300 g junge Erbsen (enthülst)
1 Eigelb
2 TL Zitronensaft
1 TL scharfer Senf
5 EL Sonnenblumenöl
Salz und Pfeffer
2 EL Joghurt
3 EL feingehackte Kräuter (Petersilie, Schnittlauch, Dill usw.)

Zubereitung:
Eigelb, Zitronensaft, Senf und Sonnenblumenöl zu einer Mayonnaise verrühren, mit Salz und Pfeffer abschmecken. Dann den Joghurt und die Kräuter daruntergeben. Mit den Möhren und Erbsen vermischen. Anstelle der Möhren können Sie auch Kohlrabi verwenden.

Zu den Erbsen schreibt Hildegard:
>Die Erbsen wirken (...) kühlend und auch etwas verschleimend. (...) Ein hitziger Mensch kann normalerweise Erbsen essen und wird dadurch draufgängerisch. (...) Den Menschen, die schwache Eingeweide haben, wird es besser gehen, wenn sie oft eine warme Erbsensuppe schlürfen.« *(Physica)*

Salat mit Gurken und Tomaten

Zutaten:
1 kleine Knoblauchzehe
4 EL saure Sahne
2 EL Sonnenblumenöl
2 EL Obstessig
½ TL Salz
2 EL feingehackte Kräuter
1 Kopf Eissalat
250 g Salatgurke
300 g Tomaten

Zubereitung:
Den Knoblauch schälen und auspressen, mit saurer Sahne, Sonnenblumenöl, Essig, Salz und den Kräutern verrühren. Vom Salatkopf die äußeren harten Blätter entfernen, dann waschen, vierteln und in Streifen schneiden. Die Gurke hobeln. Die Tomaten halbieren und in Scheiben schneiden. Alles locker mischen. Die Sauce darübergießen und erst bei Tisch unterheben.

Tomatensalat

Zutaten:
500 g reife, feste Tomaten
1 mittlere Zwiebel

1 gr. Bund Petersilie
Salz und Pfeffer
Essig und Öl
Fleischbrühe

Zubereitung:
Tomaten in Scheiben schneiden und dachziegelartig auf einer Platte mit
hohem Rand auslegen. Mit gewürfelter Zwiebel und gehackter Petersilie
bestreuen. Schwach salzen, reichlich pfeffern. Nach Geschmack mit Essig
und Öl übergießen. Dann mit so viel heißer Fleischbrühe übergießen, bis
alles zur Hälfte bedeckt ist. Ein bis drei Stunden ziehen lassen.

Milchsuppe

Zutaten:
100 g Weizen
$\frac{1}{2}$ l Wasser
3 EL Honig
abgeriebene Schale von 1 Zitrone (unbehandelt)
$\frac{1}{2}$ l Milch
400 g frisches Obst
100 g Sahne

Zubereitung:
Den Weizen mehlfein mahlen. Das Mehl in einem trockenen Topf unter
Umrühren leicht rösten, bis es würzig duftet (es soll aber keine Farbe annehmen!). Abkühlen lassen. Das Wasser mit dem Mehl verrühren und
1–2 Minuten kochen, dann auf der ausgeschalteten Herdplatte 10 Minuten quellen lassen. Den Honig und die Zitronenschale unter die abge-
kühlte Masse rühren. Die kalte Milch mit dem Schneebesen darunterschlagen. Die Früchte waschen und in kleine Stücke schneiden oder pürieren (Johannisbeeren und Heidelbeeren ganz lassen), unter die Suppe
mischen und kalt stellen. Die Sahne steif schlagen. Die Suppe in Portions-
schalen verteilen und mit der Sahne garnieren.

Brotsuppe

Zutaten:
200 g altbackenes Vollkornbrot
60 g Butter
2 Eigelb
1 ½ TL getrockneter Majoran
1 TL Kräutersalz
½ TL Hefeextrakt (aus dem Reformhaus)
1 ½ Gemüsebrühwürfel
½ l heißes Wasser
3 EL Sahne
3 EL feingehackte Kräuter

Zubereitung:
Das Brot in Stücke schneiden und kurz in kaltem Wasser einweichen.
Ausdrücken und im Mixer pürieren. Die Butter zerlassen. Die Butter, die
Eigelb, den Majoran, das Kräutersalz und den Hefeextrakt gründlich mit
der Brotmasse verrühren. Die Brühwürfel im heißen Wasser auflösen.
Die Brotmischung gut darin verquirlen. Mit Sahne verfeinern. Die fri-
schen Kräuter in die heiße Suppe geben.

Dinkelsuppe mit Gemüse

Zutaten:
2 Stangen Lauch
1 grobe Möhre
1 Stück Sellerie
100 g Dinkel
1 EL Öl
1 l Gemüsebrühe
Kräutersalz, Kümmel
⅛ l Sahne

Zubereitung:
Den Lauch putzen und in Stücke schneiden. Möhre und Sellerie grob raspeln. Den Dinkel grob mahlen und in 1 EL Öl andünsten. Das Gemüse
dazugeben, kurz weiterdünsten, mit der Gemüsebrühe auffüllen. 20 Minuten garen. Mit Kräutersalz, Kümmel und Sahne abschmecken.

Hildegard schreibt über den Dinkel:

»Der Dinkel ist das beste Getreide, und er ist warm und fett und kräftig, und er ist milder als andere Getreidearten, und er bereitet dem, der ihn isst, rechtes Fleisch und rechtes Blut, und er macht frohen Sinn und Freude im Gemüt des Menschen. Und wie auch immer gegessen, sei es in Brot, sei es in anderen Speisen, er ist gut und mild.« *(Physica)*

Möhrencremesuppe

Zutaten:
2 große Zwiebeln
40 g Butter
4 große Möhren
$\frac{1}{2}$ l Gemüsebrühe
Salz und Pfeffer
Frischer oder getrockneter Basilikum
1 große Möhre
1 unbehandelte Zitrone
Salz und Pfeffer
$\frac{1}{8}$ l Sahne

Zubereitung:
Die Zwiebeln würfeln und in der Butter glasig dünsten. Die vier Möhren würfeln und hinzufügen. Mit der Gemüsebrühe angießen und mit Salz und Pfeffer würzen. 25 Minuten bei kleiner Hitze kochen. Eine große Möhre und die Zitrone in feine Streifen schneiden. Das gare Gemüse mit dem Pürierstab zerkleinern, mit Salz, Pfeffer und Basilikum abschmecken und die Sahne unterziehen. Mit den Möhren- und Zitronenstreifen belegen und servieren.

Radieschensuppe

Zutaten:
2 Bund Radieschen
1 geputzte Schalotte
600 ml Geflügelfond
2 Tl Speisestärke
1 TL Sojasauce

1 EL Olivenöl
4 TL Schnittlauchröllchen

Zubereitung:
Radieschen waschen, 4 Blatt Radieschengrün beiseite legen. Die halbe
Menge Radieschen mit der Schalotte im Mixer pürieren und mit dem
Fond erhitzen. Speisestärke mit etwas Fond in einer Tasse klümpchenfrei
verrühren und unter die Suppe rühren.
Restliche Radieschen in 1 mm große Würfel hacken. Das Radieschengrün in feine Streifen schneiden. Beides in die Suppe geben und aufkochen lassen. Sojasauce und Olivenöl dazugießen und mit Schnittlauchröllchen bestreuen.

Möhrensuppe mit Krabben

Zutaten:
400 g Möhren
2 Schalotten
20 g Butter
Salz
Etwas Zucker
$\frac{1}{2}$ TL Curry
1 EL Tomatenmark
$\frac{1}{2}$ l Hühnerbrühe
100 ml Schlagsahne
einige Minzezweige
150 g Krabben

Zubereitung:
Die Möhren waschen, putzen und in Scheiben schneiden. Die Schalotten
schälen und in kleine Würfel schneiden. Die Butter zerlassen und die
Schalotten darin glasig dünsten. Dann die Möhren dazugeben und mit
anschwitzen. Mit Zucker uns Curry würzen. Tomatenmark unterrühren
und kurz mit anrösten. Dann mit der Hühnerbrühe aufgießen, zum Kochen bringen und in etwa 15 Minuten weich kochen. Die Suppe mit einem
Stabmixer fein pürieren, dabei die Sahne dazugießen. Erneut zum Kochen bringen, abschmecken und mit dem Stabmixer noch einmal auf-
schäumen. Die fein geschnittenen Minzeblätter und die Krabben in die
Suppe geben und kurz erwärmen.

Kartoffelbrei mit Ei

Zutaten:
1 kg mehlig-festkochende Kartoffeln
40 g Butter
$\frac{1}{2}$ l heiße Milch
Salz, Pfeffer und Muskat
8 Eier
100 g frische Kräuter (Petersilie, Kerbel, Sauerampfer, junger Spinat)
$\frac{1}{4}$ l süße Sahne

Zubereitung:
Kartoffeln mit der Gemüsebürste säubern, dann in der Schale weich kochen. Die Kartoffeln pellen und anschließend durch eine Presse drücken. Nun zunächst die Butter, nach und nach auch die Milch behutsam unterziehen, bis ein fester Brei entstanden ist. Mit Salz, Pfeffer und Muskat zart würzen. In eine große runde Gratinform einen Kranz aus Brei setzen. Im Ofen bei 240 Grad 5–10 Minuten gratinieren.
Inzwischen die Eier etwa 7 Minuten lang kochen, abschrecken und pellen. Die Kräuter waschen und trockentupfen, besonders hübsche Blätter zur Seite legen. Stengel von den übrigen entfernen, mit 1 EL Sahne im Mixer pürieren. Restliche Sahne etwas einkochen, würzen und Kräuter unterziehen. Die Sauce in den Kartoffelkranz füllen, einzelne Blättchen darüberstreuen und die Eierhälften in das grüne Bett legen. Sofort servieren.

Natürlich kannte Hildegard die Kartoffel noch nicht. Da sie aber ein fester Bestandteil unserer Küche sind, wurden dennoch Kartoffelrezepte in diesen Rezeptteil aufgenommen.

Kartoffelpuffer

Zutaten:
1 kg Kartoffeln
1 Zwiebel
3 Eier
Salz
Öl

Zubereitung:
Kartoffeln schälen, Zwiebeln abziehen. Kartoffeln und Zwiebeln fein reiben. Eier und Salz unterrühren. Das Öl erhitzen und den Kartoffelteig löffelweise hineingeben. Bei mittlerer Hitze 3–4 Minuten braten, dann wenden und von der Rückseite braten. Herausnehmen und warm stellen. Dazu passt Apfelmus oder Kräuterquark.

Sesamkartoffeln

Zutaten:
1 kg kleine Kartoffeln
Salz
30 g Butter oder Margarine
50 g Sesam

Zubereitung:
Kartoffeln unter Wasser gründlich bürsten. In Salzwasser 20 Minuten kochen, abpellen. Fett in der Pfanne zerlassen. Kartoffeln und Sesam zugeben und bei mittlerer Hitze braten, dabei ab und zu schwenken.

Kartoffelgulasch

Zutaten:
500 g Kartoffeln
250 g Zwiebeln
500 g Tomaten
3 EL Öl
Salz und Pfeffer
½ TL getrocknetes Basilikum
1 EL Paprika, edelsüß

Zubereitung:
Die Kartoffeln schälen und in mittelgroße Würfel teilen. In dem Öl scharf anbraten. Die Zwiebeln pellen, grob würfeln und hinzufügen. Unter mehrmaligem Umrühren etwa 10 Minuten schmoren. 400 g Tomaten häuten, vierteln und hinzufügen. Mit Salz und Pfeffer kräftig abschmecken. Mit wenig Wasser ablöschen. Basilikum und Paprika in das Gulasch geben und noch 15 Minuten leise köcheln lassen.

Die Ernährung Ihres Kindes   147

Über die Zwiebeln schreibt Hildegard:
»(…) gekocht ist sie gesund, weil durch die Feuerhitze die in ihr vorhandenen Schädlichkeiten gemindert werden.« *(Physica)*

Berner Rösti

Zutaten:
1,5 kg Pellkartoffeln, am Vortag gekocht
2 EL Butter oder Margarine
6 EL Öl, Salz

Zubereitung:
Die geschälten Kartoffeln hobeln. Fett und Öl in der Pfanne erhitzen, die Kartoffeln darin anbraten und mehrmals wenden. Zuletzt die Kartoffeln in der Pfanne etwas andrücken und auf der Unterseite goldbraun werden lassen. Die Berner Rösti auf eine Platte stürzen.
Dazu passen frische Salate.

Kümmelkartoffeln

Zutaten:
1 kg kleine Kartoffeln
etwas Kümmel
etwas Salz, Öl

Zubereitung:
Die Kartoffeln unter Wasser gut abbürsten und halbieren. Mit der Schnittfläche in Kümmel und Salz tauchen und auf ein gefettetes Backblech setzen. Die Kartoffeln mit Öl bestreichen und im Backofen bei 200 Grad gar backen. Dazu passt Kräuterquark.

Herzoginkartoffeln

Zutaten:
1 kg Kartoffeln
100 g Butter
2 Eigelb, 1 Ei
1 TL Kräutersalz
Muskatnuss

Zubereitung:
Die Kartoffeln kochen, schälen und durch die Kartoffelpresse drücken.
Die Butter und ein Eigelb nach dem andern unterrühren. Das ganze Ei
verquirlen, 2 EL zum Bestreichen zurücklassen, den Rest unter den Kartoffelteig rühren, mit Salz und Muskatnuss kräftig abschmecken. Die
Kartoffelmasse in einen Spritzbeutel mit großer Sterntülle füllen und Ro-
setten auf das eingefettete Backblech spritzen. Dann die Herzoginkartoffeln auf der mittleren Leiste des Backofens bei 200 Grad in etwa 10 Minuten fertigbacken.
Passt besonders gut zu feiertäglichen Gerichten.

Über die Muskatnuss schreibt Hildegard:
>>Die Muskatnuss hat große Wärme und eine gute Mischung in ihren
Kräften. Und wenn ein Mensch die Muskatnuss isst, öffnet sie sein
Herz und reinigt seinen Sinn und bringt ihm einen guten Verstand.<<
(Causae et Curae)

Kartoffelauflauf mit Pilzen und Käse

Zutaten:
1 kg festkochende Kartoffeln
2 mittelgroße Zwiebeln
1 Knoblauchzehe
500 g Champignons
1 Bund glatte Petersilie
30 g Butter, Butter für die Form
½ TL getrockneter Thymian
Salz, Pfeffer
200 g mittelalter Gouda
150 g Crème fraîche

Zubereitung:
Die Kartoffeln waschen und 10–15 Minuten kochen (sie sollten noch
leicht roh sein), abgießen und mit kaltem Wasser abschrecken. Zwiebeln
schälen und in Ringe schneiden, den Knoblauch schälen und fein hacken.
Die Pilze waschen, trocken tupfen und die Stielenden abschneiden. Die
Pilze in dicke Scheiben schneiden. Petersilie waschen, trocken tupfen und
grob hacken. Butter in einer Pfanne erhitzen und die Zwiebeln darin anrösten. Knoblauch und Champignons dazugeben, leicht anbraten. Mit et-

was Wasser ablöschen und 5 Minuten bei mittlerer Hitze garen. Den Herd vorheizen. Pilze mit Thymian, Salz und Pfeffer abschmecken und vom Herd nehmen. Die Kartoffeln pellen und in Scheiben schneiden. Den Gouda reiben und mit der Crème fraîche verrühren. Eine Auflaufform mit Butter einfetten. Abwechselnd Kartoffeln und Pilze hineinschichten. Die Käsecreme obendrauf verteilen und 25 Minuten überbacken, bis sich eine goldbraune Kruste gebildet hat.

Speckkartoffeln

1,5 kg neue Kartoffeln
Frühstücksspeck in Scheiben
Einige Estragonzweige
Butter oder Margarine
Salz und Pfeffer

Zubereitung:
Die Kartoffeln kochen und pellen. Mit Speckstreifen umwickeln (diese eventuell mit Holzspießchen feststecken). Die Kartoffeln mit Estragonblättchen in eine Pfanne mit heißem Fett geben und rundherum knusprig braten. Mit Salz und Pfeffer bestreuen.
Dazu passt ein frischer Salat.

Folienkartoffeln mit Quark

Zutaten:
8 mittelgroße festkochende Kartoffeln
1 Bund Radieschen
3 mittelgroße Gewürzgurken
1 Bund Schnittlauch
1 Bund Petersilie
500 g Quark oder Schichtkäse
$\frac{1}{8}$ l Milch
Salz und Pfeffer
1 Kästchen Kresse

Zubereitung:
Backofen auf 250 Grad vorheizen. Kartoffeln unter fließendem Wasser gründlich abbürsten, abtrocknen und fest in Alufolie einwickeln. Auf dem

Blech 60–70 Minuten garen lassen. In der Zwischenzeit Radieschen waschen, Stiele und Wurzeln abschneiden. Radieschen und Gewürzgurken in kleine Würfel schneiden. Schnittlauch und Petersilie kurz abbrausen, Wasser abschütteln. Schnittlauch in feine Röllchen schneiden, Petersilie hacken. Quark mit der Milch glattrühren, mit Salz und Pfeffer abschmecken. Radieschen, Gurken und Kräuter untermengen. Die Kresse über dem Quark verteilen. Zu den Kartoffeln servieren.

Kartoffelsalat mit Gurke

Zutaten:
4–5 Kartoffeln
1 Zwiebel
½ l Gemüsebrühe
Sonnenblumenöl
Apfelessig
Salz und Pfeffer
1 Salatgurke
1 Bund Schnittlauch

Zubereitung:
Die Kartoffeln in der Schale kochen, abpellen und in Scheiben schneiden. Die Zwiebel häuten und hacken. Kartoffelscheiben und Zwiebelwürfel mit der Gemüsebrühe übergießen und ziehen lassen. Aus Öl, Essig, Salz und Pfeffer eine Marinade rühren. Die Salatgurke in dünne Scheiben hobeln, den Schnittlauch klein schneiden. Alles zu den Kartoffeln geben, mit der Marinade übergießen und gut durchmischen.

Grünkernbratlinge

Zutaten:
200 g Grünkern
1 kleine Zwiebel
4 EL Petersilie
1 Ei
½ TL Basilikum
½ TL Majoran
1 TL gekörnte Brühe
½ TL Kräutersalz
60 g geriebener Käse, Öl

Zubereitung:
Den Grünkern mittelfein schroten und 40 Minuten in kaltem Wasser einweichen. Die Petersilie hacken und mit dem Ei, dem Basilikum, dem Majoran, der gekörnten Brühe, dem Salz und dem Käse dazugeben und fein abschmecken. Entweder mit dem Löffel Plätzchen oder mit der Hand kleine, längliche Rollen formen. Das Öl in der Pfanne erhitzen und die Bratlinge darin langsam goldbraun braten.
Dazu passt frischer Salat und Kräuter- oder Tomatensauce.

Buchweizenbratlinge

Nach dem gleichen Rezept können auch Buchweizenbratlinge hergestellt werden. Bei anderen Getreidesorten muss das Schrot am Abend vorher eingeweicht werden.

Kräuterpfannkuchen

Zutaten:
250 g Weizen
75 g Hirse
75 g Buchweizen
1 EL fettarmes Sojamehl (aus dem Reformhaus)
$\frac{3}{8}$ l Milch
300 g kohlensäurereiches Mineralwasser
4 Eigelb
100 g geriebener Käse
Kräutersalz
4 EL frische Kräuter
4 Eiweiß
Margarine

Zubereitung:
Weizen, Hirse und Buchweizen mehlfein mahlen. Das Sojamehl darunter mischen. Die Milch, das Mineralwasser und die Eigelb unterrühren. Den Teig 1 Stunde quellen lassen. Den Reibkäse hineinrühren. Die Kräuter darunter mischen. Die Eiweiß steif schlagen und unterheben. In einer Pfanne etwas Margarine zerlassen und darin bei mäßiger Hitze hellbraune Pfannkuchen backen.
Dazu passt gedünstetes Gemüse.

Gerstenfladen

Zutaten:
300 Weizen
300 g Gerste
je 1 TL Kümmel und Koriander
2 TL Salz
1 EL Honig
3/8 l Sauerkrautsaft (aus dem Reformhaus)
50 g Sonnenblumenkerne
Fett für das Blech

Zubereitung:
Gerste, Weizen, Kümmel und Koriander nicht zu fein mahlen. Mit Salz und Honig in eine Schüssel geben. Sauerkrautsaft und 3/8 l Wasser mischen und auf etwa 50 Grad (gut handwarm) erwärmen. Den Sauerkrautsaft mit dem Teig vermischen, diesen mit einem Holzlöffel etwa 10 Minuten schlagen. Zugedeckt über Nacht bei Zimmertemperatur stehen lassen. Sonnenblumenkerne ohne Fett in einer Pfanne hellbraun rösten. Unter den Teig kneten. Aus dem weichen Teig 8 Fladen formen und auf gefettete Backbleche legen. Im Backofen bei 250 Grad etwa 30 Minuten backen. Dazu passt Kräuterquark mit geraspelten Möhren.

Würziges Hirsegericht

Zutaten:
500 g Hirse
1 l Wasser
3 Gemüsebrühwürfel
1 TL Curry
2 EL gehackte Petersilie und Schnittlauch

Zubereitung:
Die Hirse mit dem Wasser, den Brühwürfeln und dem Curry einmal aufkochen. Im geschlossenen Topf bei kleinster Wärmezufuhr 15 Minuten ausquellen lassen. Die Hirsekörner mit zwei Gabeln auflockern und die Kräuter darüberstreuen.
Dazu passt Rohkostsalat oder gedünstetes Gemüse.

Über die Petersilie schreibt Hildegard:
»Die Petersilie ist von kräftiger Natur und hat mehr Wärme als Kälte in sich, und sie wächst vom Wind und von der Feuchtigkeit. Und sie ist für den Menschen besser und nützlicher roh als gekocht zu essen.« *(Causae et Curae)*

Hirse mit Lauch

Zutaten:
150 g Hirse
Salz
1 Stange Porree
10 g Butter
Fett für die Förmchen

Zubereitung:
Hirse und ½ l Salzwasser aufkochen. Bei kleiner Hitze im geschlossenen Topf 20 Minuten quellen lassen. Lauchringe in heißer Butter andünsten. Jeweils 2 bis 3 Lauchringe auf den Boden von 3 gefetteten Förmchen oder Tassen legen. Restlichen Lauch unter die Hirse legen und in die Förmchen füllen. Fest andrücken und zum Essen auf die Teller stürzen. Passt sehr gut zu Fisch.

Birnen im Teig

Zutaten:
1 Würfel Hefe
80 g Zucker
½ l lauwarme Milch
500 g Mehl
Salz
3 EL Öl
200 g Frühstücksspeck in Scheiben
2 EL Wasser
3 Dosen Williamsbirnen

Zubereitung:
Hefe mit 1 TL Zucker, 5 EL Milch und 3 EL Mehl verrühren und bei Zimmertemperatur gehen lassen. Zucker, Milch, Mehl, Salz und Öl verrüh-

ren und mit dem gegangenen Vorteig verkneten. Teig nochmals gehen lassen. Eine gefettete Springform mit der Hälfte des Specks auslegen. $\frac{1}{3}$ des Teigs ausrollen, auf den Speck geben. Birnen einer Dose in Scheiben schneiden und darauf verteilen. Eine weitere Lage Teig und Birnen in die Form füllen. Birnen mit dem letzten Teigdrittel abdecken. Mit dem Wasser bestreichen und den restlichen Speck darauf verteilen. Bei 220 Grad etwa 20–30 Minuten backen. Noch heiß mit den übrigen Birnen servieren.

Hildegard sagt über die Birnen:
»Wer (…) Birnen essen will, koche sie im Wasser oder dörre sie am Feuer. Gekocht sind sie noch gesünder als gedörrt. Auch gekochte Birnen liegen dem Esser schwer im Magen, weil sie alles Faulige in ihm aufsuchen, vermindern und auflösen, wobei sie ihm eine gute Verdauung bereiten und das Faulige mit sich aus dem Körper ausleiten.« *(Physica)*

Haferflockenküchlein

Zutaten:
200 g Haferflocken
3 Eigelb
3 Eiweiß
150 g Honig
abgeriebene Schale einer unbehandelten Zitrone
500 g Quark
$\frac{1}{8}$ l Milch
1 Prise Salz

Zubereitung:
Eigelb, Honig und Zitronenschale schaumig rühren. Quark, Haferflocken, Milch und Salz dazugeben. Die Eiweiß schlagen und darunterziehen.
Dazu schmeckt Ahornsirup und ein Fruchtkompott.

Grüne Pfannkuchen mit Käsefüllung

Zutaten:
100 g Weizenmehl
1 Ei

½ Tasse Milch
1 Prise Salz
100 g Sauerampfer oder Spinat
400 g Frischkäse
Kräutersalz
Pfeffer
Schnittlauchröllchen

Zubereitung:
Das Mehl mit Milch, Ei und Salz zu einem Teig verrühren. 10 Minuten quellen lassen. In der Zwischenzeit Sauerampfer oder Spinat waschen, mit dem Pürierstab zerkleinern und unter den Teig rühren. Aus dieser Masse 8 dünne Pfannkuchen backen, mit Frischkäse füllen und aufrollen.

Dinkelwaffeln

Zutaten:
200 g Dinkel
½ l Milch
Kräutersalz
Dill

Zubereitung:
Den Dinkel fein mahlen und mit Milch, Salz und gehacktem Dill verrühren und abschmecken. 10 Minuten quellen lassen. Der Teig soll leicht fließen, daher vor dem Backen eventuell etwas Mineralwasser zufügen. Das Waffeleisen mit Butter oder Margarine einfetten und die Waffeln backen. Dazu passt: Rohkost, gedünstetes Gemüse, Kräuterbutter oder Kräuterquark.

Kaiserschmarrn

Zutaten:
4 Eigelb
4 Eiweiß
100 g Honig
1 Prise Salz
200 g Weizen
100 g Rosinen

abgeriebene Schale von ½ unbehandelten Zitrone
½ l Milch
4 Eiweiß
Öl

Zubereitung:
Eigelb mit Honig und Salz cremig schlagen. Den Weizen fein mahlen.
Dann mit Rosinen, Zitronenschale und Milch unter die Creme rühren.
Eiweiß steifschlagen und unterziehen. Etwas Öl in einer großen Pfanne
erhitzen. Den Teig hineingeben, bei milder Hitze stocken lassen, mit ei-
nem Pfannenmesser zerteilen und ab uns zu wenden, bis alles gar ist.
Warm mit Obstkompott servieren.

Elsässer Pizza

Zutaten Teig:
500 g Weizenmehl (1050er Type)
1 Tüte Trockenhefe
1 TL Salz
2 TL Zucker
2 TL Butter
150 ml warmes Wasser
150 ml warme Milch

Zutaten Belag:
Gebräunte Zwiebeln
Vorgekochtes Sauerkraut
Gekochtes Kasseler und gekochte Krakauer Würstchen
1 ½ Becher Crème fraîche

Zubereitung:
Mehl und Hefe mischen. Salz, Zucker, Butter, Wasser und Milch dazugeben und durchkneten. Etwa 2 Stunden gehen lassen. Dann nochmals gut
durchkneten und auf das gefettete Blech geben.
Die gebräunten Zwiebel und das Sauerkraut darauf verteilen. Den gewürfelten Kassler und die in Scheiben geschnittenen Krakauer daraufge-
ben. Alles mit der Crème fraîche übergießen. Im vorgeheizten Backofen
bei 200 Grad 45 Minuten backen.

Schaumomelett

Zutaten:
5 Eier
5 EL Wasser
2–3 EL Butter

Zubereitung:
5 Eigelb mit 5 EL Wasser kräftig durchschlagen. 5 Eiweiß zu sehr festem Schnee schlagen. Beides vorsichtig untereinandermischen. Das Fett in einer großen Pfanne leicht anbräunen, die Eimasse hineingießen und bei schwacher Hitze ca. 10 Minuten ohne Umrühren backen. Das Omelett wird besonders hoch und locker, wenn Sie die Pfanne mit einem Deckel verschließen. Das fertige Omelett zusammenklappen und sofort servieren.

Spaghetti mit Tomatensoße

Zutaten:
500 g Spaghetti
1 Glas Tomatenmark (200 g)
1 Gemüsebrühwürfel
4 EL Sahne
1 EL Butter
1 EL Rotwein
1 Knoblauchzehe
getrocknete oder frische Kräuter (Basilikum, Thymian, Rosmarin, Salbei)
Pfeffer
Kräutersalz

Zubereitung:
Die Spaghetti kochen. Das Tomatenmark mit Wasser cremig rühren und mit dem Gemüsebrühwürfel aufkochen. Sahne, Butter und Rotwein hineinrühren und mit der zerdrückten Knoblauchzehe und den Kräutern würzen. Mit Pfeffer und Salz abschmecken.

Nudeln mit Erbsen

Zutaten:
1,5 kg Erbsenschoten (oder 2 Pakete TK-Erbsen à 300 g)
400 g Nudeln
Salz, 1 EL Öl
100 g durchwachsener Speck
1 Zwiebel
125 g Schlagsahne
1 EL Instant-Brühe
½ unbehandelte Zitrone
2 Bund Petersilie
40 g Butter
2 EL frisch geriebener Parmesankäse

Zubereitung:
Die Erbsen auspulen. Nudeln in reichlich Salzwasser mit Öl in 8 Minuten bissfest kochen. Speck und abgezogene Zwiebel würfeln. Den Speck bei kleiner Hitze ausbraten. Zwiebelwürfel dazu geben und glasig dünsten. Sahne, Brühe, Erbsen und geriebene Zitronenschale zugeben und 10 Minuten garen. Petersilie abspülen, trockentupfen und hacken. Nudeln abtropfen lassen und noch heiß mit flüssiger Butter und Parmesankäse mischen. Erbsen und Petersilie untermischen und sofort servieren.

Nudelauflauf

Zutaten:
250 g Lockennudeln
½ TL Salz
1½ l Wasser
250 g Fleischwurst
1 Dose Erbsen (250 g)
1 TL Öl
1 Dose Tomatencremesuppe
½ Dose Wasser
1 Ei
2 Spritzer Worcestersauce
½ TL Oregano
100 g geriebener Gouda-Käse

Zubereitung:
Nudeln in Salzwasser 15 Minuten kochen. Inzwischen Fleischwurst fein würfeln und Erbsen abtropfen lassen. Nudeln abgießen, abschrecken und abtropfen lassen. Wurst, Erbsen und Nudeln in eine gefettete Auflaufform schichten. Tomatensuppe, Wasser, Ei, Worcestersauce und Oregano verquirlen, über den Auflauf gießen, mit Käse bestreuen und im vorgeheizten Backofen bei 225 Grad 25 Minuten überbacken.

Nudeln mit Linsen

Zutaten:
100 g rote Linsen
Salz
½ TL Koriander
1 Zwiebel
3 EL Öl
1 Becher Schlagsahne (250 g)
½ Becher Crème fraîche
Pfeffer
300 g grüne Bandnudeln
30 g frisch geriebener Parmesankäse

Zubereitung:
Linsen in gut ¼ l Wasser mit Salz und Koriander zum Kochen bringen. Bei kleinster Hitze etwa 20 Minuten garen. Die Zwiebel abziehen und fein würfeln. In heißem Öl glasig dünsten. Sahne und Crème fraîche zufügen und im offenen Topf bei großer Hitze cremig einkochen lassen. Linsen zufügen. Mit Salz und Pfeffer kräftig würzen. Bandnudeln in kochendem Wasser etwa 8 Minuten bissfest garen. Mit den Sahnelinsen mischen und mit Parmesankäse überstreuen.

Spaghetti mit Salbei

Zutaten:
500 g Spaghetti
Salz
1 großes Bund Salbei
6 EL Olivenöl
1 Knoblauchzehe

50 g Haselnussblättchen
100 g frisch geriebener Parmesan

Zubereitung:
Spaghetti in Salzwasser in etwa 8 Minuten bissfest kochen. Inzwischen abgezupfte Salbeiblätter in Öl knusprig braten. Zerdrückten Knoblauch und Haselnussblättchen zufügen und kurz mitbraten. Abgetropfte Nudeln in einer vorgewärmten Schüssel mit der Salbei-Ölmischung vermengen. Mit Parmesan servieren.
Dazu passt am besten ein frischer Salat.

Hildegard schreibt über den Salbei:
»Der Salbei ist von warmer und trockener Natur, und er wächst mehr infolge der Sonnenwärme als infolge der Feuchtigkeit der Erde. Und er ist nützlich gegen die kranken Säfte, weil er trocken ist.« *(Physica)*

Nudel-Apfel-Auflauf

Zutaten:
250 g Vollkornnudeln
4 Äpfel
30 g Butter
4 EL Honig
1 TL Zimt
$\frac{1}{8}$ l Sahne

Zubereitung:
Die Nudeln kochen und abgießen. Die Äpfel schälen und in dünne Scheiben schneiden. Die Butter zerlassen, mit Honig, Zimt und Sahne verrühren und Äpfel und Nudeln dazugeben. In einer gefetteten Auflaufform bei 220 Grad 40 Minuten backen.

Warmer Nudelsalat

Zutaten:
250 g kurze Makkaroni
Salz
1 EL Öl

150 g junger Goudakäse
1 Staudensellerie
3 Zwiebeln
150 g gekochter Schinken
2 Bund Schnittlauch
½ Glas Mayonnaise (150 g)
2 Becher Joghurt
1 EL Curry
Cayennepfeffer

Zubereitung:
Makkaroni in reichlich Salzwasser mit Öl in 10 Minuten bissfest kochen.
Abtropfen und etwas abkühlen lassen. Den Käse und den geputzten Sellerie in Streifen schneiden. Abgezogene Zwiebeln und Schinken sehr fein
würfeln. Schnittlauch abspülen, trockentupfen und sehr fein schneiden.
Mayonnaise mit Sahne und Curry verrühren. Mit Salz und Cayennepfeffer kräftig abschmecken. Makkaroni mit Käse, Sellerie, Zwiebeln und
Schinken mischen. Die Sauce darübergießen und vorsichtig unterheben.
Mit Schnittlauch bestreuen.

Über den Sellerie schreibt Hildegard:
»Der Sellerie ist warm, und er ist mehr von grüner als von trockener
Natur. Er hat viel Saft in sich, und roh taugt er für den Menschen
nicht zum Essen, weil er so üble Säfte in ihm bereitet. Gekocht aber
schadet er dem Menschen nicht beim Essen, sondern er verschafft
ihm gesunde Säfte.« *(Physica)*

Gemüsebratlinge

Zutaten:
800 g Gemüse (z.B. Kohlrabi, Möhren, Blumenkohl, Sellerie)
1 Zwiebel
1 Knoblauchzehe
20 g Butter
2 Eier
70 g Semmelbrösel
2 EL frisch gehackte Kräuter, Salz, Pfeffer
4–5 EL Mandelblättchen
Öl zum Braten

Zubereitung:
Das Gemüse putzen, waschen und grob raspeln. Zwiebeln und Knoblauch schälen und in der Butter anschwitzen. Das Gemüse dazugeben und kurz andünsten. Von der Kochplatte nehmen und etwas abgekühlt mit den Semmelbröseln, Eiern, Kräutern und Ingwer vermischen. Mit Salz und Pfeffer würzen und zu Bratlingen formen. In Mandelblättchen wenden und in heißem Öl auf beiden Seiten goldbraun braten.

Gebackene Tomaten

Zutaten:
4 große Fleischtomaten
Weißbrotscheiben
Olivenöl
2 Knoblauchzehen
2 Rosmarinzweige
Salz und Pfeffer
Butter

Zubereitung:
Die Tomaten waschen, abtrocknen und halbieren. Das Innere mit einem Löffel herausheben. Weißbrot ohne Rinde in sehr feine Würfel schneiden. Brotwürfel, etwas Olivenöl, zerdrückten Knoblauch und sehr fein gehackte Rosmarinnadeln mischen, mit Salz und Pfeffer abschmecken. Die Mischung in die Tomaten füllen und mit reichlich Butterflöckchen belegen. In eine ofenfeste Form geben und in den Backofen schieben. Bei 225 Grad etwa 25 Minuten backen.

Spinat in Butter

Zutaten:
1 kg frischer Blattspinat,
Salz, Pfeffer
1 Prise Muskatnuss
1–2 EL Zitronensaft
150 g Butter

Zubereitung:
Spinat verlesen, kurz blanchieren, abtropfen lassen. Eine flache Form dick buttern. Spinatblätter einschichten, mit Salz, Pfeffer und Muskat bestreuen, mit Zitronensaft und der flüssigen Butter beträufeln. Im vorgeheizten Backofen bei 200 Grad 8–10 Minuten überbacken.

Rosenkohlgratin

Zutaten:
300 g Rosenkohl
1 Bund Frühlingszwiebeln
100 g Brie-Käse
1 Becher Creme double
1 TL Muskatnuss
Salz

Zubereitung:
Den Rosenkohl in eine gefettete Auflaufform geben. Die Frühlingszwiebeln in Ringe schneiden und auf dem Rosenkohl verteilen. Den Brie-Käse zerdrücken, mit der Creme double, dem Salz und dem Muskat verrühren und über das Gemüse verteilen. Etwa 35 Minuten bei 200 Grad backen.

Weißkohl in Dillsahne

Zutaten:
1 kleiner Weißkohl
2 Zwiebeln
3 EL Öl, Salz und Pfeffer
125 g Schlagsahne
50 g Doppelrahm-Frischkäse
2 Bund Dill

Zubereitung:
Weißkohl putzen, waschen und in schmale Streifen schneiden. Zwiebeln abziehen und würfeln. Öl in einem Topf erhitzen. Kohl und Zwiebeln darin unter Wenden anschmoren. Salz, Pfeffer und Schlagsahne zufügen und im geschlossenen Topf bei kleiner Hitze 15 bis 20 Minuten schmoren. Frischkäse in Flöckchen und feingehackten Dill zufügen und umrühren. Passt gut zu gebratenen ganzen Kartoffeln.

Gemüsefenchel

Zutaten:
3–4 Fenchelknollen
½ l Wasser
1 Gemüsebrühwürfel
für die Sauce:
½ l Wasser (dazu das Fenchelkochwasser verwenden)
1 Gemüsebrühwürfel
2 Ecken Sahneschmelzkäse
2 EL geriebene Haselnüsse
1 große Knoblauchzehe
2 TL Zitronensaft
Muskatnuss
1 EL frisch gehackte Kräuter (z.B. das Fenchelkraut)

Zubereitung:
Die Fenchelknollen waschen, putzen und halbieren. Das Wasser mit dem Brühwürfel aufkochen, den Fenchel etwa 20 Minuten darin garen. Fenchel herausnehmen und warm stellen.

Sauce:
Die Gemüsebrühe mit dem Brühwürfel erhitzen (nicht kochen). Den Käse und die geriebenen Nüsse kräftig mit der Brühe verquirlen. Den Knoblauch schälen und zerdrücken. Mit dem Zitronensaft zur Sauce geben. Mit Muskatnuss abschmecken und die Kräuter unterziehen.

Über den Fenchel schreibt Hildegard:
»Und wie auch immer er gegessen wird, macht er den Menschen fröhlich und vermittelt ihm angenehme Wärme, guten Schweiß und gute Verdauung.« *(Physica)*

Kohlrabi-Möhren-Auflauf

Zutaten:
500 g Kohlrabi
500 g Möhren
200 g gekochter Schinken
30 g Butter

30 g Mehl
$\frac{1}{8}$ l Milch
Salz, Pfeffer und Muskat
100 g geriebener Käse

Zubereitung:
Kohlrabi und Möhren schälen, in Würfel schneiden und in $\frac{1}{4}$ l kochendes
Salzwasser geben. Bei schwacher Hitze 15 Minuten garen. Abtropfen lassen, Gemüsewasser auffangen. Schinken in Streifen schneiden. Butter erhitzen, Mehl hineingeben und hellgelb werden lassen. $\frac{1}{4}$ l Gemüsebrühe
und die Milch unterrühren. Aufkochen lassen und mit Salz, Pfeffer und
Muskat abschmecken. Eine Auflaufform fetten. Abwechselnd Gemüse
und Schinken einschichten. Die Sauce darübergießen und mit Käse bestreuen. Im vorgeheizten Backofen bei 200 Grad 20 Minuten backen.

Panierte Selleriescheiben

Zutaten:
4 mittelgroße Knollen Sellerie
Salz und Pfeffer
Saft von $\frac{1}{2}$ Zitrone
Etwas Mehl
2 Eier
Semmelbrösel
2 EL Butter oder Margarine

Zubereitung:
Die Sellerieknollen unter Wasser gut abschrubben, in einen passend hohen Topf geben, mit Wasser bedecken und eine Stunde kochen. Danach
schälen und in $1\frac{1}{2}$ cm dicke Scheiben schneiden. Die Selleriescheiben mit
Salz, Pfeffer und Zitronensaft würzen und 10 Minuten ziehen lassen.
Dann nacheinander in Mehl, verquirltem Ei und Semmelbröseln wenden
und in erhitzter Butter oder Margarine goldbraun braten.
Dazu passen Salzkartoffeln und Tomatensauce.

Blumenkohl mit Ei

Zutaten:
1 Blumenkohl
$\frac{3}{8}$ l Wasser
Salz
Muskat
2 EL Butter oder Margarine
3 EL Paniermehl
1 EL gehackte Petersilie
3 hartgekochte Eier

Zubereitung:
Blumenkohl in $\frac{3}{8}$ l Salzwasser, dem etwas Muskat beigefügt ist, etwa 25
Minuten dünsten. Die Eier grob hacken. Paniermehl in Butter hellbraun
rösten. Den gut abgetropften Blumenkohl anrichten, mit den Bröseln begießen, mit dem Ei und gehackter Petersilie bestreuen.

Geschmorte Pilze

Zutaten:
1 kg gemischte Pilze (Champignons, Steinpilze, Pfifferlinge)
Zitronensaft
1 gewürfelte Zwiebel
Butter oder Margarine
Salz und Pfeffer
Petersilie

Zubereitung:
Pilze putzen, abspülen und trockentupfen. Klein schneiden und mit etwas
Zitronensaft beträufeln. Zwiebelwürfel in Butter oder Margarine glasig
dünsten. Pilze zugeben und in der geschlossenen Pfanne etwa 15 Minuten
schmoren. Mit Salz und Pfeffer abschmecken und mit reichlich frisch gehackter Petersilie bestreuen.

Gemüsesuppe

Zutaten:
100 g Spinat
1 Wirsingkohl (etwa 1 kg)
250 g Kartoffeln
4 Möhren
1 Zwiebel
2 Zucchini
125 g grüne Bohnen
1 Zweig Rosmarin
3 EL Öl
1 $\frac{1}{2}$ l Brühe
Salz und Pfeffer
4 Scheiben Weißbrot
2 Knoblauchzehen
30 g Butter
50 g frisch geriebener Parmesankäse

Zubereitung:
Den Spinat verlesen, waschen und grob hacken. Vom Kohl die äußeren
welken Blätter entfernen. Den Kohl in Streifen schneiden. Kartoffeln
und Möhren schälen und würfeln. Abgezogene Zwiebel und gewaschene
Zucchini ebenfalls würfeln. Bohnen putzen, waschen und eventuell halbieren. Rosmarinnadeln hacken. Zwiebel und Rosmarin in heißem Öl andünsten. Alles Gemüse zugeben und mit andünsten. Die Brühe zugießen
und im geschlossenen Topf 20 Minuten kochen. Mit Salz und Pfeffer abschmecken. Brotwürfel und zerdrückte Knoblauchzehen in zerlassener
Butter rösten. Mit dem Parmesankäse über die Suppe streuen.

Über die Bohnen schreibt Hildegard:
> »Die Bohnen haben einen erwärmenden Stoff und sind eine gute
> Speise für gesunde und kräftige Menschen. Weit nützlicher als die
> Erbsen, können auch Kranke Bohnen essen und werden davon
> kaum etwas zu leiden haben, weil Bohnengerichte in ihnen nicht so
> viel Schleim (…) entstehen lassen wie die Erbsen.« *(Physica)*

Reis mit Joghurt und Kräutern

Zutaten:
200 g Reis
1 Bund Frühlingszwiebeln
Öl
250 g Tomaten
4 EL frische Kräuter
1 Becher Joghurt
Salz und Pfeffer
Zitronensaft

Zubereitung:
Den Reis in Salzwasser körnig kochen. Die Frühlingszwiebeln in Ringe schneiden und in Öl dünsten. Die Tomaten abziehen und in Scheiben schneiden. Die Kräuter hacken. Frühlingszwiebeln, Tomaten, Kräuter und Joghurt unter den Reis geben. Mit Salz, Pfeffer und Zitronensaft abschmecken.

Zuckererbsen mit Käsesahne

Zutaten:
1 kg Zuckererbsen
Salz
1 Zwiebel
20 g Butter oder Margarine
½ Becher Schlagsahne
100 g Sahneschmelzkäse
Pfeffer
1 Kästchen Kresse

Zubereitung:
Zuckererbsen putzen und in wenig Salzwasser 10 Minuten kochen. Zwiebel abziehen und fein würfeln. In zerlassenem Fett glasig dünsten. Schlagsahne und Schmelzkäse in Flöckchen zufügen. Bei mittlerer Hitze rühren, bis der Käse sich aufgelöst hat. Zuckererbsen in einer Schüssel anrichten und mit Käsesahne übergießen. Mit Pfeffer und Kresse bestreut servieren.

Möhrengemüse mit Walnüssen

Zutaten:
700 g junge Möhren
Salz
40 g Butter oder Margarine
50 g gemahlene Walnüsse
1 TL Zucker

Zubereitung:
Möhren waschen und schaben. Die ganzen Möhren in wenig leicht gesalzenem Wasser 20 Minuten kochen. Fett in einer Pfanne zerlassen. Walnüsse und Zucker zufügen und unter Rühren bräunen. Die gut abgetropften Möhren zufügen und unter häufigem Wenden einige Minuten erhitzen. Mit Salz nachwürzen.
Dazu passt Kartoffelbrei.

Linsensuppe

Zutaten:
400 g Linsen
600 g Wasser
400 g gemischtes Gemüse (Lauch, Sellerie, Möhren)
1 mittelgroße Zwiebel
2 TL Tomatenmark
1 Gemüsebrühwürfel
2 TL getrockneter Majoran
1 EL gehackter Thymian
1 Knoblauchzehe
50 g Butter
2 EL Rotwein
$\frac{1}{2}$ TL Rosenpaprikapulver
Kräutersalz
2 EL gehackte Petersilie
1 EL feingehacktes Selleriekraut

Zubereitung:
Die Linsen über Nacht in Wasser quellen lassen. Das Gemüse waschen und putzen; Lauch in Streifen schneiden, Sellerie und Möhren grob ras-

peln. Die Zwiebel schälen und feinhacken. Die Linsen aufkochen, das Gemüse und das Tomatenmark daruntermengen. Etwa 15 Minuten kochen lassen. Die Brühwürfel, den Majoran und den Thymian dazugeben und noch einige Minuten ziehen lassen. Den Knoblauch schälen und fein zerdrücken und mit der Butter und dem Rotwein unter das Linsengemüse mischen. Mit Paprika und Kräutersalz pikant abschmecken und die Kräuter darüberstreuen.

Gedünsteter Spitzkohl

Zutaten:
2 Zwiebeln
2 EL Öl
700 g Spitzkohl
2 EL Sojasauce
2 EL Edelsüß-Parika
Pfeffer und Salz
2 EL saure Sahne
1 EL gesalzene Erdnüsse

Zubereitung:
Zwiebeln abziehen und würfeln. In heißem Öl bei mittlerer Hitze glasig werden lassen. Spitzkohl putzen, waschen und in grobe Streifen schneiden. Zu den Zwiebeln geben. Sojasauce, Paprika und 2 EL heißes Wasser zufügen. Im geschlossenen Topf bei kleiner Hitze 15 Minuten schmoren. Mit Salz und Pfeffer nachwürzen. Jede Portion mit 1 EL saurer Sahne und mit Erdnüssen bestreut servieren.
Dazu passen Pellkartoffeln.

Reis-Gemüse-Salat

200 g vorbehandelter Reis (parboiled)
Salz
1 Zwiebel
6 EL Olivenöl
4 EL Essig
Pfeffer
2 Bund Schnittlauch
je 1 rote und 1 grüne Paprikaschote

½ Staudensellerie
4 Tomaten
200 g Champignons
1 scharfe Peperoni
2 EL Pinienkerne

Zubereitung:
Den Reis in reichlich Salzwasser 20 Minuten kochen und abtropfen lassen. Abgezogene Zwiebel fein würfeln. Mit Öl, Essig, Salz und Pfeffer verrühren und über den Reis geben. Abkühlen lassen. Schnittlauch abspülen, trockentupfen und fein schneiden. Geputzte Paprikaschoten und Sellerie in Streifen schneiden. Tomaten achteln. Champignons putzen, waschen und in Scheiben schneiden. Peperoni der Länge nach halbieren, entkernen und klein schneiden. Alles Gemüse und die Pinienkerne unter den Reis mischen. Mit Salz und Pfeffer abschmecken.

Risi e bisi

Zutaten:
50 g Rundkornreis
1 EL Öl
1 große Zwiebel
1 Knoblauchzehe
50 g magerer Kochschinken
120 g Erbsen (Dose oder TK, aufgetaut)
1 EL gehackte Estragonblätter

Zubereitung:
Den Reis entsprechend der Gebrauchsanweisung mit Wasser oder Instantbrühe garen. Die Zwiebel grob hacken und mit der durchgepressten Knoblauchzehe in dem Öl glasig dünsten. Den in Streifen geschnittenen Kochschinken, Erbsen und Estragon beifügen. Erhitzen und abschmecken. Unter den Reis heben.

Gebratener Reis

Zutaten:
300 g Minutenreis
Salz

2 Putenschnitzel
125 g Garnelen aus der Dose
3 Frühlingszwiebeln
3 Eier
3 EL Milch
2 EL Hefeflocken
Pfeffer, Koriander
Soja-Sauce
3 EL Öl

Zubereitung:
Minutenreis gemäß Vorschrift zubereiten. Während er quillt, Fleisch in
feine Streifen schneiden und Garnelen abtropfen lassen. Zwiebeln putzen und in Ringe schneiden. Eier mit Milch, Hefeflocken, Pfeffer, Koriander und Sojasauce verschlagen. Öl in einer großen Pfanne oder im Wok
erhitzen. Fleisch unter Rühren 3 Minuten braten. Eier darüber stocken
lassen, zuletzt Garnelen und Reis unter weiterem Rühren mitbraten.
Vom Herd nehmen, mit Zwiebelringen und Sojasauce vermengen.

Leber-Risotto

Zutaten:
30 g Butter oder Margarine
2 EL Pinienkerne
3 frische Salbeiblättchen
300 g Naturreis
½ l Hühnerbrühe
2 Äpfel (Boskop)
300 g Hühnerleber
Pfeffer, Eine Prise geriebener Muskat

Zubereitung:
20 g Fett in einem großen Topf erhitzen, die Pinienkerne, Salbeiblätter
und Reis darin andünsten. Mit etwas Brühe angießen, und unter gele-
gentlichem Umrühren etwa 40 Minuten köcheln lassen. Dabei immer
wieder Brühe nachgießen, falls der Reis zu trocken werden sollte. Unter-
dessen die Äpfel schälen, Kerngehäuse entfernen, in Spalten schneiden.
Einzelne Leberläppchen voneinander trennen, waschen und mit Küchenkrepp trockentupfen. In den restlichen 10 g Fett Apfelspalten und Leber

anbraten, 5 Minuten dünsten, mit Pfeffer und Muskat würzen. Unter den fertigen Risotto heben, sodann alles zusammen kurz durchziehen lassen, zum Schluss nochmals nachwürzen.

Über die Hühnerleber schreibt Hildegard:
>>Die Leber von einem Huhn oder von einem Hahn oft gegessen, hilft gegen alle Krankheiten, die den Menschen innerlich verletzen.<< *(Physica)*

Schmorbraten

Zutaten:
1,5 kg Rinderschmorbraten
2–3 EL Mehl
3 EL Öl
3 Zwiebeln
5 Möhren
Petersilienstengel
1 Lorbeerblatt
3 Pfefferkörner
Salz
0,2 l Brühe
2 EL Schmant
$\frac{1}{8}$ l süße Sahne

Zubereitung:
Mehl rundherum ins Fleisch einklopfen. Öl in einer Kasserolle erhitzen, das Stück von allen Seiten anbraten, das gewaschene, geputzte und geschälte kleingeschnittene Gemüse, die Gewürze und die Brühe zugeben. Nach dem ersten Aufwallen nur ganz leicht simmern lassen. Nach 15 Minuten kontrollieren, ob das Fleisch von Flüssigkeit bedeckt ist, sonst Brühe nachgießen. In 2–2½ Stunden ist das Fleisch zart und gar, dann herausheben und warm halten. Gemüse und Brühe durch ein Sieb streichen, mit Gewürzen, Sahne und Schmant abschmecken.

Über das Rindfleisch schreibt Hildegard:
>>Das Rindfleisch taugt wegen der Kälte, die es in sich hat, nicht für den schlecht durchbluteten Menschen. Für den gut durchbluteten aber, der von Natur aus warm ist, ist es wegen der Kälte, die Im Fleisch ist, gut zu essen.<< *(Physica)*

Saltimbocca

Zutaten:
4 dünne Scheiben Parmaschinken
2 Zweige Salbei
8 Kalbsschnitzel (à 75 g)
Pfeffer
40 g Butter
6 EL Marsala
Salz

Zubereitung:
Die Schinkenscheiben halbieren. Salbeiblätter abspülen und trocken-tupfen. Kalbsschnitzel von beiden Seiten leicht pfeffern. Auf jedes Kalbsschnitzel eine halbe Scheibe Schinken und zwei Salbeiblätter legen. Mit Holzspießchen feststecken. Die Butter in einer Pfanne zerlassen. Die Schnitzel darin von jeder Seite 2–3 Minuten braten. Herausnehmen und warm stellen. Marsala in die Pfanne gießen und den Bratensaft loskochen. In der offenen Pfanne bei großer Hitze cremig einkochen lassen. Mit Salz und Pfeffer abschmecken und über die Schnitzel geben.
Dazu passen Bandnudeln.

Über den Salbei schreibt Hildegard:
> »Salbei ist nützlich gegen die krank machenden Säfte, weil er trocken ist. Roh und gekocht ist er für jeden gut, den die schädlichen Säfte plagen, weil er diese unterdrückt. Nimm Salbei und pulverisiere ihn, und iss dieses Pulver mit Brot, und es vermindert den Überfluss der schlechten Säfte in dir.« *(Physica)*

Holsteiner Schnitzel

Zutaten:
4 Kalbsschnitzel à 125 g
Salz und Pfeffer
Mehl
1 EL Butter oder Margarine
4 Eier

Die Ernährung Ihres Kindes 175

Zubereitung:
Schnitzel mit Salz und Pfeffer würzen und in Mehl wenden. In flacher
Pfanne Fett langsam erhitzen. Schnitzel einlegen, auf beiden Seiten gar
braten. Schnitzel herausnehmen und warmstellen. Im heißen Bratfett die
Eier braten und diese auf die Schnitzel legen.

Pfeffersteaks

Zutaten:
4 Filetsteaks
Pfeffer
4 EL Öl
2 EL Butter
$\frac{1}{2}$ Becher Crème fraîche oder Schlagsahne
Schnittlauch
Petersilie
Salz und Pfeffer

Zubereitung:
Die Steaks von beiden Seiten mit Pfeffer einreiben. Das Öl erhitzen, die Steaks darin von jeder Seite eine Minute braten. Öl abgießen, die Butter in die
Pfanne geben. Die Steaks darin von jeder Seite 3 Minuten bei kleiner Hitze
weiterbraten. Das Fleisch aus der Pfanne nehmen, salzen und warm stellen.
Crème fraîche oder Schlagsahne unter den Bratensatz rühren und kurz aufkochen lassen. Feingeschnittenen Schnittlauch und gehackte Petersilie unterrühren. Die Sauce über die Steaks gießen. Sofort servieren.
Dazu passen gebackene Kartoffeln und gemischter Salat.

Lammkoteletts

Zutaten:
8 Lammkoteletts
Salz und Pfeffer
1 EL Öl
1 TL Butter oder Margarine
2 Zwiebeln
2 Knoblauchzehen
1 EL gehackte Petersilie
einige Prisen Thymian

Zubereitung:
Die Koteletts mit Salz und Pfeffer würzen. Das Öl erhitzen, die Koteletts darin gar, aber nicht durchbraten, herausnehmen. Butter oder Margarine zum Bratenfett geben und darin die gehackten Zwiebeln gelb werden Lassen und mit zerdrücktem Knoblauch, Petersilie und Thymian vermischen. Die Koteletts kurz darin ziehen lassen.
Dazu passen grüne Bohnen und geröstete Kartoffeln.

Über das Lammfleisch schreibt Hildegard:
»Das Schaf, ob Widder oder Lamm, ist kalt, aber dennoch wärmer als das Rind und hat keine Bitterkeit und Herbheit. Sein Fleisch ist für gesunde und kranke Menschen gut zu essen.« *(Physica)*

Petersilienhuhn

Zutaten:
1 Suppenhuhn (etwa 1,5 kg)
½ Staudensellerie
2 Möhren
1 Zwiebel
3 Bund Petersilie
¼ l trockener Weißwein (ersatzweise Wasser und Zitronensaft)
Salz
50 g Butter oder Margarine
50 g Mehl
100 ccm Milch
½ Becher Schlagsahne
Pfeffer

Zubereitung:
Das Huhn häuten. Staudensellerie und Möhren putzen und in Stücke schneiden. Zwiebel abziehen und vierteln. Petersilie abspülen und trockentupfen. Zwei Bund Petersilie fein hacken. Das Huhn, Sellerie, Möhren und Zwiebel und restliche Petersilie in einen Topf geben. Wein und ½ l leicht gesalzenes Wasser zugießen. Im geschlossenen Topf 1½ Stunden kochen. Das Huhn herausnehmen. Fleisch von Haut und Knochen lösen und in große Stücke zerteilen. Warm stellen. Brühe durchsieben und auf ½ l einkochen lassen. Das Fett zerlassen. Mehl zugeben und andünsten. Brühe und Milch unter ständigem Rühren zugießen und aufkochen. Ge-

hackte Petersilie und Sahne unterrühren. Die Sauce mit Salz und Pfeffer abschmecken und über das Hühnerfleisch gießen.

Über das Hühnerfleisch schreibt Hildegard:
»Hühnerfleisch ist für gesunde Menschen gut, aber gegessen macht es sie nicht fett, die Kranken aber erfrischt es ein wenig. (…) Die Henne ist zur Speise für Kranke besser als der Hahn, weil das Hennenfleisch zarter ist. Wer aber gesund ist, kann von beiden essen.« (Physica)

Fischkoteletts

Zutaten:
4 Fischkoteletts à 250 g (Kabeljau oder Dorsch)
1 Zitrone
1 Bund Lauchzwiebeln
1 Bund Estragon
Salz
1 EL Mehl
2 EL Öl
$\frac{1}{8}$ l Brühe
1 Becher Crème fraîche
Pfeffer

Zubereitung:
Fischkoteletts abspülen und trockentupfen. Mit etwas Zitronensaft beträufeln, etwa 10 Minuten stehen lassen. Lauchzwiebeln putzen, waschen und in feine Ringe schneiden. Estragonblätter abspülen, trockentupfen und zerschneiden. Die Fischstücke von beiden Seiten salzen und mit Mehl bestäuben. In heißem Öl von jeder Seite 2 Minuten anbraten. Fisch aus der Pfanne nehmen. Lauchzwiebeln im Bratfett andünsten. Die heiße Brühe und Crème fraîche zugeben. In der geschlossenen Pfanne bei kleiner Hitze 15 Minuten garen. Die Sauce mit Salz, Pfeffer und Zitronensaft abschmecken.

Über die Fische schreibt Hildegard:
»(…) Es gibt (…) Fische, die sich hauptsächlich in der Mitte und in der Reinheit des Meeres und anderer Flüsse aufhalten und dort ihre Nahrung suchen, und dort finden sie auch gewisse sehr gesunde

Pflanzen (…), von denen sie sich ernähren. Sie haben nämlich solche Gesundheit in sich, dass der Mensch, wenn er sie schöpfen könnte, er durch sie alle Krankheit von sich austreiben könnte. Diese Fische sind gesund zum Essen.« *(Physica)*

Fischsuppe

Zutaten:
100 g Räucherspeck
1 Zwiebel
1 grüne Paprikaschote
1 Tasse Reis
1 $\frac{1}{2}$ l Brühe
500 g Fischfilet
1 Ei
4 EL Kondensmilch
Salz, Muskat, Pfeffer

Zubereitung:
Den Speck würfeln und auslassen, Zwiebel- und Paprikawürfel darin hell anschwitzen, Reis und Brühe dazugeben und 15 Minuten kochen lassen. 250 g Fischfilet in Würfel schneiden. Das restliche Fischfilet im Mixer mit dem Ei, Kondensmilch und Gewürzen zerkleinern und die Masse zu kleinen Klößen formen. Die Fischwürfel und -klößchen in die Brühe geben und etwa 5 Minuten ziehen lassen.

Nachtisch

Dänische Rote Grütze

Zutaten:
250 g Himbeeren
250 g rote Johannisbeeren
$\frac{3}{8}$ l Wasser
150 g Zucker
60 g Speisestärke

Zubereitung:
Himbeeren und Johannisbeeren waschen und in dem Wasser 3 Minuten kochen. Durch ein feines Haarsieb passieren und so viel Wasser dazugießen, bis es $\frac{3}{4}$ l sind. Den Zucker dazugeben und den Saft aufkochen. Speisestärke mit etwas kaltem Wasser verquirlen, zum Saft rühren und die Rote Grütze kurz durchkochen. In eine kalt ausgespülte Schüssel füllen und kalt werden lassen. Dann in eine Schüssel geben und mit flüssiger Sahne oder Milch servieren.

Gebackene Pflaumen

Zutaten:
400 g Zwetschgen
20 g Butter
4 EL Honig
1 Prise Muskat
40 g Mandelstifte

Zubereitung:
Zwetschgen waschen, halbieren und entkernen. Ein großes Stück Alufolie mit Butter bestreichen. Die Zwetschgen darauf verteilen. Mit Honig beträufeln. Muskat und Mandelstifte darüber verteilen. Die Folie fest verschließen und in den Backofen aufs Rost legen. Den Ofen auf 200 Grad schalten und die Zwetschgen 30 Minuten backen. Aus der Folie heiß oder lauwarm servieren.
Dazu passt halbsteif geschlagene Sahne.

Milchgelee

Zutaten:
$\frac{1}{2}$ l Milch
1 Päckchen Vanillinzucker
60 g Zucker
6 Blatt weiße Gelatine
$\frac{1}{4}$ l Schlagsahne

Zubereitung:
Milch mit Vanillinzucker und Zucker verrühren. Die im Wasserbad aufgelöste Gelatine unterziehen. Wenn die Speise dicklich zu werden be-

ginnt, $\frac{1}{8}$ l geschlagene Sahne unterheben. In eine mit kaltem Wasser ausgespülte Puddingform füllen und über Nacht im Kühlschrank erstarren lassen. Stürzen und mit Erdbeeren und restlicher Schlagsahne verzieren.

Quarkcreme

Zutaten:
2 Eigelb
100 g Zucker
1 Päckchen Vanillinzucker
1 Prise Salz
Saft und abgeriebene Schale $\frac{1}{2}$ unbehandelten Zitrone
200 g Magerquark
$\frac{1}{8}$ l Sahne
4 EL Erdbeer- oder Himbeerkonfitüre

Zubereitung:
Eigelb, Zucker, Vanillinzucker, Salz, Zitronensaft und -schale mit dem Schneebesen weiß-schaumig schlagen. Den Quark unterrühren. Sahne steif schlagen und ebenfalls unterziehen. Die Speise in eine Dessertschale füllen. Konfitüre glattrühren, über die Quarkspeise geben und unterziehen.

Apfel-Sahne-Schnee

Zutaten:
4 Äpfel
$\frac{1}{4}$ l Sahne
Honig

Zubereitung:
Die Äpfel roh fein raspeln oder zu Mus kochen und abkühlen lassen. Die Sahne steif schlagen und unterziehen. Nach Belieben mit Honig süßen.

Gebratene Bananen

Zutaten:
4 Bananen
1 EL Butter
2 Orangen und 1 Zitrone (unbehandelt)
1 EL Honig

Die Ernährung Ihres Kindes 181

Zubereitung:
Die Bananen schälen und der Länge nach halbieren. Die Butter erhitzen
und die Bananen darin von beiden Seiten kurz goldgelb anbraten. Vorsichtig herausnehmen und warmstellen. Orangen und Zitrone hauch-
dünn abschälen und auspressen. Die Schale in feinste Streifen schneiden.
Den Saft und den Honig zur Butter geben, aufkochen und die Schalen-
streifen dazugeben, etwas einkochen lassen und über die Bananen geben.

Bratäpfel

Zutaten:
4 säuerliche Äpfel
Honig
Rosinen
Zimt
2 EL gehobelte Mandeln oder gemahlene Nüsse

Zubereitung:
Die Äpfel mit dem Apfelausstecher entkernen. Pro Apfel 1 EL Honig,
1 EL Rosinen, 1 TL Zimt vermengen und in die Äpfel füllen. Mit Mandelblättchen bestreuen und in der gebutterten Auflaufform 30 Minuten bei
180 Grad im Backofen backen.

Schokoladenschaumcreme

Zutaten:
$\frac{1}{4}$ l Sahne
1 Eiweiß
70 g Honig
$1\frac{1}{2}$ EL dunkler Kakao
2 Msp. Zimt

Zubereitung:
Die Sahne steifschlagen und in den Kühlschrank stellen. Das Eiweiß sehr
steif schlagen, den Honig langsam hineinlaufen lassen und weiterschla-
gen, bis eine dicke Schaummasse entstanden ist. Kakao einrühren. Von
der Schlagsahne knapp 2 EL in eine Tortenspritze füllen. Die restliche
Sahne unter den Eierschaum heben. Die Creme in 4 Dessertgläser füllen
und mit einer Sahnerosette garnieren.

Stachelbeer-Sorbet

Zutaten:
300 g Stachelbeeren
flüssiger Süßstoff
1 Päckchen Vanillezucker
100 g Obstsaft
3 Eiweiß

Zubereitung:
Die Stachelbeeren vorbereiten, mit 2 Tassen Wasser und Süßstoff weich-
kochen, dann durch ein Sieb treiben. Obstsaft und das steifgeschlagene
Eiweiß darunter mischen, in Gläser füllen und ins Tiefkühlfach geben.
Während die Beerenmasse leicht friert, öfter durchrühren.

Erdbeeren in Bananenschaum

Zutaten:
500 g frische, reife Erdbeeren
Saft ½ Zitrone
1 reife Banane
Saft von einer kleinen Orange

Zubereitung:
Erdbeeren waschen und putzen, größere Früchte halbieren. Die Hälfte
der Früchte mit Zitronensaft beträufeln und kühl stellen. Restliche
Früchte mit Banane und Orangensaft pürieren. Vor dem Servieren die
Erdbeeren mit dem Bananenschaum übergießen.

Frucht-Sahne-Speise

Zutaten:
150 g Hirse
400 g Sauerkirsch- oder Johannisbeersaft
130 g Honig
½ TL Delifrut (aus dem Reformhaus)
50 g Milch
⅛ l Sahne

Die Ernährung Ihres Kindes 183

Zubereitung:
Hirse mehlfein mahlen und in den Fruchtsaft rühren. Unter Umrühren aufkochen und auf der ausgeschalteten Platte auskühlen lassen. Honig, Delifrut und Milch unter die abgekühlten Masse rühren. Sahne steif schlagen und unterrühren (etwas zum Garnieren zurücklassen). Die Creme in eine Glasschale füllen und mit Sahnetupfern verzieren.

Über die Kirschen schreibt Hildegard:
»Die Kirschenfrucht ist zwar nicht besonders nützlich, aber auch nicht besonders schädlich, und es schadet einem Gesunden nicht, sie zu essen: Wenn aber ein Kranker und jemand mit schlechten Säften viel davon isst, bekommt er dadurch etwas Beschwerden.« *(Physica)*

Abendessen

Radieschencreme

Zutaten:
1 Bund Radieschen
150 g Doppelrahm-Frischkäse
2 EL Joghurt
Salz, Pfeffer
1 TL geriebener Meerrettich
$\frac{1}{2}$ Paket Kresse

Zubereitung:
Radieschen putzen, waschen und in feine Würfel schneiden. Frischkäse und Joghurt cremig rühren. Mit Salz, Pfeffer und Meerrettich würzen. Mit Kresse bestreuen.
Dazu schmecken kräftiges, mit Butter bestrichenes Roggen- oder Vollkornbrot oder neue Kartoffeln.

Petersilienbutter

Zutaten:
1 Bund Petersilie
125 g weiche Butter
Salz und Pfeffer

Zubereitung:
Petersilie abspülen, trockentupfen und hacken. Mit der Butter verrühren und mit Salz und Pfeffer abschmecken.
Passt gut zu Vollkornbrot, belegt mit Käse.

Über die Butter schreibt Hildegard:
>Der stark abgemagerte, körperlich dürre Mensch esse oft Butter. Der Dicke esse nur wenig Butter, damit sich sein krankes Gewebe nicht noch mehr vergrößert.« *(Physica)*

Eierkäse

Zutaten:
6 Eier
$\frac{1}{2}$ l Milch
1 Prise Salz
2 EL frische Kräuter, z.B. Petersilie, Basilikum, Estragon, Sauerampfer
Butter für die Form

Zubereitung:
Eier, Milch und Salz leicht schaumig verrühren. Eine feuerfeste Schüssel einfetten, mit Kräuterblättchen auslegen. Nun behutsam die Eimasse daraufgießen. Schüssel ins siedende Wasserbad in den Backofen (180 Grad) oder auf den Herd stellen. Masse etwa 30–40 Minuten stocken lassen. Sobald der Eierkäse fest ist, aus der Form in ein Sieb stürzen, das mit einem Mulltuch ausgelegt ist und über Nacht abtropfen lassen. In dicke Scheiben geschnitten auf dunkles Brot legen und mit Pfeffer bestreuen.

Scheiterhaufen

Zutaten:
6–8 Weißbrotscheiben
Butter zum Einfetten
2 EL gehackte Mandeln
50 g Rosinen
100 g Zucker
$\frac{1}{4}$ l Sahne
$\frac{1}{2}$ l Milch
1 Prise Zimt
4 Eier
$\frac{1}{2}$ l Apfelsaft

Zubereitung:
Brot entrinden und in fingerdicke Streifen schneiden. Eine Auflaufform dick buttern. Brotstreifen mit Rosinen und Mandeln mischen und einfüllen. Zucker, Sahne, Milch, Eier und Zimt verquirlen und über das Brot gießen. Ruhen lassen, bis die Milch aufgesogen ist. Im vorgeheizten Backofen bei 220 Grad etwa 30 Minuten backen. Dann den Saft zugießen und 10 Minuten weiterbacken. Warm mit Kompottfrüchten servieren.

Quiche Lorraine

Zutaten:
1 Paket Tiefkühl-Blätterteig
250 g Emmentaler Käse
125 g Frühstücksspeckscheiben
$\frac{3}{8}$ l Milch
3 Eier
1 EL Mehl
Pfeffer
Muskat

Zubereitung:
Den Blätterteig nach Vorschrift auftauen lassen, rund auswellen und ein Kuchenblech mit Rand damit auslegen, mit einer Gabel den Teigboden mehrmals einstechen. Den Kuchenboden mit Käse- und Speckscheiben belegen und mit Milch, Eiern, Mehl und Gewürzen (alles gut verquirlt) übergießen. Bei 250 Grad in etwa 25 Minuten backen. Warm servieren.

Süßigkeiten

Hirsekekse

Zutaten:
150 g Hirseflocken
100 g Weizenmehl Type 550
120 g gemahlene Haselnüsse
100 g Dattelmark
100 g Butter oder Margarine
1 Eiweiß
zum Belegen: Pinienkerne oder andere Nusskerne

Zubereitung:
Hirseflocken, Weizenmehl, Haselnüsse, Dattelmark und Fett verkneten. Den Teig 30 Minuten kalt stellen. Zwischen Klarsichtfolie etwa einen halben Zentimeter dick ausrollen. Kleine Quadrate ausschneiden, jedes mit Eiweiß bestreichen und mit Kernen belegen. Auf Backbleche legen und bei 175 Grad 15 Minuten backen.

Haferkonfekt

Zutaten:
200 g Haferflocken
2 EL Butter
1 Prise Zimt
150 g zartbittere Schoko-Kuvertüre

Zubereitung:
Haferflocken in Butter und Zimt goldgelb rösten, abkühlen lassen. Kuvertüre schmelzen. Mit den Haferflocken mischen und in kleinen Häufchen aufs Pergamentpapier setzen. Erstarren lassen.

Karamellen

Zutaten:
100 g Butter
3–4 EL Honig
2 EL Crème double

Zubereitung:
Butter mit Honig schmelzen, Crème double hinzufügen und bei milder Hitze unter ständigem Rühren dickcremig einköcheln. Auf Pergamentpapier streichen und auskühlen lassen. Masse zur Rolle formen und erstarren Lassen. Von abgelagerter Butter säubern und in gleichmäßige Bonbons aufschneiden.

Honigriegel

Zutaten:
250 g Butter
500 g Honig
5 EL Sahne
4 EL Rum
abgeriebene Schale einer unbehandelten Zitrone
4 EL Zitronensaft
4 TL Zimt
250 g Walnusskerne oder Haselnüsse
500 g Weizen
250 g Hirse
Margarine für das Blech

Zubereitung:
Die Butter zerlassen, den Honig, die Sahne, den Rum, die Zitronenschale und den -saft sowie den Zimt einrühren. Die Nüsse fein reiben. Den Weizen und die Hirse mehlfein mahlen. Alles nacheinander unter die Buttermischung arbeiten. Über Nacht zugedeckt quellen lassen. Den Backofen auf 175 Grad vorheizen. Den Teig mit einem nassen Löffel 1 cm dick auf das gefettete Backblech streichen. Das Blech auf der mittleren Leiste in den Backofen schieben. Die Teigplatte bei 175 Grad etwa 45 Minuten backen. Sofort nach dem Backen in Quadrate oder Streifen schneiden. Die Honigriegel in einer Dose aufbewahren. Nach 3–4 Tagen schmecken sie am besten.

Getränke

Kalte Schokolade

Zutaten:
1 Riegel Vollmilchschokolade
$\frac{1}{2}$ l Milch
1 Prise Zimt und Muskat
1 EL Schlagsahne

Zubereitung:
Die Schokolade bei milder Hitze schmelzen, nach und nach die leicht erwärmte Milch einschlagen und bis zum Abkühlen immer weiter schlagen, mit Zimt und Muskat würzen, bis zum Servieren kalt stellen. Ins Glas füllen, mit Sahnetupfen verzieren. Nach Belieben eine Kugel Vanille-Eis ins Glas geben.

Mandelmilch

Zutaten:
100 g süße Mandeln
½ l Vollmilch
1 Msp. Vanillemark

Zubereitung:
Die Mandeln in Wasser aufkochen, kalt abschrecken und ihre Schalen abziehen. Über Nacht in 100 ml Vollmilch einweichen. Dann mit der übrigen Milch und dem ausgekratzten Vanillemark cremig rühren. Eventuell 1 TL Honig mitmixen.

Über die Mandel schreibt Hildegard:
>»Aber wer ein leeres Gehirn hat und eine schlechte Gesichtsfarbe und daher Kopfweh, esse oft die Mandelfrucht, und es füllt das Gehirn und gibt ihm die richtige Farbe. Auch wer lungenkrank ist und einen Leberschaden hat, esse oft die Mandeln roh oder gekocht, und sie bringen der Lunge Kräfte, weil sie den Menschen in keiner Weise belasten oder austrocknen, sondern ihn stärken.« *(Physica)*

Zitronenmelisse-Limonade

Zutaten:
5 Sträußchen frische Zitronenmelisse
8–10 hauchdünne Scheiben einer unbehandelten Zitrone
2–3 l Wasser
8–10 Candy-Sticks (Kandiszucker an Stöckchen, in Teeläden erhältlich)

Zubereitung:
Einige Melissenblättchen abzupfen und beiseite legen. Die übrige gewaschene und entstielte Zitronenmelisse mit kochendem Wasser aufbrü-

hen. 15 Minuten ziehen lassen, durchseihen und kühl stellen. In jedes Glas eine Zitronenscheibe und einen Candy-Stick geben, darüber dann die Limonade gießen.

Über die Melisse schreibt Hildegard:

>Die Melisse ist warm, und ein Mensch, der sie isst, lacht gern, weil ihre Wärme die Milz berührt und daher das Herz erfreut wird.« *(Physica)*

Kindererziehung

Eine wichtige Anmerkung macht Hildegard von Bingen dazu, dass Kleinkinder nicht gleich nach der Geburt laufen können: der Mensch braucht große Kraft, wenn er sich zum Gehen aufrichtet, Tiere dagegen laufen auf allen Vieren.

>»Obwohl sich jedoch die eben geborenen Tiere auf den Füßen halten können, können sie doch nicht sitzen, wie ein kleines Kind sitzt, wenn es sich noch nicht auf seinen Füßen aufrichten kann. Weil die Tiere ihre Kraft in den Beinen und in den Füßen haben, können sie nach der Geburt bald laufen. Weil aber der Mensch seine Kraft oberhalb des Nabels hat und, solange er ein kleines Kind ist, auf seinen Füßen und Beinen schwach ist, kann er dann noch nicht gehen.«
>*(Causae et Curae)*

Hildegard von Bingen vergleicht das Leben eines Kindes mit den ersten Monaten des Jahres – es ist unschuldig wie frisch gefallener Schnee. Seine Wünsche seien einfältig und unschuldig, so dass es nicht gegen die Natur seiner Seele handele. Je älter das Kind werde und die körperlichen Säfte zunähmen, in desto größere Traurigkeit würde die Seele gestürzt, weil der Mensch über seiner Fleischeslust und Leichtfertigkeit Gott vergesse.

Aber Hildegard weiß auch um die Probleme der Heranwachsenden: »In seiner Jugend ist der Mensch wie ein Baum, der Blüten sprießen lässt: Mark und Blut werden in ihm gefestigt, indes auch die Kräfte der Seele schon so zugenommen haben, dass er nun die bisherigen kindlichen Zuchtmaßnahmen nicht mehr auf sich nehmen und nicht mehr leiden mag.«

Kinderkrankheiten und ihre Behandlung

Appetitlosigkeit

Appetitlosigkeit tritt bei verschiedenen Erkrankungen auf – vor allem, wenn diese von hohem Fieber begleitet sind. Aber auch Stress und Nervosität können die Ursache sein. Das ist beispielsweise der Fall bei Einschulung oder Schulwechsel, vor allem aber bei familiären Problemen, die das Kind belasten.

Hildegards Kräuteressig
>»Wenn jemand Widerwillen gegen das Essen hat, nehme er Salbei, etwas Kerbel und etwas Knoblauch, zerkleinere diese Gewürze und lege sie in Essig ein.« (*Physica*)

Mit diesem Kräuteressig sollen möglichst viele Speisen gewürzt werden – etwa Salate –, um so den Appetit wieder anzuregen.

Was sie sonst noch tun können:
- Viel mit frischen Kräutern würzen! Der Geruch allein wirkt oft schon appetitanregend.
- Das Essen jedes Mal liebevoll anrichten – das Auge isst mit.
- Die Speisen auf einen möglichst großen Teller geben – so sehen sie »nach weniger« aus.
- Das Wichtigste ist, dass Sie Ihr Kind ermutigen und bestärken, damit es auch mit schwierigen Situationen umgehen lernt.

Atembeschwerden

Atembeschwerden können verschiedene Ursachen haben – psychische Probleme, Sauerstoffmangel, Erkältungskrankheiten, es können aber auch tieferliegende Erkrankungen zugrunde liegen. Deshalb sollten Sie Ihr Kind bei anhaltenden Symptomen unbedingt dem Kinderarzt vorstellen.

Zimtbrot

Hildegard empfiehlt als schnelle Hilfe bei Atemnot, ein Stückchen mit Zimt bestreutes Brot zu essen oder dieses Gewürz einfach aus der Hand zu lecken. Möglicherweise sind es vor allem die im Zimt enthaltenen ätherischen Öle, die seine Wirkung begründen.

Was Sie sonst noch tun können:
- Leiten Sie Ihr Kind an, bewusst, tief und langsam zu atmen.
- Frische Luft – besonders Wald- oder Seeluft – kann manche Atembeschwerden schnell und nachhaltig kurieren.

Ausschläge

Unter diesem weit gefassten Begriff versteht man Verfärbungen und sonstige Veränderungen der Haut, die meist plötzlich auftreten und – je nach Ursache – mit oder ohne Beschwerden (Jucken, Brennen, Nässen) verlaufen. Häufig treten sie in Zusammenhang mit Infektionskrankheiten auf – wie etwa Masern, Röteln, Scharlach, Windpocken usw. Aber auch allergische Reaktionen können die Ursache sein, z.B. bei der Neurodermitis, die häufig gerade bei jüngeren Kindern auftritt. Da Ausschläge lediglich Symptom einer Erkrankung sind, muss der Arzt zunächst die Krankheitsursache abklären, um eine erfolgreiche Behandlung zu gewährleisten.

Hildegard von Bingen führt Ausschläge auf schädliche Säfte im menschlichen Körper, also auch auf eine »Primärerkrankung« zurück. Sie rät, mit der Behandlung des Ausschlags einige Zeit zu warten, damit er reif werde und ausfließen könne. Wenn sich die Haut zwischen den Wundstellen rötet und auszutrocknen beginnt, soll sofort eine geeignete Heilsalbe verwendet werden:

> »Wer Ausschlag an seinem Körper hat, der mäste einen Schwan. Wenn er ihn getötet hat, nehme er das Schmalz und zerlasse es in einer Schüssel und gebe Beifuß und Eichenasche im gleichen Gewicht bei, so dass zweimal soviel Fett sei. Dies koche er gleichzeitig in der Schüssel und mache eine Salbe davon. Zunächst wird seine Haut an den Stellen, wo er sich salbt, voller Pusteln, aber dann wird er rasch geheilt werden.« (*Physica*)

Da Schwanenschmalz wohl kaum erhältlich ist, lässt sich diese Salbe auch mit anderem Geflügelfett (Huhn, Ente oder Gans) oder mit Flomenfett herstellen.

Was Sie sonst noch tun können:
– Zur inneren Heilung ist eine vitamin- und ballaststoffreiche Ernährung wichtig. Deshalb sollte Ihr Kind möglichst auf Süßigkeiten und fettreiche Speisen verzichten. Sehr heilsam wirkt Dinkel in jeder Form.
– Als sehr wirksam hat sich auch Brennesseltee erwiesen – vor allem bei allergisch bedingten Ausschlägen. Geben Sie Ihrem Kind für einige Wochen mindestens 1 Liter pro Tag davon.
– Bei Ausschlägen, die durch Infektionen hervorgerufen wurden, empfehlen sich Kleiebäder, die es in der Apotheke fertig zu kaufen gibt.

Bronchitis

Hierbei handelt es sich um eine Entzündung der Bronchien, die besonders häufig im Herbst und im Frühjahr auftritt. Verursacht wird sie meisten durch Virusinfektionen, die durch Unterkühlungen und Wetterumschwünge und die Beeinträchtigung der Schleimhäute infolge trockener Heizungsluft begünstigt werden. Symptome sind Husten, Schnupfen und manchmal Fieber. Die Bronchitis kann allerdings auch als Begleiterscheinung von Grippe, Masern oder Keuchhusten auftreten.

Gegen Bronchitis helfen nach Hildegard vor allem Hirschzunge und Heckenrose. Aus den Blütenblättern lässt sich ein angenehm duftender Tee herstellen. Auch Hagebuttentee hat eine lindernde Wirkung und wird besonders von Kindern gern getrunken.

Was Sie sonst noch tun können:
– Inhalationen mit Kamillentee sind ein sehr hilfreiches Mittel, das den Schleim löst.
– Sehr empfehlenswert sind auch heiße Fußbäder. Danach die Füße gut abtrocknen und warme Socken anziehen.
– Heiße Getränke – Zitronensaft, Kräutertee – wirken ebenfalls lindernd.

Durchfall

Durchfälle sind meistens harmlos, wenn auch lästig. Im Sommer treten sie häufiger auf als im Winter. Das hat verschiedene Gründe: Urlaub in fremden Ländern mit ungewohnter Kost, stärkere Temperaturgefälle zwischen mittäglicher Hitze und Kühle nach Sonnenuntergang, »Kälteschock« durch eisgekühlte Getränke, leichter verderbliche Speisen, mit Bakterien und Viren infizierte Lebensmittel aufgrund mangelnder Hygiene. Oft sind Durchfälle von Erbrechen begleitet. Bei länger anhaltendem oder häufig auftretendem Durchfall sollten Sie die Ursache durch den Arzt abklären lassen!

Krankheitserregende, ungesunde Speisen und Krankheiten können die Körpersäfte in Unordnung bringen, so dass die unverdauten Speisen und Getränke ausgestoßen werden. Dies ist nach Hildegards Meinung der Gesundheit des Menschen nur zuträglich. Wenn es sich allerdings um gesunde Lebensmittel handelt, die durch Durchfall den Körper verlassen, wird der Mensch dadurch geschwächt.

Was Sie dagegen tun können:
- Durchfälle führen zu einem erhöhten Flüssigkeits- und Salzverlust. Geben Sie deshalb Ihrem Kind reichlich Kamillentee zu trinken, dem Sie etwas Salz hinzugefügt haben.
- Täglich ein Becher Bio-Joghurt, unter den Sie Leinsamenschrot gerührt haben, beruhigt den Darm.
- Ein Brei aus $\frac{1}{2}$ Banane und $\frac{1}{2}$ geriebenen Apfel hat eine ähnliche Wirkung.

Erbrechen

Viele Krankheiten sind mit Erbrechen verbunden, weshalb bei sehr heftigen und anhaltenden oder sich häufig wiederholenden Brechanfällen unbedingt mit dem Arzt die Ursache abgeklärt werden muss. Manchmal sind aber auch Aufregungen und Ängste der Grund. Ebenso können zuviel Sonne, große Anstrengungen geistiger oder körperlicher Art und zuviel oder unzuträgliches Essen Erbrechen auslösen.

Hildegard von Bingen führt das Erbrechen nicht nur auf unzuträgliches Essen zurück, sondern auch auf eine falsche Reihenfolge. So warnt sie davor, zu kalte und bald darauf warme Speisen zu sich zu nehmen. Alles Essen sollte immer gut temperiert sein, damit es gut verdaulich ist.

In jedem Fall rät sie davon ab, ein Brechmittel einzunehmen oder sich auf andere Art selbst zum Erbrechen zu bringen. Dies nütze der Gesundheit nicht – wie das ja beim natürlichen Erbrechen der Fall ist, wenn unzuträgliche Speisen vom Magen ausgestoßen werden –, sondern es schade ihr eher, weil es nicht heilsam und gesund sei.

Kümmelküchlein

Zutaten:
3 Teile Kümmel
1 Teil Pfeffer
etwas Bibernelle
Weizenmehl
1 Eigelb
etwas Wasser

Zubereitung und Anwendung:
Die Gewürze pulverisieren und unter das Mehl geben.
Mit dem Eigelb und dem Wasser zu einem Teig verkneten und daraus kleine Plätzchen formen. Diese im Backofen ausbacken.
Bei auftretendem Brechreiz lassen Sie Ihr Kind ein solches Plätzchen langsam essen oder streuen Sie ihm die pulverisierten Gewürze auf ein trockenes Stück Weißbrot.
Hildegards Erklärung für die Wirksamkeit dieses Rezeptes: Die Kälte des Kümmels, der Bibernelle und des Eigelbs zusammen mit der Wärme des Pfeffers und des Weizens harmonisierten die Säfte und verhinderten das Erbrechen.

Was Sie sonst noch tun können:
– Kümmeltee ist ein gutes Hausmittel gegen Erbrechen.
– Massieren Sie die Magengegend Ihres Kindes leicht mit etwas Cuprum-metallicum-Salbe (in der Apotheke erhältlich).

Fieber

Das Fieber selbst ist keine Krankheit, sondern im Gegenteil eine Maßnahme des Körpers, sich gegen eine Krankheit zur Wehr zu setzen. Fieber tritt nicht nur als Reaktion auf Infektionskrankheiten oder als Folge einer Entzündung auf, sondern auch (allerdings sehr viel seltener) bei Allergien und seelischen Störungen.

Am häufigsten aber stellt sich Fieber bei Infektionen und Entzündungen ein. Gerade hier ist es bereits ein Teil des Heilungsvorgangs. Fieber signalisiert immer einen Ausnahmezustand des Körpers: Das körpereigene Immunsystem ist aktiviert. Dadurch wird es den krankmachenden Mikroorganismen erschwert, zu überleben oder sich gar zu vermehren. Meistens verlaufen Infektionskrankheiten wesentlich unkomplizierter, wenn sie von Fieber begleitet sind. Dies ist gerade bei Kindern der Fall, die während der sogenannten Kinderkrankheiten (Masern, Scharlach usw.) sehr hohe Temperaturen haben.

Hildegard von Bingen weiß die Heilkräfte des Fiebers zu schätzen. Sie schreibt, dass dieses dem Menschen nicht schade, sondern ihm vielmehr Gesundheit bringe, weil so alle inneren Organe durch den Schweiß gereinigt würden. Nur darf das Fieber nicht zu stark werden. Bei zu hohem und zu lange andauerndem Fieber kann es zu bedrohlichen Situationen kommen:

> »Die Wärme, die in der Leber und den anderen inneren Organen lebensnotwendig ist, steigt zur äußeren Hautschicht auf, und die innere Kälte bleibt im Menschen. Dann liegt die Seele bedrückt im Körper und wartet voller Zweifel ab, ob sie den Körper verlassen oder in ihm bleiben soll. (…) Wenn sie aber merkt, dass der Ansturm dieser Säfte durch die Gnade Gottes allmählich etwas nachlässt, dann gelangt sie zu der Einsicht, dass sie sich von diesem Säften freimachen kann. Sie sammelt ihre Kräfte und treibt die schädlichen Säfte durch den Schweiß aus dem Körper heraus.« (*Causae et Curae*)

Galgantwasser

Lösen Sie etwas Galgantpulver (aus der Apotheke) in Mineralwasser auf und geben Sie Ihrem Kind davon während des Fiebers zu trinken.

Was Sie sonst noch tun können:
- Machen Sie Ihrem Kind Wadenwickel. Dazu zwei Geschirrtücher in kaltem Wasser auswringen und um die Waden wickeln. Darüber kommen zwei trockene Frotteetücher. Die Wickel alle paar Stunden wechseln.

Geschwüre

Hautentzündungen wie Furunkel und Karbunkel werden volkstümlich als Geschwüre bezeichnet. Sie befinden sich meistens auf der Hautoberfläche (oft im Gesäßbereich), können aber bei längerem Bestehen auch bis in die Lederhaut oder tiefer reichen. Mitunter sind die Schleimhäute betroffen.

Hildegard rät, die Geschwüre reif werden zu lassen, damit sie ausfließen können. Danach sollten die Wundstellen mit einer Heilsalbe behandelt werden.

Manchmal sind Geschwüre vor dem Aufbrechen sehr schmerzhaft. In diesem Fall rät Hildegard dazu, etwas reines Bienenwachs aufzulösen und ein sauberes Leinentuch damit zu tränken, dieses außerdem mit etwas Olivenöl zu bestreichen und auf das Geschwür zu legen. So würden die schädlichen Säfte herausgezogen und das Geschwür breche leichter auf.

Eisenkrautkompresse

In ihrer *Physica* empfiehlt Hildegard das Auflegen von Eisenkrautkompressen. Dazu wird eine Handvoll Eisenkraut 5 Minuten lang in etwas Wasser gekocht, leicht ausgedrückt und in ein Leinentuch gelegt. Diese Kompresse wird erneuert, sobald sie getrocknet ist.

Veilchensalbe

Zutaten:
3 TL Veilchenöl
1 TL Olivenöl
3 TL Hammelfett

Zubereitung und Anwendung:
Den Hammeltalg sanft schmelzen, dann die Öle darunterrühren und alles zu einer Salbe erstarren lassen.
Die Geschwüre sachte damit bestreichen.

Bohnenmehlauflage

In ihrer *Physica* gibt Hildegard auch das folgende Rezept gegen Geschwüre an.

Zutaten:
50 g zu Mehl zermahlene weiße Bohnen
5 g Fenchelpulver
50 g Weizenmehl
etwas Wasser

Zubereitung und Anwendung:
Aus den Zutaten einen Teig formen, diesen dünn ausrollen und in Stücke schneiden.
An der Sonne oder im Backofen trocknen lassen.
Die Auflage mit einer Binde über dem Geschwür befestigen. Täglich mehrmals erneuern.

Was Sie sonst noch tun können:
– Bei durch Nahrungsmittel verursachten Geschwüren empfiehlt sich eine Nahrungsumstellung. Wichtig ist der Verzicht auf fette Speisen und – zumindest für eine Zeitlang – auf Fleisch.
– Hartnäckige Geschwüre können Sie auch mit schwarzer Zugsalbe (in der Apotheke erhältlich) behandeln.

Halsschmerzen

Halsschmerzen können aus vielen Gründen auftreten – etwa durch Kälteeinwirkung oder als Begleiterscheinung von Erkältungen oder grippalen Infekten, manchmal auch bei Infektionskrankheiten wie Scharlach, Masern usw.

Was Sie tun können:
- Schützen Sie den Hals Ihres Kindes vor allem bei feuchtem und windigem Wetter. Oft reicht schon ein leichter Seidenschal.
- Ein sehr gutes homöopathisches Mittel, das auch in schwerwiegenden Fällen wirkt, in denen es zu einer Art Stimmverlust kommt, ist Zinnober-Pyrit. Fragen Sie in Ihrer Apotheke danach.
- Bewährt hat sich ein Halswickel. Wringen sie ein großes Taschentuch in kaltem Wasser aus und legen Sie es Ihrem Kind um den Hals. Mit einem Wollschal umwickeln, öfter erneuern.

Husten

Der Husten ist im Grunde keine Erkrankung für sich, sondern kann Symptom für verschiedene Krankheiten sein – meistens für Erkältungen oder grippale Infekte. Beim Husten sind die Schleimhäute gereizt und sondern vermehrt Schleim ab. Die kleinen Flimmerhärchen, die diesen Schleim normalerweise aus den Atemwegen heraustransportieren, sind durch die Erkältung geschwächt. Dadurch sind die Luftwege eingeengt und müssen durch kräftige Hustenstöße für die Atmung frei gemacht werden. Sind Flimmerhärchen und Schleimhäute durch häufige Erkältungen angegriffen, können sie die Krankheitskeime nicht mehr abwehren. So erhöht sich die Gefahr, dass es immer wieder zu einer Infektion kommt. Deshalb sind nicht nur eine naturgemäße Behandlung, sondern auch Vorbeugungsmaßnahmen wie Abhärtung (etwa durch Wechselduschen, Bürstenmassage, viel Bewegung im Freien) und eine ausgewogene Ernährung sehr wichtig.

Hildegard von Bingen schreibt über den Husten, dass er durch Fäulnisstoffe im Lungenbereich hervorgerufen werde, wodurch der erkrankte Mensch viel Schleim auswerfe. Würde er dies nicht tun, müsste er ihrer Meinung nach schon nach kurzer Zeit zugrunde gehen, weil diese Krankheit manchmal gefährlich sein könnte.

Akelei-Honig

Hildegard schreibt zur Behandlung von Husten, der von reichlichem Schleimauswurf begleitet ist:
»Lege Akelei in Honig und iss diesen oft. Er mindert die Verschleimung und reinigt die Atemwege.« *(Physica)*

Zutaten:
1 Handvoll frische Akeleiblätter und -blüten
250 g Honig

Zubereitung und Anwendung:
Akelei sehr fein zerkleinern und unter den Honig rühren. In ein Glas füllen und gut verschließen. Geben Sie Ihrem Kind mehrmals am Tag einen Löffel davon.

Wermut-Einreibung

Zutaten:
Reichlich frischer Wermut
Olivenöl

Zubereitung und Anwendung:
Die Wermutpflanzen mit dem Öl übergießen und in ein gut verschließbares Glas abfüllen. Einige Monate lang an einem warmen Ort stehen lassen, dabei immer wieder schütteln oder umrühren. Dann abseihen (durch Kaffeefilterpapier oder durch ein sauberes Küchentuch).
Mit diesem Öl wird bei Husten die Brust sanft massiert.
Wichtig: Wenn es zu Hautreizungen kommt, die Behandlung unterbrechen oder ganz aufgeben.

Was Sie sonst noch tun können:
– Bei heftigem Husten – vor allem, wenn er von Fieber begleitet ist – empfehlen sich Brustwickel. Dazu ein Küchenhandtuch in kaltem Wasser auswringen und auf die Brust legen. Darüber kommt ein Frotteetuch, und das Ganze wird mit einem Wollschal fixiert.
– Geben Sie Ihrem Kind immer wieder einen Löffel Honig und süßen Sie auch den Tee damit.

Insektenstiche

Insektenstiche sind nicht nur lästig – durch Aufkratzen kann es leicht zu Infektionen kommen. Hier weiß Hildegard in ihrer *Physica* ein einfaches Mittel, das vor allem bei Wanderungen – wenn man möglicherweise gerade kein anderes Medikament zur Hand hat – sehr hilfreich sein kann: Die

Einstichstelle mit Wegerichsaft einreiben. Dazu werden einige Wegerichstengel zerdrückt, und der Saft wird dann direkt auf den Stich aufgetragen. Dies sollte mehrfach wiederholt werden. Dadurch geht die Schwellung rasch zurück.

Was Sie sonst noch tun können:
– Bei Anschwellen und Juckreiz ist Kühlung wichtig. Deshalb ein sauberes feuchtes Tuch auf die Einstichstelle legen.
– Ein Mittel, das Hildegard von Bingen noch nicht kennen konnte, das aber fast unfehlbar wirkt, ist das australische Teebaumöl. Einfach ein Tröpfchen davon auf die Einstichstelle geben – der Juckreiz lässt nach, die Schwellung geht zurück, und eventuelle Infektionen werden schon im Keim verhindert.

Kolik

Bei Koliken handelt es sich um heftige krampfartige Bauchschmerzen, die durch Zusammenziehungen der Muskulatur innerer Organe (Magen, Darm, Galle, Nieren, Blase) hervorgerufen werden. Oft sind sie mit Schweißausbrüchen und Brechreiz verbunden. Obwohl Sie ihrem Kind bei einer Kolik häufig selbst helfen können, sollten Sie bei sehr starken Schmerzen und länger dauerndem Anfall den Arzt rufen.

Hildegards Koliksalbe

Zutaten:
Frische Kamillenblüten
Butter

Zubereitung und Anwendung:
Die Blüten zu einem Brei zerstoßen und mit der Butter zu einer Salbe verrühren.
Diese auf die schmerzenden Stellen auftragen.

Hildegards Erklärung für die Wirksamkeit dieser Salbe: Die Wärme und Kraft der Kamille lindere in Verbindung mit der milden Wärme die Schmerzen.

Was Sie sonst noch tun können:
– Bettruhe ist eines der wichtigsten Heilmittel.
– Feuchtwarme Umschläge, auf die betroffenen Stellen gelegt, wirken oft lindernd.

Kopfschmerzen

Diese Schmerzen können in verschiedenster Form und Stärke auftreten und unterschiedlich lang andauern. Ebenso können sie die verschiedensten Ursachen haben. Bei heftigen, länger anhaltenden oder oft auftretenden Kopfschmerzen, sollten Sie Ihr Kind dem Arzt vorstellen, um die Ursachen zu klären.

Hildegard von Bingen führt viele Arten von Kopfschmerzen auf fiebrige Erkrankungen zurück. Die Migräne, bei der heftige einseitige Kopfschmerzen auftreten, rührten von der Schwarzgalle her und »von allen schlechten Säften, die im Menschen sind«. Die Behandlung werde durch das Ungleichgewicht dieser Säfte erschwert:

> »Man kann sie nur schwer loswerden, weil das, was die Schwarzgalle unterdrückt, wiederum die schlechten Säfte aufregt, und das, was die schlechten Säfte beruhigt, die Schwarzgalle wieder zunehmen lässt.« (Causae et Curae)

Birnenhonig

Für Hildegard ist dieses Mittel als Arznei gegen Kopfschmerzen »kostbarer und nützlicher als das reinste Gold (…), denn es vernichtet alle üblen Säfte im Menschen so, wie ein Geschirr vom Schmutz gereinigt wird.« (Physica)

Zutaten:
5 Birnen
250 g Honig
30 g Bärwurzpulver
25 g Galgantpulver
20 g Süßholzpulver
15 g Mauerpfefferpulver
(alle Kräuter in der Apotheke erhältlich)

Zubereitung und Anwendung:
Die Birnen waschen und vierteln. Die Kerngehäuse und Stiele entfernen.
Die Birnenviertel in Wasser weichkochen.
Das Wasser abgießen und die Birnen pürieren.
Den Honig im Wasserbad erwärmen.
Das Kräuterpulver und Birnenpüree kräftig darin verrühren.
Von diesem Birnenhonig geben Sie Ihrem Kind morgens nüchtern 1 Tee-
löffel, nach dem Mittagessen 2 Teelöffel und abends vor dem Schlafenge-
hen 3 Teelöffel.

Tannensalbe

Diese Salbe empfiehlt Hildegard aus folgendem Grund: »Die Tanne ist
ihrer Natur nach mehr warm als kalt und enthält viele Kräfte. Außerdem
bezeichnet sie die Tapferkeit.« *(Physica)*

Zutaten:
50 g Tannenrinde, -nadeln und wenn möglich auch etwas Tannenholz (am
besten eignet sich die Tanne zu diesem Zweck im Frühjahr – etwa März
bis Mai –, weil sie dann voller Saft ist.)
25 g Salbeiblätter
250 g Wasser
75 g Butter

Zubereitung und Anwendung:
Tannennadeln, -rinde und -holz fein hacken, die Salbeiblätter zerklei-
nern.
Mit dem Wasser köcheln lassen, bis ein dicker Brei entstanden ist.
Unter ständigem Rühren die Butter dazugeben.
Die Salbe durch ein Mulltuch abfiltern und in ein Cremetöpfchen füllen.
Dieses sollte im Kühlschrank aufbewahrt werden, damit die Butter nicht
ranzig wird.
Bei Kopfschmerzen mehrmals täglich zunächst die Herzgegend, dann die
Stirn Ihres Kindes mit dieser Salbe sanft massieren.

Veilchenöl

Zutaten:
10 g Veilchenöl
50 g Olivenöl
(Hildegard empfiehlt Veilchensaft – der in der von ihr angegebenen Menge aber kaum gepresst werden kann – und außer dem Olivenöl Bockstalg – der auch kaum erhältlich sein wird. Deshalb sind die Zutaten dieses Rezeptes heutigen Möglichkeiten angepasst worden.)

Zubereitung und Anwendung:
Die Öle miteinander vermischen und in ein dunkles Fläschchen abfüllen. Bei Schmerzen etwas Öl auf die Fingerspitzen verteilen und Stirn und Schläfen Ihres Kindes sanft damit massieren.

Was Sie sonst noch tun können:
– Bei leichteren Kopfschmerzen helfen Unterarmbäder in kaltem Wasser.

Läuse

Läuse sind heute offensichtlich wieder auf dem Vormarsch. Besonders in Kindergärten und Schulen kommt es immer wieder zu Läusebefall. Diese nisten sich vorwiegend in den Haaren ein, es kommt zu Juckreiz und rötlichen Entzündungen im Nackenbereich. Da Läuse Hautkrankheiten verursachen und übertragen können, sollte man bei ihrer Bekämpfung sehr gründlich vorgehen.

Hildegard von Bingen führt den Läusebefall auf die unterschiedliche Konstitution der Menschen zurück. So befallen ihrer Meinung nach Läuse eher grobknochige Menschen, die nicht sehr intelligent sind und leicht schwitzen, während zartgliedrige Menschen nicht so schnell betroffen werden.

Hildegards Rezeptur gegen Läuse – sie besteht im wesentlichen aus Aalgalle, Elfenbein und pulverisierten Geierschnäbeln – ist heute wohl kaum noch praktikabel und gehört eher in den Bereich von Mythos und Magie.

Was Sie sonst noch tun können:
- Bei Verdacht auf Läusebefall sollte das Haar mit einem speziellen Läusekamm (in der Apotheke erhältlich) gründlich ausgekämmt werden.
- Wichtig ist auch das getrennte und gründliche Waschen der Bettwäsche, der Handtücher und auch der Kopftücher, Mützen, Pullover usw.
- In der Apotheke gibt es wirksame Mittel, die nach den Angaben auf der Gebrauchsanweisung verwendet werden sollten.

Mandelentzündung

Dabei handelt es sich um eine akute Entwicklung einer allgemeinen Entzündung im Rachenbereich, die vor allem die Gaumenmandel betrifft. Sie wird meistens durch Streptokokken (eine Bakterienart) verursacht. Nur selten wird sie durch Viren übertragen. Symptome sind Frösteln, hohes Fieber und oft sehr schmerzhafte Schluckbeschwerden. Die Mandeln sind geschwollen und weisen gelblich-weiße Beläge auf.

Andorn

Hildegard von Bingen empfiehlt in ihrer *Physica* vor allem den Andorn zur Behandlung der Mandelentzündung.

Zutaten:
1 EL Andornkraut
¼ l Wasser
½ l Wein
etwas Butter oder Sahne

Zubereitung und Anwendung:
Andorn im Wasser etwa 10 Minuten köcheln lassen, dann abseihen. Das Wasser mit dem Wein und dem Fett noch einmal kurz aufkochen lassen.
Geben Sie Ihrem Kind täglich 2 bis 3 kleine Gläser davon.

Eisenkrautwickel

Außerdem rät Hildegard auch zu folgendem Halswickel: Eine Handvoll Eisenkraut in etwas Wasser etwa 5 Minuten kochen, dann leicht ausdrücken und in ein Tuch geben. Dieses – noch warm – um den Hals legen.

Was Sie sonst noch tun können:
– Bei heftigen Schluckbeschwerden hilft – wenigstens vorübergehend – Speiseeis, den Schmerz zu lindern.
– Auch ein kühlender Halswickel kann Linderung bringen.
– Wichtig ist vor allem Bettruhe.

Ohrenbeschwerden

Hierbei kann es sich um Schmerzen – wie z.B. die besonders bei Kindern häufig auftretende Mittelohrentzündung – handeln, aber auch um ein nachlassendes Hörvermögen.

Was Sie tun können:
– Ein wirksames Heilmittel gegen die überaus schmerzhaften Mittelohrentzündungen, die bei Kindern häufig auftreten, ist eine Zwiebelpackung. Dazu eine Zwiebel schälen, hacken und ohne Fett kurz anrösten. Noch warm in ein Mullsäckchen geben (das man leicht mit ein paar Stichen aus einem Stückchen Mullbinde herstellen kann) und auf das schmerzende Ohr legen. Am besten mit einer Ohrenklappenmütze oder einem Kopftuch fixieren. Meistens werden dadurch selbst die schlimmsten Schmerzen innerhalb kürzester Zeit behoben.
– Als Vorsorgemaßnahme gegen Mittelohrentzündung empfiehlt es sich, Kinder vor allem in der kühleren Jahreszeit nicht mit ungeschützten Ohren ins Freie zu lassen.

Schluckauf

Beim Schluckauf handelt es sich um ein schnelles, unwillkürliches Zusammenziehen des Zwerchfells. Es ist zwar lästig, aber fast immer harmlos. Oft ist es durch eine Magenreizung, etwa durch hastiges Essen oder durch das Trinken kohlensäurehaltiger Getränke verursacht.

Kinderkrankheiten und ihre Behandlung 207

Hildegard sieht die Ursache für den Schluckauf hauptsächlich in der »Kälte des Magens« (*Causae et Curae*). Sie vergleicht ihn mit dem Zähneklappern, das auch auf eine innere Kälte zurückzuführen sei.

Zuckerwasser

Zubereitung und Anwendung
Reichlich Zucker in etwas warmem Wasser auflösen und warm trinken.
Hildegards Begründung für die Wirksamkeit dieses Rezeptes.
– Das warme Wasser vertreibe die trockene Kälte, die den Schluckauf verursache.
– Auch der Zucker vermindere diese Trockenheit.
  (Oft reicht es schon, einen Löffel Zucker zu schlucken.)

Was Sie sonst noch tun können:
– Lassen Sie das Kind seine Ohren zuhalten und bei angehaltenem Atem 5mal hintereinander schlucken.
– Oft hilft auch eine Ablenkung – etwa dass man durch etwas »erschreckt« wird (Telefon- oder Türklingel).

Schnupfen

Der Schnupfen ist in den meisten Fällen eine Begleiterscheinung von Erkältungskrankheiten und grippalen Infekten. Er kann durch Kälte oder Viren, aber auch durch beides gleichzeitig ausgelöst werden. Im Grunde ist der Schnupfen eine gesunde Abwehrreaktion des Körpers, mit dem dieser sich von störenden Schleimstoffen befreit.

Hildegard von Bingen hat dafür einen schönen Vergleich:
  »So reinigen sich auch die Sterne in der Luft, und auch die Erde stößt gewisse schmutzige, übelriechende Stoffe ab.« *(Causae et Curae)*

Sie hält das Schneuzen für eine sehr wichtige Funktion des menschlichen Organismus, durch die dieser ständig feucht gehalten werde (was für die empfindlichen Schleimhäute sehr wichtig ist.)
  »Die kalten, feuchten, übelriechenden Säfte sammeln sich an den Ausgängen der Nase und der Kehle – denn das Gehirn kann sie

nicht vertragen, sondern gibt sie zur Reinigung des Menschen ab und befördert sie durch einen Luftstoß hinaus.« (*Causae et Curae*))

Die Folgen eines fehlenden Schleimflusses beschreibt sie sehr drastisch folgendermaßen:

>Würde diese Reinigung beim Menschen auf irgendeine Weise verhindert, würde er die Sinne verlieren und austrocknen, weil der Magen zugrunde gehen und das Gehirn verfaulen würde.« *(Causae et Curae)*

Sie vergleicht diese Körperfunktion mit dem Meer, das auch keinen Unrat verträgt, sondern diesen an Land wirft.

Fenchel-Dill-Inhalation

Zutaten:
4 Teile Dill
1 Teil Fenchel

Zubereitung und Anwendung:
Nach Hildegards Angaben sollen diese Kräuter auf einem im Feuer erhitzten Dachziegel zum Rauchen gebracht und die Dämpfe dann eingeatmet werden.

Man kann aber genauso gut ein Inhalations-Dampfbad daraus zubereiten. Dazu werden die Kräuter mit kochendem Wasser übergossen. Dann beugt das Kind sich über die Schüssel mit dem Kräuteraufguss, nimmt ein großes Handtuch über den Kopf, damit die heilsamen Dämpfe in den Nasen-Rachen-Raum aufsteigen können, und inhaliert, bis das Wasser abzukühlen beginnt.

Hildegard rät außerdem, bei Schnupfen Dill und Fenchel in den Speisen zu sich zu nehmen, z.B. auch in pulverisierter Form auf einem Stück Brot. Ihre Begründung für die Wirksamkeit dieser Behandlung:

– Wärme und Feuchtigkeit des Fenchels sammelten die Säfte, die nicht auf die richtige Art und Weise ausströmen könnten und den Schnupfen verursachten.

– Die trockene Kälte des Dills trocknete diese schädlichen Säfte aus.

Was Sie sonst noch tun können:
– Bei verstopfter Nase – wenn der Schnupfen nicht abfließen will – hilft meist ein Fußbad. Stellen Sie die Füße Ihres Kindes dazu in eine Schüssel mit gerade noch erträglichem Wasser, und gießen Sie nach und nach heißes Wasser dazu, bis die Füße sich röten. Dann gut abfrottieren und warme Socken anziehen.

Verbrennungen

Zu Verbrennungen kann es durch Unfälle und übermäßige Sonnenbestrahlung kommen. Schwere und großflächige Verbrennungen müssen sofort vom Arzt behandelt werden, weil es sonst zu irreparablen Hautschädigungen kommen kann.

Leinsamenauflage

In ihrer *Physica* empfiehlt Hildegard von Bingen Leinsamenwasser zur Schmerzlinderung und Wundheilung.

Zutaten:
1 Handvoll Leinsamenschrot
1 l Wasser

Zubereitung und Anwendung:
Das Leinsamenschrot 10 Minuten lang kochen, dann abseihen. Die Flüssigkeit auf Körpertemperatur abkühlen lassen, ein sauberes Leinentuch darin tränken und auf die verbrannte Stelle legen. Immer wieder anfeuchten, damit das Tuch nicht auf der Haut antrocknet.

Was Sie sonst noch tun können:
– Bei Verbrennungen und Verbrühungen, wie sie durch heißes Fett oder Wasserdampf immer wieder einmal in der Küche vorkommen können, ist die schnellste und wirksamste Hilfe, die Hand oder den Arm Ihres Kindes für einen Moment ins Tiefkühlfach zu legen.
– Ein Mittel, das Hildegard von Bingen noch nicht kennen konnte, ist das australische Teebaumöl. Einfach einige Tropfen sanft auf der Wundstelle verstreichen – der Schmerz lässt dann sehr schnell nach und die Haut heilt rasch.

Verstopfung

Darunter versteht man die verzögerte oder erschwerte Darmentleerung. Normalerweise sollte der Darm täglich entleert werden, und der Stuhl sollte sich leicht absetzen. Durch Stress, aber auch durch falsche Ernährung, kann es dabei zu Problemen kommen, die zu gesundheitlichen Beeinträchtigungen führen können.

Flohsamenwasser

Das wirksamste Mittel der Hildegard-Medizin gegen Verstopfung ist der Flohsamen, bei dem es sich um den Samen des Spitzwegerichs handelt und der in der Apotheke erhältlich ist. Der Samen ist sehr quellfähig – darin beruht seine abführende Wirkung –, deshalb muss während seiner Einnahme ausreichend getrunken werden (etwa 2 Liter pro Tag).

Zutaten:
1 TL Flohsamen
1 Tasse lauwarmer Kräutertee

Zubereitung und Anwendung:
Den Flohsamen mit etwas Wasser eine halbe Stunde quellen lassen. Dann mit dem Tee herunterspülen.

Auch die Minze empfiehlt Hildegard von Bingen gegen Darmträgheit und Verdauungsschwäche.

>»Wer einen kalten Magen hat und deshalb die Nahrung nicht verdauen kann, der esse die Minze roh oder mit Fleisch- oder Fischgerichten. Denn sie wärmt den Magen und sorgt für eine gute Verdauung.« *(Physica)*

Pfefferminze eignet sich nicht nur als Fleisch- und Fischwürze, sondern auch als Salatzutat.

Was Sie sonst noch tun können:
– Geben Sie Ihrem Kind möglichst keine Abführmittel, denn diese greifen die empfindliche Darmflora zu sehr an.
– Überprüfen Sie die Ernährung Ihres Kindes! Ballastreiche, vitaminhaltige Vollwertkost verhindert Verstopfungen und kann bestehende

Leiden heilen. Also viel Obst, Gemüse und Vollkornprodukte in den Speiseplan Ihres Kindes aufnehmen.
– Oft wird eine Verstopfung durch vorwiegend sitzende Lebensweise (vormittags in der Schule, nachmittags am Computer oder am Fernseher) verursacht oder begünstigt. Sorgen Sie deshalb dafür, dass Ihr Kind ausreichend Bewegung hat.

Wunden

Offene Wunden können durch Schnitt, Schlag, Abschürfung usw. verursacht werden. Oft heilen sie sehr schlecht und sind überdies schmerzhaft.

Schafgarbenkompresse
Hildegard von Bingen empfiehlt bei offenen Wunden die Schafgarbe, die für diese Fälle fast weltweit eines der bekanntesten Naturheilmittel ist. Ihr Rezept:
»Die Wunde in Wein waschen, mäßig in Wasser gekochte und dann ausgedrückte Schafgarbe in einem Tuch über die Wunde geben. Sie nimmt der Wunde die Fäulnis und die Schwären und heilt sie. Dies so oft durchführen, wie es nötig ist. Wenn die Wunde beginnt, sich zusammenzuziehen und abzuheilen, kann die Schafgarbe direkt auf die Wunde gelegt werden – dadurch wird sie umso besser und vollkommener geheilt werden.« *(Physica)*

Was Sie sonst noch tun können:
– Ein Heilmittel, das Hildegard noch nicht kennen konnte, ist das australische Teebaumöl. Einige Tropfen, auf die Wunde geträufelt, schützen nicht nur vor einer Infektion, sondern beschleunigen auch den Heilungsprozess.

Wurmerkrankungen

Eine Infektion mit Eingeweidewürmern entsteht meistens durch die Aufnahme der Wurmeier oder -larven mit rohen Nahrungsmitteln wie befallenem Gemüse und Salat und befallenem Fleisch und Fisch. Symptome eines Verfalls können Gewichtsverlust, Müdigkeit, Fieber und Juckreiz sein.

Hildegard von Bingen meint, dass Würmer aus schlechten, körperschäd-
lichen Säften entstehen. Dies komme besonders häufig bei Kindern vor,
weil deren Säfte meistens noch ziemlich stark mit Milch vermischt seien.
In einem sauren Milieu – wie man heute sagen würde – können Würmer
sich erst gar nicht entwickeln.

Kirschkernkur

Hildegard von Bingen empfiehlt, als Wurmkur Kirschkerne aufzuknak-
ken, das weiche Innere in etwas Essig einzulegen und täglich einige dieser Kerne auf nüchternen Magen zu essen.

Was Sie sonst noch tun können:
- In der Volksmedizin ist die wurmtreibende Wirkung der Möhre von alters her bekannt. Bei Wurmbefall sollte Ihr Kind deshalb reichlich
  Möhren essen.
- Eine ähnliche Wirkung kann Sauerkraut haben.
- Bei Wurmbefall ist auf peinliche Sauberkeit zu achten. Das bedeutet,
  dass sich Ihr Kind nach jedem Toilettenbesuch die Hände mit Wasser
  und Seife reinigen sollte. Auch sollte es täglich die Unterwäsche wechseln.

Der Jahreskreis

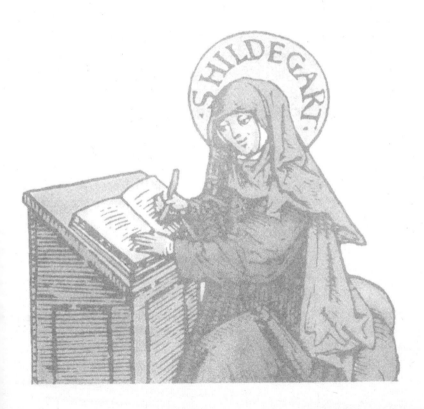

$\mathfrak{I}$m Mittelalter wurde der Jahreskreis viel bewusster wahrgenommen als in unserer Zeit. Entsprechend viele Feste und Bräuche gab es, die die Jahreszeiten begleiteten. Zum einen lag dies an der naturnäheren Lebensweise, die von Saat und Ernte bestimmt wurde – Feld- und Gartenfrüchte standen nicht wie in unserer Zeit der Globalisierung das ganze Jahr über zur Verfügung, sondern wurden in ihrer Saison freudig und dankbar begrüßt. Zum anderen war die Bindung an die Kirche viel enger und entsprechend festlich wurden die Heiligentage und anderen christlichen Feste begangen. Diese festen Abläufe vermittelten den Menschen ein Gefühl sicherer Geborgenheit und ließ sie ihren Platz finden im großen Ganzen. Gerade dies könnte auch uns modernen Menschen in einer immer schnelllebigeren und unüberschaubar gewordenen Welt durchaus gut tun.

Frühling

$\mathfrak{I}$n den März oder in den April fällt das Osterfest. Die Fastenzeit ist zu Ende und der Frühling, die Zeit der Freude, naht. Für die Menschen im Mittelalter war dies die erste Gelegenheit, nach dem langen Winter, in dem es kein frisches Gemüse gab, endlich wieder etwas Grünes zu essen. Für Hildegard von Bingen war die Farbe in jeder Beziehung – also auch im Hinblick auf die Ernährung – der Inbegriff von Lebenskraft. Der Farbe Grün erkannte sie dabei besondere Bedeutung zu.

Deshalb gab es auch die traditionelle Gründonnerstagssuppe vor den Feiertagen. Sie enthielt alle grünen Kräuter, die man in Garten, Feld und Wiese finden konnte. Oft wird dieses Gericht auch Neunkräutersuppe genannt, weil mindestens neun verschiedene Kräuter darin enthalten sein sollten – es dürfen aber auch einige mehr oder weniger sein. Wenn möglich, sollten die Kräuter frisch sein (notfalls muss man zu Tiefkühlware greifen). Vielleicht ist dieser alte Brauch auch eine schöne Einstimmung für Sie und Ihre Kinder. Halten Sie am Gründonnerstag nach den verschiedenen Kräutern Ausschau und verarbeiten Sie sie in dieser schmackhaften und gesundheitsfördernden Suppe.

Alle Gartenkräuter, die sie zu dieser Jahreszeit schon finden, sind für die Suppe geeignet. Dazu gehören beispielsweise Petersilie, Schnittlauch, Salbei, Thymian und Rosmarin. Vor allem sind es die Wildkräuter, die jetzt im Frühjahr besonders heilsam und aufbauend wirken: Löwenzahn, Brennnesseln, Wegerich und Gänseblümchen (Blätter und Blüten). Mitunter findet man auch schon die ersten Blattspitzen vom Holunder, die sie ebenfalls in die Suppe geben können.

Gründonnerstagssuppe

Zutaten:
Mehrere Handvoll Kräuter (nach Belieben)
1 Zwiebel
1 EL Butter oder Margarine
1 l Gemüsebrühe
1 hartgekochtes Ei pro Person
Salz Sahne

Zubereitung:
Mehrere Handvoll Kräuter sammeln, waschen und gut abtropfen lassen. Die Zwiebel fein hacken. Die Kräuter ebenfalls hacken. Butter oder Margarine im Topf schmelzen lassen, die Zwiebel dazugeben und leicht andünsten. Danach die Kräuter hinzufügen und 1–2 Minuten dünsten lassen und das Ganze auf kleiner Flamme 10 Minuten köcheln lassen. Inzwischen pro Person 1 Ei hart kochen, abpellen und halbieren. Die Suppe nötigenfalls mit etwas Salz abschmecken, einige Löffel Sahne darunter rühren und in Teller abfüllen. Pro Person zwei Eihälften in den Teller geben, die Suppe darüber tun und mit einigen frischen Kräutern bestreuen.

Am Palmsonntag (Sonntag vor Ostern) beginnt die Karwoche, die am Karsamstag endet. In vielen Gegenden wird dann der Palmbusch zusammengestellt, der immer aus dreierlei vom Gleichen besteht: drei Buchszweige, drei blühende Palmkätzchen (Weidenkätzchen), drei Stechpalmenzweige, drei blühende Haselruten, drei Zweige Immergrün, drei Wacholderzweige und drei Eichenzweige. Diese Pflanzen sollten in vor-christlicher Zeit vor Schädlichem und Bösem bewahren. Stellen auch Sie sich in diesem Sinne einen Palmbuschen zusammen und schmücken ihn österlich.

Am Karfreitag wurde und wird traditionell der Karfreitagsfisch gegessen, im Binnenland frischer Teich- oder Flussfisch, an der See meistens Kabel-jau.

Karfreitags-Kabeljau

Zutaten:
600 g Kabeljaufilet
2 Zitronen, unbehandelt
Salz
500 g Möhren
2 Tomaten
2 kleine Zwiebeln
20 g Butter oder Margarine
1 Tütchen Safranfäden
1 Becher Schlagsahne (250 g)
Pfeffer
2 Zweige Estragon

Zubereitung:
Fisch in Portionen teilen und mit dem Saft einer Zitrone beträufeln, Fisch salzen, Möhren schälen und in dünne Scheiben oder Streifen schneiden. Tomaten abziehen, entkernen und in Stücke schneiden. Zwiebelwürfel in heißem Fett glasig dünsten. Möhren, Tomaten und Safran zufügen und ebenfalls andünsten. Sahne zugießen und bei großer Hitze etwa 5 Minu-ten kochen. Mit Salz und Pfeffer abschmecken. Estragonblättchen unter-rühren. Einen halben Liter Salzwasser mit restlichem Zitronensaft aufko-chen. Fisch zugeben und bei kleinster Hitze etwa 4 Minuten gar ziehen lassen. Mit einer Schaumkelle herausnehmen und auf den Sahnemöhren anrichten.

Die russisch-orthodoxe Kirche hat einen wunderschönen Osterbrauch: Die Gläubigen sitzen in der Dunkelheit, bis am Ostermorgen die Kerzen entzündet werden und mit jubelnden Hymnen die Auferstehung Christi gefeiert wird. Auch bei uns haben viele katholische und evangelische Kirchen diesen Brauch aufgenommen. Da es in Deutschland aber inzwischen viele russische Aussiedler gibt, können sie vielleicht die Gelegenheit nutzen und sogar an einem russisch-orthodoxen Gottesdienst teilnehmen.

Als Fruchtbarkeitssymbole gehören Eier schon immer zu den traditionellen Speisen zum Frühlingsbeginn. Unser christliches Osterfest ist ohne buntbemalte »Ostereier« gar nicht denkbar! Hildegard von Bingen schreibt in ihrer *Physica* über die Hühnereier, dass diese gekocht besonders bekömmlich seien. Allerdings solle man nicht zu viel von ihnen essen.

Sehr hübsch sehen Ostereier in einem grünen Kressenest aus, das man einige Tage vor dem Osterfest mit Kressesamen auf einer feuchten Unterlage (etwa einem Blatt Küchenpapier, das man in einen Teller oder eine flache Schale legt und regelmäßig mit ein wenig Wasser begießt) heranzieht. Die Kresse ist nach Hildegards Angaben ein besonders gesundes Frühlingsgemüse. So können Sie Ihr Osterfrühstück direkt am Tisch ernten!

Ein weiterer traditioneller Brauch zu Ostern ist das Holen des Osterwassers. Wenn man bei Tagesanbruch schweigend zu einem fließenden Gewässer geht und daraus Wasser schöpft, verleiht dieses für das ganze Jahr Gesundheit und Schönheit. Das Wasser spielt auch für Hildegard von Bingen eine wichtige Rolle. So schreibt sie in ihrem Buch *Causae et Curae*:
»Das Wasser besitzt fünfzehn Kräfte, nämlich: die Wärme, die Luft, die Feuchtigkeit, das Überfluten, die Geschwindigkeit. Die Beweglichkeit. Den Bäumen gibt es Saft, den Früchten den Geschmack und allen Pflanzen das Grün. Alles ist voll von seiner Feuchtigkeit, es trägt Vögel, ernährt Fische, lässt Tiere in seiner Wärme leben, hält Reptilien in ihrem eigenen Element zurück und erhält alles am Leben.«

Im April gibt es – aus dem Frühbeet oder in guten Jahren auch schon aus dem Gartenbeet – den ersten frischen Gartensalat. Hildegard von Bingen schreibt dazu:
»Unzubereitet gegessen, macht sein zu nichts tauglicher Saft das menschliche Gehirn leer und erfüllt den Magen-Darm-Trakt mit Krankheitsstoffen. Wenn also einer Salat essen will, soll er die Blät-

ter zuerst mit Dill oder Essig und Knoblauch abschmecken, so dass der Salat noch kurz vor dem Gegessenwerden Zeit hat, sich mit diesen Würzstoffen zu durchtränken. Isst man ihn so zubereitet, dann stärkt er das Hirn und macht eine gute Verdauung.« *(Physica)*

Das Geheimnis eines guten Salats ist immer die Würze und die Sauce. Verwenden Sie nach Geschmack alle frischen Kräuter und immer nur den besten Essig (Himbeeressig, Balsamico). Dieser ist zwar etwas teurer als der normale Salatessig, aber gesünder und vor allem schmackhafter. Wenn Sie den Salat auch mit Öl anmachen – was zur besseren Bekömmlichkeit empfehlenswert ist –, nehmen Sie entweder kaltgepresstes Olivenöl, Distelöl oder das besonders leckere (aber auch teurere) Walnussöl. Dem Blattsalat können Sie nach Belieben hinzufügen, was der Garten nun schon bietet – etwa die ersten Radieschen. Das macht ihn auch optisch appetitlicher, denn bekanntlich isst das Auge mit!

Ende April bis Anfang Mai sind Brennnesselblätter besonders zart. Über die Brennnessel schreibt Hildegard von Bingen, dass sie nützlich für die Ernährung des Menschen sei, weil sie seinen Magen reinigt. Man kann sie für Suppen oder als Spinatgemüse verwenden, aber auch einen gesunden und wohlschmeckenden Tee daraus kochen, der gegen Hautkrankheiten aller Art wirkt. Auch für die Schönheitspflege kann man Brennesseln verwenden, beispielsweise indem man einen kräftigen Brennesseltee als Haarspülung verwendet oder ihn als Zusatz ins Badewasser gibt.

Im April gibt es die besten Aale. Auch sie können mit vielen Kräutern serviert werden – so wie schon Hildegard die Zubereitung von Fischen empfahl.

Kräuteraal

Zutaten:
1 l Wasser
1 geschälte, geviertelte Zwiebel
1 zerkleinerte Möhre
1 Stange Lauch
1 Stück Sellerie
2 Lorbeerblätter

5 Wacholderbeeren
1 TL Pfefferkörner
1 EL Salz
Saft von 1 Zitrone
1 kg Aal
3 EL Butter
4 EL Weizenmehl Salz
Muskatnuß
1 Bund Dill
1 Zweig Salbei
etwas Zitronenmelisse
2 Bund Petersilie
1 Bund Schnittlauch
2 Eigelb
$\frac{1}{8}$ l Sahne

Zubereitung:
Bringen Sie das Wasser mit der Zwiebel, der Karotte, dem Lauch und
dem Sellerie, den Wacholderbeeren und Pfefferkörnern, dem Salz und
dem Zitronensaft zum Kochen. Etwa 10 Minuten auf kleiner Flamme köcheln lassen.
Währenddessen den Aal (küchenfertig ausgenommen) abziehen, in etwa
5 cm lange Stücke schneiden. In dem Gemüsewasser zum kochen bringen, danach 15 Minuten auf kleiner Flamme köcheln lassen. Aus dem Sud
nehmen und erkalten lassen.
Den Fischsud durch ein Sieb abgießen und 1 Liter davon abmessen.
Für die Sauce 3 EL Butter zerlassen, das Weizenmehl darin anschwitzen,
den abgemessenen Fischsud unter Rühren dazugießen, zum Kochen
bringen und das Ganze wiederum 15 Minuten lang auf kleiner Flamme
köcheln lassen. Anschließend mit Salz und Muskatnuß nach Belieben abschmecken.
Dill, Salbei, Zitronenmelisse, Petersilie und Schnittlauch fein hacken und
unter die Sauce rühren. Die Aalstücke noch einmal kurz in der Sauce erhitzen.
Die Eigelb mit der Sahne verschlagen und unter die Sauce rühren (nicht
mehr kochen lassen).

In vielen Familien ist es Tradition, zu Ostern Lamm zu essen. Dies hat natürlich einen religiösen Hintergrund – die Erinnerung an das Lamm Got-

tes (= Christus), das sein Blut und sein Leben für die Menschen hingab, oder, wenn man noch weiter zurückgeht, an das Passahlamm der Juden.

Um die Osterzeit gibt es das besonders schmackhafte und bekömmliche Fleisch der jungen Lämmer, die Anfang des Jahres geboren wurden und deren Fleisch besonders zart und mager ist. Feinschmecker bevorzugen es »pre salé«, das bedeutet: von Schafen, die an der Meeresküste geweidet wurden (Nordsee, Normandie usw.) und deren Fleisch durch das salzige Gras besonders würzig schmeckt.

Es gibt sehr viele Rezepte für Schaffleisch, wie Sie aus Kochbüchern und Rezeptvorschlägen der Zeitschriften sehen können. Im folgenden soll ein ganz besonderes Rezept angegeben werden, das die Vorzüge des Lammfleisches mit denen des Weins verbindet (den Hildegard ja häufig als Heilund Gesundheitsmittel rühmt). Dieses Gericht ist ein Fest für alle Sinne! Die Lammkeule schmeckt nicht nur köstlich – sie erfüllt auch schon beim Kochen das ganze Haus mit ihrem würzigen Heu- und Kräuterduft.

Lammkeule auf Wiesenheu

Zutaten:
1500 g frische Lammkeule
¼ l Olivenöl
3 zerdrückte Knoblauchzehen
Saft von einer halben Zitrone
1 TL Kerbel
1 TL Thymian
1 Bund Suppengrün
1 große Zwiebel
etwas Öl
½ l Fleischbrühe
½ l trockener Weißwein
1 Korb Wiesenheu
Pfeffer, Salz
1 – 2 Becher Crème fraîche
1 Glas Kräuterlikör
Pfifferlinge oder Champignons
Röstkartoffeln

Zubereitung:
Befreien Sie die Lammkeule vom Fett und von allen Schwarten.. Legen
Sie sie dann für 24 Stunden in eine Marinade, die Sie folgendermaßen zu-
bereiten: Mischen Sie einen Viertelliter Olivenöl mit den zerdrückten
Knoblauchzehen, dem Zitronensaft und dem Kerbel und dem Thymian.
Mit Alufolie abdecken und das Fleisch mehrfach in der Marinade wen-
den.
Am nächsten Tag das Suppengrün putzen und klein schneiden. Die Zwiebel abziehen und vierteln. Das Grünzeug in etwas Öl in einer tiefen Fettpfanne anschwitzen. Mit der Fleischbrühe und dem Weißwein ablöschen.
Nun kommt der Clou: Geben Sie 1 Einkaufskorb oder 1 Tragetasche voll
Wiesenheu (aus der Zoohandlung – dort gibt es dieses Heu in bester Qualität, z.B. für Zwergkaninchen) obenauf, und schieben Sie die Fettpfanne
bei 300 Grad auf den untersten Rost Ihres Backofens. Sobald die Flüssigkeit darunter kocht und Dampf durch das Heu emporsteigt, die mit Pfeffer eingeriebene Lammkeule auf einen Rost legen und darüber stellen.
Nach 10 Minuten die Temperatur auf 220 Grad zurückschalten und die
Keule wenden. Die Garzeit kann – je nach Kochherd und Fleischquali-
tät – zwischen 90 und 120 Minuten liegen. Wichtig ist, dass die Keule innen rosa bleibt. Am besten arbeiten Sie mit einem Bratenthermometer:
Wenn es bei 55 Grad steht, ist die Keule genau richtig. Oder Sie pieken
die Keule kurz mit einer Spicknadel an. Wenn der austretende Saft hell-
rosa ist, ist der Garpunkt erreicht. Vergessen Sie auf keinen Fall, die ver-
dampfte Flüssigkeit des »Heubettes« in regelmäßigen Abständen durch
Brühe oder Wein zu ersetzen!
Die fertig gegarte Keule in Alufolie neben dem Herd 15 Minuten lang ruhen lassen (dabei gart sie noch nach). In der Zwischenzeit die eingekoch-
te Garflüssigkeit durch ein Sieb in ein kleines Töpfchen gießen. Die Crème fraîche und den Kräuterlikör darunter rühren, mit Salz und Pfeffer
würzen.

Hildegard von Bingen schreibt über das Schaffleisch:
»Das Fleisch des Schafes ist für Gesunde wie für Kranke gut zu essen. Und wenn jemand sehr schwach ist und welke Adern hat (also
meistens Menschen mit zu niedrigem Blutdruck), der esse oft Suppe
von Schaffleisch. Dieses Fleisch ist im Sommer gut zu essen, weil die
Hitze es wärmt, im Winter aber taugt es nicht zum Essen, da es kalt
ist und der Winter auch kalt ist.

Wessen Körper ganz von Kräften gekommen ist und dessen Venen zusammengefallen sind (also Menschen mit Kreislaufschwäche). Schlürfe oft, wenn er will, den Saft von Schaffleisch und die Brühe, worin es gekocht wurde; und wenn es ihm besser geht, esse er auch das Schaffleisch selber.« *(Physica)*

Aber auch ein gebackenes Lamm macht zu Ostern große Freude. Verwenden Sie dafür eine der Lamm-Kuchenformen, die es jetzt in Supermärkten und Haushaltsgeschäften zu kaufen gibt.

Osterlamm

Zutaten:
3 Eier
1 Prise Salz
2 gehäufte EL Zucker
1 Päckchen Vanillinzucker
2 gehäufte EL Mehl
2 EL geriebene Mandeln
etwas Puderzucker

Zubereitung:
Eiweiß und Salz zu sehr steifem Schnee schlagen. Zucker und Vanillinzucker dazugeben und das Eigelb darunter ziehen. Mehl und Mandeln vorsichtig darunter heben. Eine Lammform einfetten, mit Mehl bestäuben. Den Teig hineinfüllen und bei 180 Grad etwa 30 Minuten backen. Dann vorsichtig aus der Form lösen und mit Puderzucker bestäuben. Binden Sie dem fertigen Osterlamm ein Schleifchen und vielleicht auch ein Glöckchen um den Hals!

Ein sehr schönes Geschenk für Kinder ist ein Osterhäschen! Es gibt eine Vielfalt von Zwergkaninchen, die auch in der Wohnung gehalten werden können. Achten Sie darauf, dass die Kinder sich um das Tier kümmern und seien Sie notfalls auch selbst bereit, sich um das Kaninchen zu kümmern. Die Kaninchen fressen fertiges Körnerfutter und Heu, außerdem Salat und frisches Gemüse.

In vielen Jahren fällt das Osterfest in den Monat März. Es ist das einzige christliche Fest, das sich nach dem Mond richtet – wir feiern es jährlich am Sonntag nach dem ersten Vollmond nach Frühlingsbeginn. Hildegard misst dem Mond einen großen Einfluss auf das Geschehen in der gesamten Natur bei. Wer den »Mondkalender« beachtet, kann dadurch u.U. bessere Ernteergebnisse im Garten erwarten.

- Bei abnehmendem Mond sollte man vor allem Gemüse säen und ernten, bei denen die Frucht am wichtigsten ist (Hülsenfrüchte, Zwiebeln, Rüben, Möhren usw.).
- Bei zunehmendem Mond sollte man vor allem Blattfrüchte, die frisch verbraucht werden, säen und ernten (Salat, Spinat, Küchen- und Heilkräuter).

Der März bringt den Frühlingsbeginn und damit das erste junge Grün. Grün ist eine Farbe, die Hildegard von Bingen besonders schätzt. Sie nennt sie »viriditas« – Lebenskraft. Für sie ist es eine göttliche Farbe, die auch Heilkräfte – vor allem bei Augenkrankheiten und nervösen Zuständen – in sich trägt. Hildegard von Bingen schrieb sogar eine Hymne auf die Farbe Grün, in der es heißt:
> »Aus lichtem Grün sind Himmel und Erde erschaffen und all die Schönheit der Welt.«

Nun wachsen die ersten Garten- und Wildkräuter, die jetzt besonders zart und schmackhaft sind. Versuchen sie deshalb einmal den folgenden Salat!

Wildkräutersalat

Zutaten:
Einige Handvoll Wildkräuter (Himmelsschlüsselblätter, Gänseblümchenblüten, Veilchenblüten, Sauerampfer, Feldsalat, Löwenzahn, Brunnenkresse, Minze)
Olivenöl
Zitronensaft oder milder Obstessig
Je 1 EL feingehackte Petersilie und Schnittlauch
1 TL Senf
nach Belieben 2 EL ausgelassener gewürfelter Schinkenspeck und/oder 1 kleingehacktes hartgekochtes Ei

Zubereitung:
Olivenöl, Zitronensaft oder Obstessig, Pfeffer und Salz und Senf so lange schlagen, bis die Salatsauce cremig ist. Dann alle sorgfältig geputzten und

gewaschenen Salatkräuter nach gründlichem Abtropfen vorsichtig unterheben. Zum Schluss die ausgelassenen Schinkenspeckwürfel und das Bratfett darüber gießen, mit dem gehackten Ei und Petersilie und Schnittlauch bestreuen.

Sehr gut schmeckt der Salat auch, wenn sie ihn mit Croutinos bestreuen. Dazu 1 Scheibe Grau- oder Weißbrot in Würfel schneiden und diese in etwas Fett bräunen.

Schon im Mittelalter war das erste Veilchen etwas ganz Besonderes: Es durfte nur vom schönsten und sittsamsten Mädchen gepflückt werden. Das Veilchen gehört aber nicht nur zu den ersten Frühlingsboten, sondern entfaltet auch heilkräftige Wirkung. Hildegard von Bingen schreibt über das Veilchen:

»Das Veilchen ist zwischen warm und kalt. Aber es ist doch kalt und wächst von der Luft, nämlich wenn die Luft nach dem Winter zuerst beginnt, warm zu werden.«

Sie empfiehlt das Veilchenöl vor allem gegen Augenleiden, z.B. Überanstrengung. Dann soll man die Augenlider sanft damit betupfen. Darüber hinaus empfiehlt Hildegard das Veilchen auch gegen Melancholie (depressive Verstimmungen):

»Und wenn jemand durch Melancholie und Verdruß im Sinn beschwert wird (...), der koche Veilchen in reinem Wein, und er seihe es durch ein Tuch, und diesem Wein gebe er Galgant bei sowie Süßholz soviel er will, und so mache er einen Klartrank und trinke, und es unterdrückt die Melancholie und macht ihn froh.«

Für die Behandlung von Verbrennungen und für die Narbenbehandlung gibt es in der Hildegard-Medizin übrigens eine spezielle Veilchensalbe. Sie erhalten sie in der Apotheke.

Im Frühling reifen auch die ersten Radieschen. Ein einfaches und leckeres Abendessen ist

Radieschenbrot

Zutaten:
Bauernbrot
Butter, Salz
Radieschen

Zubereitung:
Das Brot mit Butter bestreichen. Die Radieschen waschen und in Scheiben schneiden. Das Brot damit belegen und mit etwas Salz bestreuen.

Aus Radieschen lässt sich auch ein sehr schmackhafter Salat herstellen:

Radieschen-Salat

Zutaten:
2 Bund Radieschen
Saft einer halben Zitrone
Saft einer Orange
2 Bananen
Zucker
1 Prise Salz

Zubereitung:
Zitronen- und Orangensaft mit den Bananen pürieren, über die feingeschnittenen Radieschen gießen. Nach Belieben mit Zucker und Salz nachwürzen. Etwa 15 Minuten durchziehen lassen.

Auch ein sehr leckerer Brotaufstrich lässt sich aus Radieschen zubereiten!

Radieschen-Creme

Zutaten:
2 Bund Radieschen
300 g Doppelrahm-Frischkäse
4 EL Joghurt
Salz, Pfeffer
2 TL geriebener Meerrettich
1 Kästchen Kresse

Zubereitung:
Radieschen putzen, waschen und in feine Würfel schneiden. Frischkäse und Joghurt cremig rühren. Mit Salz, Pfeffer und geriebenem Meerrettich würzen. Die Radieschen unterrühren und die Creme mit Kresse bestreuen.

Dazu schmecken kräftiges, mit Butter bestrichenes Roggen- oder Vollkornbrot oder neue Kartoffeln.

Radieschencreme-Suppe

Zutaten:
3 Bund Radieschen (mit Grün)
200 g Kartoffeln
1 EL Butter oder Margarine
½ l Fleischbrühe
1 Becher Schmand (150 g)
Salz, Pfeffer

Zubereitung:
Radieschen waschen und putzen. Ein halbes Bund in Scheiben schneiden, den Rest grob zerkleinern. Blätter und Stengel hacken. Kartoffeln waschen, schälen und würfeln. Alles im heißen Fett andünsten, Brühe zufügen und 15 Minuten garen. Mit dem Pürierstab pürieren. Schmand einrühren und die Suppe mit Salz und Pfeffer abschmecken. Radieschenscheiben in die Suppe geben.

Zum Frühlingsanfang zogen früher die Kinder mit langen Stangen durchs Dorf, die mit Weidenkätzchen, Papierblumen, Bändern, roten Äpfeln und rot gefärbten Eiern geschmückt waren, und begrüßten so den Frühling. Stellen auch Sie sich einen Weidenstrauß ins Haus und feiern Sie das Ende der kalten, dunklen Jahreszeit!

Am 24. März ist das Fest Mariä Verkündigung, an dem des Erzengels Gabriel gedacht wird, der Maria die Botschaft von der Geburt des Christuskindes brachte. Mariä Verkündigung ist eines der ältesten Feste der Kirche.

Am Vorabend des 1. Mai, dem 30. April wurde (und wird) die Walpurgisnacht gefeiert, in der sich nach alten Überlieferungen die Hexen auf dem Blocksberg versammelten. Es wird viel Lärm gemacht und Hexen aus Stroh werden verbrannt, um alles Üble und Negative zu vertreiben. Bedenken Sie dabei, dass Hexen fast nie bösartige Zauberinnen waren, sondern heilkundige Frauen, die mit ihrem Wissen vielen Menschen halfen.

Der Mai bringt uns eine Fülle an Blumen und Kräutern, die Seele und Körper erfrischen. Auch einige wohlschmeckende Blüten können bereits zu dieser Jahreszeit in der Küche verwendet werden. Gerade jetzt können wir die »viriditas«, die Grünkraft der Hildegard, in der Küchenpraxis nutzen.

Maibutter

Zutaten:
50 g Garten- und Wildkräuter
250 g Butter

Zubereitung:
Die Kräuter (Petersilie, Dill, Kresse, Zitronenmelisse, Kerbel usw., aber auch alles, was Sie an Wildkräutern finden) waschen und fein hacken. Alles mit den Quirlstäben des Mixers unter die Butter mischen.
Die Butter zu einer Rolle formen und mit einigen Kräutern bestreuen.

Zum Mai gehört natürlich auch der traditionelle Maiwein mit Waldmeister. An einem lauen Spätnachmittag oder an einem besonders schönen Abend draußen im Garten oder auf dem Balkon genossen – in Maßen, im Sinne von Hildegards »discretio« – steigt die Bowle nicht zu Kopf, sondern wirkt erfrischend und belebend auf Geist und Körper.

Maibowle

Zutaten:
2 Flaschen leichter Rieslingwein
1 Bund Waldmeister
6 Orangenscheiben, ungespritzt
50 – 100 g Zucker

Zubereitung:
Den Wein mit den Orangenscheiben, 1 Bund Waldmeister (der noch keine Blüten getrieben haben darf) und dem Zucker mischen. Vor dem Servieren mindestens 30 Minuten ziehen lassen. Dabei unbedingt zudecken, damit das feine Aroma sich nicht verflüchtigt.

Zum Mai hat schon immer der Tanz gehört. Tanzen Sie für sich allein durchs Haus. Oder melden Sie sich und Ihren Partner zu einem Tanzkurs an!

Im Mai blüht der Holunderstrauch, der bäuerliche Hausstrauch schlechthin, dessen Blüten, Blätter, Beeren und Rinde früher aus der Hausapotheke nicht wegzudenken waren. Er findet sich fast überall in der freien Natur. Holunder ist ein beliebtes und altbewährtes Hausmittel bei Erkältungen und Fieber. Er wirkt schweißtreibend und unterstützt damit die körpereigenen Abwehrkräfte.

Doch der Holunder hat nicht nur heilende Wirkung, sondern er schmeckt auch sehr gut. Die Blüten können Sie für die verschiedensten wohlschmeckenden Gerichte verwenden. Hier zwei Beispiele:

Holunderpfannkuchen

Zutaten:
Einige Handvoll Holunderblüten
100 g Weizen
50 g Hirse
50 g Buchweizen
400 g Milch
2 TL Honig
4 Eigelb
abgeriebene Schale von 1 unbehandelten Zitrone
4 Eiweiß
1 Viertel Teelöffel Delifrut (aus dem Reformhaus)
2 EL Rum

Zubereitung:
Schneiden Sie von den eben aufgeblühten Blütendolden des Holunderstrauchs die kleinen weißen Blüten ab. Dann Gerste, Weizen, Hirse und Buchweizen fein mahlen. Mit Milch, Honig, Eigelb und der abgeriebenen Zitronenschale zu einem Pfannkuchenteig verrühren und 1 Stunde quellen lassen.
Eiweiß steif schlagen und unter den Pfannkuchenteig heben. Nach Belieben mit einem Viertelteelöffel Delifrut und 2 EL Rum würzen. Sehr vorsichtig die Holunderblüten darunter rühren.

Die Pfannkuchen in etwas Margarine langsam hellbraun backen. Sofort servieren.
Als Beilage zu den Holunderpfannkuchen eignet sich sehr gut Apfelmus.
Aus Holunderblüten lässt sich auch ein wunderbar erfrischendes Getränk herstellen.

Holunderblütensekt

Zutaten:
10–12 Holunderblüten
250 g Zucker
Wasser
$\frac{1}{4}$ l Weinessig
Saft und Schale von 3 ungespritzten Zitronen

Zubereitung:
Schneiden Sie schöne große Holunderblüten (möglichst wenig schadstoffbelastete Blüten wählen, die also nicht gerade an einer Straße wachsen sollten), und geben Sie diese in ein großes Einweckglas.
Lösen Sie den Zucker in lauwarmem, abgekochtem Wasser und gießen Sie es mit $\frac{1}{4}$ Liter gutem Weinessig, Saft und Schale der Zitronen über die Blüten. Die Mischung gut zudecken und 10 Tage lang warm stellen (an der Heizung oder im Sonnenlicht). Dann durch ein Mulltuch (oder durch Kaffeefilterpapier) abseihen und in Flaschen füllen.
Vor dem Trinken gut kühlen. Falls Sie Korken verwenden: Vorsicht, die Korken können sich durch den Gärungsprozess lösen oder gar herausspringen!

Holundermilch

Zutaten:
6 Holunderblütendolden
1 l Milch
2 Eier
etwa 1 Tasse Zucker

Zubereitung:
Die Milch zum Kochen bringen und die verlesenen Holunderblütendolden für 2 Minuten in die kochende Milch tauchen. Milch durchs Sieb gie-

ßen. Das Eiweiß mit ein paar Tropfen Zitronensaft und 2 EL Zucker sehr steif schlagen, kleine Klößchen abstechen und auf die kochende Milch legen. Schneeklöße nach 1 Minute wenden. Wenn sie erstarrt sind, mit dem Schaumlöffel abheben und in die Terrine legen. Die Milch mit Kartoffelmehl andicken, süßen und mit Eigelb abziehen, das sie mit etwas süßer Sahne verquirlt haben. So kalt wie möglich zu Tisch geben.

Schmücken Sie Ihr Heim mit duftenden Maiglöckchen und verschenken Sie einen Strauß an Freunde, Nachbarn – oder auch ganz fremde Menschen!

Stellen Sie sich nach alter Tradition einen Maibuschen ins Haus. Verzieren Sie dazu einen Strauß Birkenzweige mit bunten Bändern, um die warme Jahreszeit gebührend zu begrüßen. Wenn Sie eine Birke im Garten haben, schmücken Sie auch diese mit bunten Bändern.

Die Birke enthält viele heilsame Kräfte, die Sie gerade jetzt im Mai nutzen sollten!

Birkentee

Zutaten:
Einige kleine Birkenzweige
Wasser
Honig nach Belieben

Zubereitung:
Übergießen Sie die Birkenzweige mit kochendem Wasser. Wenn Sie eine gläserne Teekanne haben, können Sie sich überdies an dem schönen Anblick freuen! Süßen Sie den Tee nach Geschmack mit etwas Honig.

Vielleicht haben Sie im Garten eine Birke – dann können Sie Ihren eigenen Birkensaft gewinnen, der gerade jetzt im Frühling besonders heilsame Kräfte hat. Bohren Sie dafür mit einem Handbohrer ein Loch in den Stamm, führen Sie einen Trinkhalm ein und hängen Sie ein Glas darunter. Nach wenigen Tagen hat sich dieses mit Birkensaft gefüllt. Die Baumwunde verheilt übrigens sehr schnell! Trinken Sie täglich ein Glas von dem Birkensaft, gemischt mit Mineralwasser. Die ideale Frühjahrskur!

Im Mai werden die ersten Matjesheringe angelandet. Besonders in Holland ist dies ein besonderer Festtag, natürlich mit Matjes als Hauptgericht.

Matjesfilets »Hausfrauen-Art«

Zutaten:
8 Matjesfilets
$\frac{1}{4}$ l Milch
$\frac{1}{8}$ l Sahne
$\frac{1}{2}$ Glas Mayonnaise
1 Becher Joghurt
gemahlener Piment
3 Zwiebeln
3 Äpfel

Zubereitung:
Matjesfilets in die Milch legen, darin etwa 1 Stunde liegen lassen und dann herausheben. Sahne mit Mayonnaise und Joghurt verrühren und diese Sauce mit etwas Piment würzen. Zwiebeln schälen und in Ringe schneiden. Äpfel schälen und entkernen und in feine Scheiben schneiden. Zwiebelringe und Apfelscheiben in die Sauce geben. Matjesheringe anrichten und die Sauce darüber geben. Dazu Weißbrot, Butter und grünen Salat servieren.

Auch die Schollen sind im Mai besonders schmackhaft. Hier ein besonders leckeres Rezept:

Schollenfilets mit Orangenscheiben

Zutaten:
6 Schollenfilets (enthäutet)
4 große Möhren
2 große Orangen (ungespritzt)
$\frac{1}{2}$ l frisch gepresster Orangensaft
$\frac{1}{4}$ l Sahne
Saft von 1 Zitrone
50 g Butter
1 Päckchen Safranfäden
Zucker, Salz

Zubereitung:
Die Schollenfilets der Länge nach halbieren. Möhren ein 3 cm breite Stücke schneiden. Orangenschalen mit einem Julienne- bzw. Zestenreißer abziehen und beiseite stellen. Restliche Orangenschale mit einem Messer sauber abschneiden, die Filets herauslösen.
Für die Sauce den Orangensaft bei mittlerer Hitze sirupartig bis auf eine Tasse einkochen. 1 Achtelliter Sahne unterrühren und eine Minute stark aufkochen. Restliche Sahne steif schlagen, unter die Sauce ziehen und warm stellen.
Für das Fischwasser etwa 2 l Wasser, 1 TL Salz und Zitronensaft aufkochen. Dann knapp unter dem Siedepunkt halten.
Die Möhren mit $\frac{1}{4}$ l Wasser, Butter, Safran, je einer Prise Zucker uns Salz bei starker Hitze 5 Minuten kochen, warm stellen.
Die Orangenfilets separat kurz erhitzen.
Die Schollenfilets in das heiße Wasser geben und 2 Minuten pochieren. Die Temperatur soll kurz unter dem Siedepunkt bleiben. Mit cinem Schaumlöffel vorsichtig herausnehmen und auf vorgewärmte Teller verteilen. Die Möhren und Orangenfilets dazulegen. Sauce darauf gießen und mit Orangenschale bestreuen.

Der zweite Sonntag im Mai ist der Muttertag. Dieses Fest wurde erst 1907 in Amerika »erfunden«. So konnte Hildegard von Bingen es natürlich noch nicht kennen. Aber sie hätte es bestimmt geschätzt! Machen Sie Ihrer Mutter an diesem Tag ein besonderes Geschenk oder laden Sie sie zum Essen ein. Falls Ihre Mutter nicht mehr lebt, besuchen Sie mit Ihren Kindern den Friedhof und erzählen Sie ihnen von Ihrer Kindheit.

Im Mai bildet der Farn seine schönen grünen Wedel. Er ist nicht nur eine beliebte Vorgartenpflanze, sondern enthält auch viele heilkräftige Wirkstoffe. Nach Hildegard von Bingen hilft er beispielsweise gegen Gicht sowie Augen- und Ohrenbeschwerden. Vor allem kann er »Böses« in jeder Form abwenden, so auch Alpträume und die damit verbundenen Schlafstörungen. Zu diesem Zweck können getrocknete Farnwedel in ein kleines Kissen eingenäht werden.

Hildegard von Bingen schreibt über den Farn:
> »Er hat gewisse Kräfte, die der Kraft der Sonne gleichen. Denn wie die Sonne das Dunkle erhellt, so treibt er die Fantasien in die Flucht.«

Pfingsten wird am fünfzigsten Tag nach Ostern gefeiert. In vielen Gegenden werden die Maifeste auf dieses Wochenende verlegt. Birken sind dabei ein wichtiger Schmuck. Da an Pfingsten der Ausgießung des Heiligen Geistes gedacht wird und die Jünger »in Zungen« sprachen, ist gerade dieses Fest ein Anlass, dass wir auf unsere anderssprachigen und -gläubigen Mitbürger zugehen. Laden Sie deshalb Ihre russischen, türkischen oder afrikanischen Nachbarn zum Kaffee ein!

Frühlingstorte

Zutaten:
4 Eier
abgeriebene Schale von einer halben (unbehandelten) Zitrone
1 Päckchen Vanillinzucker
ein halbes Fläschchen Bittermandelöl
100 g Zucker
200 g süße, geriebene Mandeln
$\frac{1}{2}$ TL Zimt
1 gehäufter EL Mehl, Slz
1 gestrichener TL Backpulver
Schlagsahne zum Überziehen
Kandierte Veilchen (gibt es in der Konditorei)
Geröstete Mandeln

Zubereitung:
Eigelb, Zitronenschale, Vanillinzucker, Bittermandelöl und 50 g Zucker schaumig schlagen. Die Eiweiß mit einer Prise Salz steifschlagen. Zucker darunter schlagen und den Schnee auf die Eigelbcreme geben. Mandeln mit Zimt, Mehl und Backpulver mischen, auf den Eischnee geben und mit einem Schneebesen locker darunter heben, Eine Kuchenform einfetten, mit Zucker ausstreuen und den Teig hineinstreichen. Bei 180 Grad etwa 40 Minuten backen. Vor dem Servieren mit Schlagsahne überziehen und mit kandierten Veilchen und gerösteten Mandeln garnieren.

Zum Pfingstfest gehört seit alten Zeiten das Bier, über das Bier Hildegard von Bingen schreibt:
> »Das Bier macht das Fleisch des Menschen dick und gibt dem Gesicht aufgrund der Kraft und des guten Saftes des Getreides eine schöne Farbe.« *(Causae et Curae)*

Probieren Sie die folgende

Bierkaltschale

Zutaten:
1 Flasche Braun-oder Malzbier
Saft von 2 Zitronen
1 Tasse Sultaninen
Zucker nach Geschmack

Zubereitung:
Diese schmackhafte Kaltschale können Sie ohne Kochen herstellen. Süßen Sie das Bier nach Geschmack, fügen etwas abgeriebene Zitronenschale und den Zitronensaft hinzu, zum Schluss die gewaschenen Sultaninen. Kalt stellen. Nach Belieben etwas Schwarzbrot reiben und über die Suppe streuen.

Im Mai blüht auch der Flieder. Schmücken Sie Ihr Heim mit den prächtigen, duftenden Dolden. Und probieren Sie folgendes Rezept aus:

Kandierter Flieder

Zutaten:
8 gerade aufgeblühte Fliederdolden mit mindestens 3 cm langem Stengel
4 Eiweiß
750 g feiner Zucker

Zubereitung:
Flieder gründlich unter fließendem Wasser waschen. In Wasser stellen und abtrocknen lassen. Eiweiß und 8 EL kaltes Wasser mit einer Gabel so verrühren, dass kein Schaum entsteht. Eventuelle Bläschen mit Küchenkrepp abnehmen. In ein mehr hohes als breites Gefäß füllen. Fliederdolden ganz oder zerteilt in die Eiweißmasse tauchen, dabei vorsichtig hin- und herbewegen. Herausheben, Feuchtigkeit etwas abschwenken. Zunächst das Blüteninnere gleichmäßig und nicht zu dick mit Zucker bestreuen, dann das Äußere. Den Stiel auf eine hakenförmig ausgezogene Büroklammer spießen und aufhängen. Gründlich trocknen lassen (je nach Klima und Blütengröße drei bis vier Tage). Am besten geht das bei warmem Wetter draußen oder in einem entsprechend beheizten trockenen Raum.

Die kandierten Blüten eignen sich sehr gut zur Dekoration von Kuchen und Torten und von Süßspeisen.

Von Ende April bis Ende Juni ist Spargelsaison! Gönnen Sie sich den Genuss frischen Spargels! Hier ein besonders festliches Rezept:

Spargel mit Champignons

Zutaten:
1,5 kg Stangenspargel
Salz
1 Prise Zucker
1 halbe Dose Champignons
2 EL Butter
1 EL gehackte Petersilie
2 EL Semmelbrösel
2 Eier

Zubereitung:
Den Spargel dünn schälen, in kochendes Salzwasser geben und mit 1 Prise Zucker in etwa 30 Minuten gar kochen. Champignons abtropfen lassen, in der Butter erhitzen, leicht salzen, mit dem Spargel anrichten, mit Petersilie bestreuen. Die Semmelbrösel im restlichen Fett bräunen, über den Spargel geben und mit gewürfelten harten Eiern belegen.
Dazu passen Salzkartoffeln und geräucherter oder gekochter Schinken.

Junge Löwenzahnblätter eignen sich gut für Salate und Suppen, aus den Blüten, die jetzt im Mai die Wiesen mit ihrem leuchtenden Gelb schmücken, lässt sich ein schmackhafter und bekömmlicher Schnaps herstellen.

Löwenzahn-Schnaps

Zutaten:
30–50 junge Löwenzahnblüten
1 Flasche Wodka (0,7 l)

Zubereitung:
Von den Blüten nur die gelben Blütenblätter auszupfen, die grünen Kelchblätter nicht verwenden (sie würden das Getränk bitter machen).

Die Blütenblätter in eine weithalsige Flasche füllen und mit Wodka übergießen. Gut verschließen und 14 Tage stehen lassen, dabei gelegentlich
schütteln. Dann die Blütenblätter abseihen.

In vielen Gegenden Europas ist es üblich, im Mai Gold- und Silberkuchen
zu backen – dadurch wird der Reichtum symbolisiert, den der Mai über
die Natur ausschüttet.

Goldkuchen

Zutaten:
250 g Butter
250 g Zucker
9 Eigelb
500 g Mehl
$\frac{1}{8}$ l Milch
1 Päckchen Vanillezucker
20 g Backpulver
1 unbehandelte Zitrone

Zubereitung:
Butter, Zucker und Eigelb schaumig rühren, allmählich das mit Backpulver gemischte Mehl darüber sieben und einrühren, zuletzt nach und nach
die Milch. Mit abgeriebener Zitronenschale würzen. Bei Mittelhitze etwa
60 Minuten in einer Kastenform backen. Mit Zitronenglasur überziehen.

Silberkuchen

Zutaten:
180 g Butter
280 g Zucker
5 Eiweiß
375 g Mehl
1 Päckchen Vanillezucker
1 halbes Päckchen Backpulver

Zubereitung:
Der Silberkuchen ist die ideale Ergänzung zum Goldkuchen – hier wird
nämlich das Eiweiß verbraucht, das bei dem Gegenstück zurückbleibt!

Zubereitung wie beim Goldkuchen, das steif geschlagene Eiweiß wird zum Teil schon mit dem Mehl zusammen, der Rest zum Schluss untergezogen. 60 Minuten bei Mittelhitze backen. Mit Zuckerglasur überziehen.

Zum Mai gehört das Singen! Es gibt viele schöne Mai- und Frühlingslieder – erinnern Sie sich daran, wenn Sie mit Ihrer Familie einen Frühlingsspaziergang machen. Vielleicht fällt Ihnen das eine oder andere Lied wieder ein. Singen Sie es – und bringen Sie es Ihren Kindern bei. Auch für Hildegard von Bingen war der Gesang etwas sehr Wichtiges, so gibt es zahlreiche Kompositionen von ihr. Bedenken Sie, dass Singen ein wichtiges Heilmittel ist – für die Seele wie für den Körper!

Vom 12. bis 15. Mai sind die Eisheiligen. Erst danach sollten die jungen Gemüsepflänzchen im Garten gesetzt werden, weil jetzt keine Nachtfröste mehr zu befürchten sind.

Sommer

Der Sommer ist die Jahreszeit der Erdbeeren und der Rosen. Obwohl Hildegard von Bingen Erdbeeren für »Küchengift« hielt, enthaltensie aus der heutigen Sicht der Wissenschaft viele wertvolle Inhaltsstoffe.

Dass das Blut als »Lebenssaft« sehr wichtig ist und durch eine entsprechende Ernährung gestärkt werden muss, ist uns modernen Menschen geläufig. Mit dem »Schleim«, der – laut Hildegard – beispielsweise durch das Essen von Erdbeeren erzeugt wird, wissen wir allerdings weniger anzufangen. Hildegard-Forscher vermuten, dass sie sich dabei auf die lymphatischen Organe des Menschen bezieht. Die Lymphe ist eine klare, farblose bis gelblichweiße Flüssigkeit, die aus den Blutgefäßen austritt, in die Zellzwischenräume gelangt und von dort ins Lymphsystem abgeleitet wird. Sie hat die gleichen Bestandteile wie das Blutplasma und dient dem Transport von Nährstoffen in das Gewcbe sowie dem Abtransport von Abfallstoffen.

Obwohl Hildegard von Bingen von diesen wissenschaftlichen Zusammenhängen noch nichts ahnen konnte, hatte sie doch ein intuitives Wissen über die Aufgabe der Lymphe und warnt deshalb immer wieder vor schleimbildenden Nahrungsmitteln.

In der Naturkosmetik kann man Erdbeeren – außer bei Allergien! – vor allem auch bei fleckiger Haut anwenden.

Gesichtswasser

Zutaten:
Einige Handvoll Erdbeeren

Zubereitung:
Die Erdbeeren auspressen und den Saft als Gesichtswasser verwenden.

Gesichtspackungen

– Einige frische Erdbeeren zerdrücken und mit süßer Sahne und Bienenhonig anrühren. Die Masse auf die gereinigte Haut auftragen und nach einer Viertelstunde lauwarm abwaschen.
– 2 TL frisch gepressten Erdbeersaft mit 2 TL Butter verrühren. Auf das gereinigte Gesicht auftragen, nach einer Viertelstunde mit Babyseife und warmem Wasser abwaschen, kalt nachspülen.
– Frische Erdbeeren zerdrücken und mit Mehl verrühren, so dass ein dicker Brei entsteht. Diesen auf das gereinigte Gesicht auftragen, eine halbe Stunde lang einwirken lassen und mit lauwarmem Wasser abspülen.
– Einige frische Erdbeeren zerdrücken und mit 2 EL Quark oder Joghurt verrühren. Auf das gereinigte Gesicht auftragen, eine halbe Stunde lang einwirken lassen, lauwarm abwaschen.

Auch die Blätter der Erdbeeren lassen sich für die Schönheitspflege verwenden. Da sie stark adstringierend wirken, sind sie besonders zur Behandlung fettiger und unreiner Haut geeignet.

Erdbeerblätter-Kompresse

Übergießen Sie zwei große Handvoll Erdbeerblätter mit einem Viertelliter kochendem Wasser und lassen Sie sie eine Viertelstunde lang ziehen. Dann durch ein Tuch gießen und die Pflanzenteile gut auspressen. In dem Sud ein kleines Frottiertuch auswringen und dieses auf das gereinigte Gesicht auflegen.

Lange nach der Zeit von Hildegard von Bingen badete Madame Tallien, die unbestritten faszinierendste Schönheit zu Zeiten Kaiser Napoleons und Gattin des Revolutionärs Jean Lambert Tallien täglich in mehreren Pfund gestampften Erdbeeren. In Fruchtmatsch zu baden, ist sicherlich nicht jedermanns Sache. Aber ein solches Erdbeerbad lässt sich auch anders zubereiten: Geben Sie den frisch gepressten Saft von einigen Handvoll Erdbeeren in die Badewanne und lassen Sie das heiße Wasser darüber einlaufen.
Dieses Bad ist besonders pflegend für trockene Körperhaut.

Aber nicht nur äußerlich sind Erdbeeren ein Genuss – es lassen sich auch viele köstliche (und gesunde!) Gerichte aus ihnen herstellen. Im folgende einige Vorschläge:

Erdbeer-Kressesalat

Zutaten:
200 g Brunnenkresse
200 g Eisberg- oder Kopfsalat
200 g Erdbeeren
1 halbe Zitrone
1 EL Ahornsirup
1 TL Senf
½ TL eingelegter grüner Pfeffer
2 EL Öl

Zubereitung:
Brunnenkresse verlesen, waschen und in mundgerechte Stücke zupfen. Salat waschen, abtrocknen und in feine Streifen schneiden. Erdbeeren waschen, abtropfen lassen und halbieren. Alles in eine Schüssel schichten. Zitronensaft, Ahornsirup und Senf verrühren. Die Hälfte des Pfef-

fers zerdrücken und zur Sauce geben. Öl unterrühren. Restlichen Pfeffer über den Salat streuen. Sauce darüber gießen, Salat sofort servieren.

Erdbeer-Eissavarin

Zutaten:
300 g Erdbeeren
80 g Honig
½ TL geriebener Ingwer
¼ l Sahne

Zubereitung:
Die Erdbeeren putzen und mit der Gabel fein zerdrücken. Den Honig und den Ingwer einrühren. Die Sahne steif schlagen, das Erdbeerpüree darunter heben. Die Creme in eine Metallschüssel füllen und bei höchster Gefrierstufe 20 Minuten kühlen. Dann mit dem Mixer schaumig schlagen. Das gleiche noch zweimal nach jeweils 25 Minuten wiederholen. Danach die Eiscreme in eine Savarin-(Reisrand-)form füllen. Mit doppelter Alufolie verschließen und mindestens 4 Stunden tiefgefrieren. Dann die Form kurz in kaltes Wasser tauchen und auf eine gekühlte Platte stürzen. In die Mitte des Eissavarins Schlagsahne und frische Erdbeeren füllen.

Erdbeeren in Weingelee

Zutaten:
1500 g Erdbeeren
200 g Zucker
Saft von 2 Zitronen
1 Blatt weiße Gelatine
1 Blatt rote Gelatine
1 Flasche trockener Weißwein

Zubereitung:
Erdbeeren waschen, putzen und zuckern. Den Saft von 2 Zitronen darüber geben. Etwa 1 Stunde lang ziehen lassen. 1 Blatt weiße und 1 Blatt rote Gelatine einweichen (s. Packungsanweisung). Dann den aus den Erdbeeren gewonnenen Saft mit 1 Flasche Weißwein mischen. Etwas von dem Wein abnehmen, die Gelatine darin auflösen und in die restliche Flüssigkeit rühren.

Spülen Sie nun eine Kuchen- oder Puddingform mit kaltem Wasser aus, geben Sie die Erdbeeren hinein und gießen Sie die Gelatineflüssigkeit dazu. Stellen Sie das Ganze in den Kühlschrank und lassen Sie es über Nacht fest werden. Zum Stürzen den Rand mit einem spitzen Messer leicht ablösen. Die Form kurz in heißes Wasser tauchen und stürzen. Dazu passt Schlagsahne oder Sahne-Dickmilch.

Erdbeer-Zitronen-Quark

Zutaten:
250 g Quark
50 g Zucker
abgeriebene Schale von 1 unbehandelten Zitrone
3 EL Zitronensaft
200 g Erdbeeren
$\frac{1}{8}$ l Sahne

Zubereitung:
Den Quark mit Zucker und Zitronenschale verrühren. Nach und nach den Zitronensaft hinzufügen. Erdbeeren waschen, putzen, pürieren und in den Quark geben. Die Sahne steif schlagen und unter den Quark heben.

Der Juni ist auch der Rosenmonat. Hildegard von Bingen schreibt, dass die Rose den Menschen erfreut. Darüber hinaus nennt sie auch die heilsamen Eigenschaften der Rose, etwa bei Hauterkrankungen und bei der Schönheitspflege. Hier ein einfaches Rezept zum Ausprobieren:
»Am frühen Morgen oder wenn der Tag schon angebrochen ist, nimm ein Rosenblatt und lege es auf deine Augen. Es zieht den Saft, also das Triefen, heraus und macht sie klar.«

Es gibt viele überlieferte und erprobte Schönheitsrezepte mit Rosen.

Badezusatz

Geben Sie 1 oder 2 Handvoll Rosenblütenblätter in ein Mullsäckchen oder in einen alten Perlonstrumpf. So erhalten Sie einen zart duftenden und hautverfeinernden Badezusatz

Toilettewasser

Legen Sie 1–2 Handvoll der Blütenblätter in einen halben Liter Wein- oder Obstessig. Decken Sie die Flüssigkeit luftdicht ab und lassen Sie sie 10 Tage lang an einem warmen Ort stehen. Dann abseihen und in eine hübsche Flasche abfüllen. Ein belebendes Körpertonikum gerade für den Sommer!

Hildegard von Bingen schreibt, dass die Rose ihrer Natur nach kalt sei und dass diese Kälte eine nützliche Mischung in sich habe. Diese kühlende Wirkung lasse sich auch für die Schönheitspflege nutzen.

> »Die Rose ist auch gut für (…) Salben und für alle Heilmittel, wenn sie ihnen beigefügt wird. Sie sind um so besser, wenn ihnen etwas von der Rose beigefügt wird, auch wenn es nur wenig ist – wegen ihrer (…) guten Kräfte.« *(Physica)*

Rosencreme

Zutaten:
1 Handvoll Rosenblütenblätter
$\frac{1}{8}$ l destilliertes Wasser (aus der Apotheke)
5 TL Lanolin (aus der Apotheke)
1 EL ungesalzene Butter

Zubereitung:
Das destillierte Wasser erhitzen und über die Rosenblütenblätter gießen. Nach 2 Stunden das Wasser mit den Blütenblättern nochmals erhitzen. Die Rosenblütenblätter herausnehmen und das Wasser warm stellen. Im Wasserbad die Butter und das Lanolin schmelzen. Das Rosenwasser in kleinen Portionen mit einem Handmixer unterrühren. So lange rühren, bis die Masse völlig abgekühlt ist. Dann in ein Cremetöpfchen füllen und kühl aufbewahren.

Gesichtsdampfbad

Als Gesichtsdampfbad wirken Rosenblüten glättend und entspannend auf die Haut. Sie sind für jeden Hauttyp geeignet. Geben Sie dafür zwei Handvoll Rosenblütenblätter in anderthalb Liter kochendes Wasser. 10 Minuten ziehen lassen und nochmals aufwärmen, ohne zu kochen. Fertig ist das Gesichtsdampfbad!

Hildegard von Bingen rät zu der folgenden Gesichtskompresse, die besonders heilsam gegen Akne, Pickel und Mitesser wirkt:

»Wer leicht Geschwüre an seinem Körper hat, lege Rosenblätter darauf, denn sie ziehen den Schleim heraus.« *(Cause et Curae)*

Am wirksamsten ist es, die Rosenblätter mit einer feuchtwarmen Kompresse abzudecken.

Gesichtsmaske

Diese Maske macht die Haut zart und rosig. Übergießen Sie eine Handvoll Rosenblütenblätter (frisch oder getrocknet) mit $\frac{1}{4}$ Liter kochendem Wasser und lassen Sie sie 1 Stunde ziehen. Dann abseihen und etwa ein Drittel der Flüssigkeit mit 1 TL Agar-Agar-Pulver (aus der Apotheke oder dem Reformhaus) erwärmen. Die erwärmte Mischung so lange rühren, bis sie eindickt. Die Masse auf das gereinigte Gesicht auftragen, nach dem Erstarren warm abwaschen. Den Rest der Flüssigkeit als Gesichtswasser verwenden.

Gesichtswasser

Dieses Gesichtswasser wirkt belebend auf schlaffe, müde Haut.

Ein halbes Pfund Rosenblätter in ein feuerfestes Glas geben, destilliertes Wasser (aus der Apotheke) darüber gießen, bis die Blütenblätter bedeckt sind. Dann auf kleiner Flamme erhitzen (jedoch nicht kochen) und durch ein Sieb geben. In dasselbe Wasser nochmals ein halbes Pfund Rosenblütenblätter geben, erhitzen und durch ein Sieb gießen. Die Flüssigkeit in eine Flasche abfüllen.

Und hier noch zwei Gesichtswässer für jeden Hauttyp:

1. Einen Viertelliter Weißwein leicht erwärmen und eine Handvoll getrocknete Rosenblütenblätter dazugeben. Eine Viertelstunde auf ganz kleiner Flamme ziehen lassen (nicht kochen!). Die Mischung in eine Porzellanschale geben, zudecken und über Nacht stehen lassen. Am nächsten Tag durch ein Tuch abgießen und die Pflanzenrückstände gut auspressen. In eine Flasche abfüllen.

2. Erwärmen Sie einen Viertelliter destilliertes Wasser (aus der Apotheke) und gießen Sie es über 2 Handvoll getrockneter Rosenblütenblätter. Zwei Tage lang zugedeckt stehen lassen. Dann durch ein Tuch abgießen und die Rosenblütenblätter kräftig auspressen. In eine Flasche abfüllen und kühl aufbewahren.

Körperöl

Wirkt wunderbar gegen trockene, schuppige Körperhaut!
Dieses kostbare Körperöl stellt man her, indem man 2 Handvoll Rosenblütenblätter in ein luftdicht verschließbares legt, sie mit süßem Mandelöl (aus der Apotheke) übergießt, so dass sie bedeckt sind und das Ganze 4 Wochen lang stehen lässt. Dann durch ein Tuch abgießen, die Blütenblätter kräftig ausdrücken und das öl in eine Flasche abfüllen.

Orangen-Rosen-Wasser

Dieses Rezept geht auf die Salon- und Lebedame Ninon de Lenclos zurück, die zeitgenössischen Berichten zufolge bis ins hohe Alter jugendlich-begehrenswert blieb.
100 g Rosenwasser (aus der Apotheke) werden mit 40 g abgefiltertem Orangensaft und 10 g Obstessig vermischt und in eine Flasche abgefüllt. Im Kühlschrank aufbewahren.

Haarspülung

Bei trockenem, sprödem Haar empfehlen sich Spülungen mit Rosenblütenaufguss. Dazu eine Handvoll Blütenblätter mit $\frac{1}{4}$ Liter kochendem Wasser übergießen, nach dem Abkühlen abseihen. Als letzte Spülung nach dem Haarewaschen verwenden.

Auch für kulinarische Genüsse sind Rosen geeignet:

Rosenwein

Zutaten:
$\frac{1}{2}$ l Rotwein
2 Tassen Rosenknospen und Blütenblätter

Zubereitung:
Mischen Sie den Rotwein mit den Rosenknospen und Blütenblättern. Eine Woche lang ziehen lassen, dabei zweimal täglich gut durchschütteln. Abseihen und in eine hübsche Flasche oder Karaffe abfüllen.

In Verbindung mit Salbei wirken Rosen nach Hildegard von Bingen auch gegen Jähzorn:

>>Wer jähzornig ist, der nehme Rose und weniger Salbei und zerreibe es zu Pulver. Und wenn der Zorn aufsteigt, halte er dies an seine Nase, denn der Salbei tröstet und die Rose erfreut.<< *(Physica)*

Am 5. Juni ist der Tag des heiligen Bonifatius. Da er ein großer und geduldiger Lehrer war, gab es an diesem Tag in vielen Städten und Dörfern Schulfeste und Schulausflüge. Machen Sie einen Familienausflug, genießen Sie mit Ihren Lieben die grünende Natur und verwöhnen Sie sich alle anschließend mit einem leckeren Picknick!

Im Juni kommen die ersten frisch geernteten einheimischen Fenchelknollen auf den Markt (oder wachsen vielleicht auch im eigenen Garten). Für Hildegard von Bingen ist der Fenchel das bekömmlichste Gemüse überhaupt. So schreibt sie in ihrer *Physica:*

>>Der Fenchel ist von angenehmer Wärme und ist weder trocken noch kalt. Wie auch immer er gegessen wird, macht er den Menschen fröhlich und vermittelt ihm eine angenehme Wärme, einen guten Schweiß und eine gute Verdauung.<<

Viele Gerichte aus dem Mittelmeerraum werden mit Fenchel zubereitet. Man kann ihn roh in Salaten essen oder gedünstet als wohlschmeckende Gemüsebeilage. Hildegard schreibt ihm neben seiner allgemeinen gesundheitsfördernden Wirkung auch Heilkräfte gegen schlechten Atem, Sehbeschwerden du vor allem Gicht zu. Menschen, die zu Depressionen neigen, rät sie:

>>Man zerstoße den Fenchel zu Saft, reibe damit oft Stirn, Schläfen, Brust und Magen ein, und die Melancholie wird weichen.<<

Fenchel mit Nudeln

Zutaten:
2 Fenchelknollen
500 g kleine Tomaten
3 EL Öl
Salz
500 g grüne Bandnudeln

50 g Butter
1 Bund Basilikum
100 g frisch geriebener Parmesan

Zubereitung:
Fenchelknollen putzen, waschen, halbieren und in Scheiben schneiden. Tomaten mit kochendem Wasser übergießen und die Haut abziehen. Fenchel in heißem Öl bei kleiner Hitze etwa 25 Minuten im geschlossenen Topf schmoren. Eventuell löffelweise heißes Wasser zugeben. In einem großen Topf etwa 2 l Wasser mit Salz zum Kochen bringen. Öl zufügen, aufkochen lassen und die Bandnudeln darin in etwa 10 Minuten bissfest kochen. Abgießen und abtropfen lassen. Butter in einem Topf schmelzen und die abgezogenen Tomaten darin von allen Seiten kurz andünsten. Basilikum waschen, klein schneiden, mit den Nudeln zufügen und vorsichtig durchmischen. Fenchel auf den Nudeln anrichten und mit geriebenem Parmesan bestreuen.

Auch für die Schönheitspflege ist Fenchel gut geeignet. So kann man aus Fenchelknollen ein wirksames Gesichtswasser für trockene und empfindliche Haut herstellen.

Fenchelgesichtswasser

Zutaten:
2 Fenchelknollen
¼ l Wasser

Zubereitung:
Die Fenchelknollen zerkleinern, in das Wassergeben und 10 Minuten lang leicht kochen lassen. Nach dem Abkühlen abseihen und in eine dunkle Flasche füllen. Kühl lagern.

Pflegepackung für jede Haut

Zutaten:
1 EL starker Fencheltee
1 EL Joghurt
1 EL Bienenhonig

Zubereitung:
Die Zutaten gut miteinander verrühren. Das Ganze auf das gereinigte Gesicht auftragen und nach 15 Minuten Einwirkungszeit lauwarm abwaschen.

Haarspülung für sprödes, angegriffenes Haar

Zutaten:
1 Handvoll zerkleinerte Fenchelknollen
$\frac{1}{4}$ l Wasser

Zubereitung:
Die Fenchelknollen in das Wasser geben und einige Minuten lang kochen lassen. Nach dem Abkühlen abseihen und nach dem Waschen als letzte Spülung verwenden.

Leider hat auch der schönste Sommer einige unangenehme Begleiterscheinungen – beispielsweise die lästigen Insektenstiche. Auch hier weiß Hildegard von Bingen Rat:
»Wenn eine Spinne oder ein anderes Gewürm den Menschen ankommt oder ihn sticht, dann soll er die Stelle alsbald mit Wegerichsaft einreiben, und er wird Erleichterung finden.«
In der Tat klingen dadurch die Schmerzen rasch ab, und auch die Schwellung geht bald zurück. Zerreiben Sie zur Behandlung frische Wegerichblätter und legen Sie diese auf die betroffene Hautstelle. Nach fünf Minuten frische Blätter auflegen. Falls nötig, kann dies noch einmal wiederholt werden.

Der Johannestag (24. Juni) ist von altersher ein wichtiger Tag zum Sammeln von Heilkräutern, denen man für diese Zeit eine ganz besondere Heilkraft zuspricht. Dazu gehört beispielsweise die Schafgarbe, die vor allem zur Wundbehandlung geeignet ist, weil sie zusammenziehend wirkt und deshalb Blutungen schneller zum Stillstand bringen kann. Wer sich etwa bei einer Wanderung verletzt hat, sollte als Erste-Hilfe-Maßnahme etwas Saft aus dem Stengel einer Schafgarbe über die Wunde träufeln. Auch ein anderes Heilkraut kann dem Wanderer nützlich werden: der Wegerich. Die Blätter können, wenn man sie in die Schuhe legt, Blasen verhindern oder – wenn der Schaden bereits eingetreten ist – zumindest die Schmerzen lindern.

Hildegard empfiehlt die Schafgarbe bei offenen Wunden – dafür ist diese Pflanze übrigens fast weltweit eines der bekanntesten Naturheilmittel. Ihr Rezept:

>»Die Wunde in Wein waschen, dann frische, mäßig in Wasser gekochte und dann ausgedrückte Schafgarbe in einem Tuch über die Wunde geben. Sie nimmt der Wunde die Fäulnis und die Schwären und heilt sie. Dies so oft durchführen, wie es nötig ist. Wenn die Wunde beginnt, sich zusammenzuziehen und abzuheilen, kann die Schafgarbe direkt auf die Wunde gelegt werden – dadurch wird sie um so besser und vollkommener geheilt werden.« *(Physica)*

Beim Wegerich schätzt Hildegard vor allem die Samen des zu den Wegerichgewächsen gehörenden Strauches Plantago afro, die als »Flohsamen« bezeichnet werden. Sie enthalten Stoffe mit mild abführender und reizmindernder Wirkung. Wenn die Flohsamen mit Flüssigkeit in Berührung kommen, quellen sie und erreichen ein Vielfaches ihres ursprünglichen Volumens. Als unverdauliche Ballaststoffe gelangen sie so in den Dickdarm und sorgen für eine ausreichende Füllung, die für einen normalen, regelmäßigen Stuhlgang notwendig ist.

Man kann die Flohsamen über eine Suppe streuen, aber auch auf einem Stück Brot essen. Dann ist es allerdings wichtig, ausreichend dazu zu trinken, damit die Samen entsprechend aufquellen können. Flohsamen erhalten Sie in der Apotheke und im Reformhaus. Hildegard schreibt über die Wegerichsamen:

>»Der Flohsamen ist von kalter Natur, allerdings in einem angenehmen Maß. Dadurch gibt er bedrückten Menschen ihre Fröhlichkeit wieder und stärkt ihr Gehirn.« *(Physica)*

Viele alte Bräuche sind vor allem in ländlichen Gegenden bis heute mit dem Johannestag verbunden. Dazu gehören beispielsweise Sträuße aus Johanniskraut und Bärlapp, Rittersporn und Rosen, Kornblumen und Lilien, Eichenlaub, Klatschmohn, Beifuß und Farnkraut. Diese werden über die Türen und Fenster gehängt, wo sie das ganze Jahr bleiben und Unheil und Krankheit fernhalten sollen.

Erstaunlicherweise widmet Hildegard dem Johanniskraut in ihrer *Physica* nur einige wenige Sätze, in denen sie es lediglich als Viehfutter empfiehlt. Dabei war das Johanniskraut besonders im mitteleuropäischen Bereich seit Jahrtausenden eine für die Gesundheits- und Schönheitspflege geschätzte Pflanze. Auch viele magische und religiöse Traditionen sind damit verbunden.

> »Das Johanniskraut ist seiner Natur nach kalt und taugt für das Vieh auf der Weide. Für medizinische Zwecke ist es jedoch nicht geeignet, weil es ein verwildertes und vernachlässigtes Kräutlein ist.« *(Physica)*

Als Stimmungsaufheller wird Johanniskraut heute in vielen Medikamenten verwendet. Um die gewünschte Wirkung zu erzielen, sollten Sie mindestens sechs bis acht Wochen lang jeden Tag zwei Tassen Johanniskrauttee nehmen. Setzen Sie sich während dieser Zeit möglichst nicht der Sonne aus, weil Johanniskraut den Pigmentschutz der Haut vermindern kann.

Auch für die Hautpflege ist das Johanniskraut gut geeignet. Hier einige Rezepte:

Johanniskraut-Gesichtsdampfbad

Zutaten:
1 Handvoll Johanniskraut
2 l kochendes Wasser

Zubereitung und Anwendung:
Das Johanniskraut mit dem kochenden Wasser übergießen. Schüssel und Kopf mit einem großen Handtuch bedecken, damit die pflegenden Dämpfe nicht entweichen können.
Dieses Dampfbad ist besonders gut geeignet zur Pflege fettiger und unreiner Haut.

Johanniskraut-Gesichtskompresse

Zutaten:
1 Handvoll Johanniskraut
$\frac{1}{4}$ l kochendes Wasser

Zubereitung und Anwendung:
Das Johanniskraut mit dem kochenden Wasser übergießen, eine Viertelstunde lang ziehen lassen, dann durch Kaffeefilterpapier abseihen. In den Aufguss eine Handtuch tauchen, auswringen und auf das gereinigte Gesicht auflegen. Eine Viertelstunde lang einwirken lassen.
Diese Kompresse ist vor allem zur Behandlung fettiger und unreiner Haut geeignet.

Johanniskraut-Gesichtspackung

Zutaten:
3 EL Johanniskrautöl (in der Apotheke erhältlich)
1 Eigelb
1 Spritzer Zitronensaft

Zubereitung und Anwendung:
Das Johanniskrautöl tropfenweise unter das Eigelb rühren, den Zitronensaft dazugeben. Mit dem Pinsel auf das gereinigte Gesicht auftragen. Eine halbe Stunde einwirken lassen, warm abwaschen und kalt nachspülen.
Diese Gesichtspackung ist besonders geeignet zur Pflege fettiger und unreiner Haut.

Johanniskraut-Badezusatz

Zutaten:
100 g Johanniskraut
1 l kochendes Wasser

Zubereitung und Anwendung:
Das Johanniskraut mit dem kochenden Wasser übergießen, 1 halbe Stunde lang ziehen lassen, abseihen. Den Aufguss dem Badewasser zusetzen.
Dieser Badezusatz fördert die Blutzirkulation und macht die Haut frisch und elastisch.

Oft wird am Abend des Johannistages ein Sonnenwendfeuer angezündet. Veranstalten Sie ein solches in Ihrem Garten und lassen Sie Ihre Kinder daran an Stöcken Brot rösten. Dazu passt gut eine Suppe aus frischen Kräutern und Gemüsen.

Naturgemäß ist unsere Ernährung im Sommer anders als im Winter: wir ziehen leichte, frische Kost vor, die den Körper weniger belastet, und haben, bedingt durch die Hitze und das damit verbundene stärkere Schwitzen, ein vermehrtes Trinkbedürfnis. Hildegard von Bingen rät davon ab, im Sommer sehr kalte Speisen zu essen, weil diese Krankheiten hervorrufen können. Es sei auch nicht gut, zu üppige Mahlzeiten einzunehmen. Deshalb rät sie auch hier zur »discretio«, zum rechten Maß:

»Der Mensch soll im Sommer in Wärme und Kälte gemäßigte Nahrung zu sich nehmen. Diese gibt ihm gutes Blut und gesundes Fleisch.«

Zum Durstlöschen empfiehlt Hildegard lauwarmes Wasser (auch Kräutertees eignen sich). Nach dem Trinken soll man ein wenig hin und her gehen, damit sich die Flüssigkeit im Körper erwärmen kann.

»Wer aber körperlich schwach ist, sollte im Sommer mit Wasser vermischten Wein oder Bier trinken, weil ihn das mehr erquickt als Wasser.«

Im Juli ist gut Kirschen essen! Gerade für den »kleinen Hunger zwischendurch« sind Kirschen eine gesunde Süßigkeit. Süßkirschen enthalten auf 100 g (mit Kernen gewogen) nur 65 Kalorien. Außerdem enthält diese Menge Kirschen ein Viertel des Tagesbedarfs des wertvollen Provitamins A (Karotin). Kirschen dürfen – das weiß auch Hildegard von Bingen – allerdings nicht im Übermaß gegessen werden, sonst kann es zu Bauchschmerzen kommen. Deshalb sollen kranke und schwache Menschen auch besonders vorsichtig damit sein. Den gesunden Menschen dagegen schaden nach Hildegards Meinung die Kirschen nicht, auch wenn sie ihm in gesundheitlicher Hinsicht nicht viel nützen. Sie merkt an:

»Der Kirschbaum ist seiner Natur nach mehr warm als kalt und ähnelt einem Scherz, der Fröhlichkeit zeigt, aber auch schädlich sein kann.« *(Physica)*

Kirschsauce

Zutaten:
250 g entsteinte Süßkirschen
⅛ l Rotwein
40 g Zucker
1 Vanilleschote
1 Sternanis
1 halbe Zitrone
1 TL Saucenbinder (Instant)

Zubereitung:
Kirschen mit Wein, Zucker, aufgeschlitzter Vanilleschote und Sternanis
10 Minuten kochen. Vanilleschote und Sternanis herausnehmen. Die Kirschen im Mixer pürieren. Die Sauce mit Zitronensaft abschmecken und
mit dem Saucenbinder andicken.
Passt gut zu Vanille- und Grießpudding.

Kirschenmichel

Zutaten:
750 g Kirschen
250 g Zucker
3 Eier
8 altbackene Brötchen
etwas Milch
50 g Mandeln
Zitronenschale (unbehandelt)
200 g Butter oder Margarine

Zubereitung:
Die Kirschen entsteinen und einzuckern. Die in Milch eingeweichten
Brötchen ausdrücken. Butter, Eier, Zucker schaumig rühren, Brötchen,
geriebene Mandeln, abgeriebene Zitronenschale hinzugeben, mit den
Kirschen mischen und den Auflauf in einer gefetteten Form 60 Minuten
im Ofen backen. Dazu passt Vanillesauce.
(Nach dem gleichen Rezept lässt sich auch Pflaumen- oder Apfelmichel
herstellen.)

Auch die Johannisbeeren werden jetzt reif. Über sie, deren Strauch sie den Gichtbaum nennt, schreibt Hildegard:
»Der Gichtbaum ist sehr warm. Seine grüne Frische und Säfte sind für sich allein nicht zu gebrauchen, solange sie nicht anderen Pflanzen beigemischt werden. Denn wenn man sie anderen Früchten zusetzt, bekommen diese um so höheren Nutzwert als Heilmittel.« *(Physica)*

Johannisbeerkaltschale

Zutaten:
1 kg Johannisbeeren
150 g Zucker
1½ l Wasser
2 Eiweiß
1 Prise Salz
1 EL Zucker
80 h Sago
Streifen von Orange oder Zitrone (unbehandelt)

Zubereitung:
Die Beeren entsaften, Wasser mit Zucker aufkochen. Eiweiß mit Salz zu Schnee schlagen, 1 EL Zucker unterheben. Mit einem Teelöffel von der Eiweißmasse Klößchen abstechen und in das heiße Zuckerwasser geben, zugedeckt 5 Minuten ziehen, aber nicht kochen lassen. Die Klößchen herausnehmen und abkühlen lassen. Sago in das wieder erhitzte Zuckerwasser einrühren und ausquellen lassen, diese Masse erkaltet unter den Johannisbeersaft rühren und eventuell noch nachsüßen. Die gut gekühlte Kaltschale in einer Terrine anrichten, mit Eiweißklößchen belegen und mit Orangen- oder Zitronenscheiben bestreuen. Löffelbiskuits dazu reichen.

Johannisbeermilch

Zutaten:
³⁄₈ l Milch
1 Becher Naturjoghurt
125 g Johannisbeeren
4 Kugeln Vanille-Eiscreme

Zubereitung:
Milch, Joghurt, Johannisbeeren und Zucker im Mixer gut vermischen, in Gläser füllen und zuletzt mit Vanille-Eiscreme garnieren.

Auch Himbeeren und Brombeeren erwähnt Hildegard von Bingen:
»Die Himbeere ist kalt und brauchbar gegen Fieber. Wer nämlich Fieber hat und Appetitlosigkeit, koche Himbeeren in etwas Wasser und lasse diese in dem Wasser liegen und trinke so dieses Wasser morgens und zur Nacht warm und lege auch die im Wasser gekochten Pflanzen warm auf seinen Magen während einer kurzen Stunde. Das soll er drei Tage lang machen, und die Fieber werden aus ihm weichen.
Brombeeren verletzen weder den gesunden noch den kranken Menschen und werden leicht verdaut.« *(Physica)*

Himbeer-Frühstück

Zutaten:
250 g Himbeeren
Zucker
Zimt
Cornflakes
Milch

Zubereitung:
Verteilen Sie die Himbeeren in Schalen, streuen Zucker und etwas Zimt sowie Cornflakes darüber. Dann gießen Sie Milch nach Belieben darüber.

Himbeer-Wein-Gelee

Zutaten:
500 g Himbeeren
2 EL Puderzucker
1 Likörglas Himbeergeist
$\frac{3}{8}$ l Weißwein
2 gehäufte EL Zucker
6 Blatt weiße Gelatine
$\frac{1}{4}$ l Sahne
1 Päckchen Vanillinzucker

Zubereitung:
Die Himbeeren mit Puderzucker und Himbeergeist eine Stunde marinieren. $\frac{1}{8}$ l Weißwein erhitzen. Die Gelatine darin auflösen, zu dem restlichen Weißwein mischen und Zucker unterrühren. Die Himbeeren in Gläser verteilen, mit dem kalten, aber noch nicht gestockten Weißwein auffüllen und kalt stellen. Das Himbeer-Wein-Gelee mit geschlagener, mit Vanillinzucker gesüßter Sahne garnieren.

Brombeer-Joghurt

Zutaten:
600 g naturreiner Joghurt
2 EL Honig
2 EL ungesüßter Sanddornsaft
150 g Brombeeren
2 EL Haselnüsse

Zubereitung:
Den Joghurt mit dem Honig und dem Sanddornsaft mischen. Die Brombeeren waschen, verlesen und mit der Joghurtcreme in Glasschälchen anrichten. Die Nüsse grob hacken und in einer Pfanne ohne Fett leicht rösten, über die Joghurtspeise geben.

Brombeersahne

Zutaten:
250 g Brombeeren
Zucker
2–3 EL Sahne
1 Päckchen Vanillinzucker
Schlagsahne

Zubereitung:
Die Brombeeren mit Zucker und Sahne verrühren, ein wenig Vanillinzucker dazugeben. Füllen Sie die Beeren in schöne Gläser, garnieren sie mit Schlagsahne und garnieren sie mit besonders schönen Brombeeren.

Brombeerkuchen

Zutaten:
300 g Mehl
150 g Butter oder Margarine
1 Ei
1 halbe unbehandelte Zitrone
Salz
60 g gemahlene Nüsse
50 g Zitronat
1 Bund Minze
1 Glas Brombeergelee (450 g)
1 Eigelb

Zubereitung:
Mehl, Fett (in Flöckchen), Zucker, Ei, abgeriebene Zitronenschale und Salz verkneten. 30 Minuten kühl stellen. Knapp ein Viertel des Teiges für die Verzierung beiseite stellen. Eine Springform (26 cm Durchmesser) mit Backtrennpapier auslegen. Den Boden und etwa 3 cm Rand mit dem Teig auslegen. Nüsse und fein gehacktes Zitronat vermischen und darauf verteilen. Minzeblätter abspülen, trockentupfen und die Hälfte davon fein hacken. Brombeergelee mit der gehackten Minze verrühren und darüber streichen. Aus dem restlichen Teig Streifen für das Gitter und Blättchen ausradeln. Auf das Brombeergelee legen und mit Eigelb bestreichen. In den Backofen schieben, bei 200 Grad 50 Minuten backen. Zuletzt den Kuchen mit den restlichen Minzeblättchen verzieren.

Brombeeren sind auch für die Schönheitspflege gut geeignet, und zwar indem Sie sie verzehren! Denn Brombeeren machen roh, als Saft oder als Gelee genossen, einen klaren schönen Teint.
Aber der Brombeerstrauch bietet nicht nur vitaminhaltige Früchte, auch seine Blätter lassen sich verwerten. Aus ihnen können Sie einen Tee gegen unreine Haut brühen, während ein Sud – ins Badewasser gegeben – gegen unreine und fettige Körperhaut wirkt.

Himbeeren sorgen durch ihren Gehalt an Vitamin A für eine zarte, samtige Haut. Sie eignen sich besonders zur Behandlung trockener, empfindlicher Haut. Eine nährende und glättende Gesichtspackung entsteht, wenn Sie eine Handvoll frische Himbeeren mit der Gabel zerdrücken und mit etwas Sahne und Bienenhonig verrühren. Wenn Sie Himbeeren mit etwas Heilerde vermengen, entsteht eine wirksame Gesichtsmaske gegen unreine Haut. Diese Mischung auf das gereinigte Gesicht auftragen und nach einer halben Stunde Einwirkungszeit lauwarm abwaschen.

Ein leichtes, kühles Sommergericht, das aus mehreren der vorgenannten Früchte – ganz nach Geschmack und Angebot – zubereitet wird, ist die rote Grütze. Sie ist sommerlich leicht, aber nicht zu kalorienarm – besonders dann, wenn man Sahne dazu isst, die den fruchtigen Geschmack allerdings besonders gut ergänzt.

Rote Grütze

Zutaten:
1000 g Beeren (Brombeeren, Himbeeren, Johannisbeeren)
etwas Rotwein
200 g Zucker
$\frac{1}{2}$ l Wasser
100 g Speisestärke

Zubereitung:
Johannisbeeren entstielen und waschen. Alle Beeren mit etwas Rotwein gut durchkochen. Dann das Fruchtmark durch ein feines Sieb streichen. Mit 200 g Zucker und knapp 1 halben l Wasser vermischen, das Ganze nochmals aufkochen lassen. Die Speisestärke nach Vorschrift mit Wasser anrühren und unter die Grütze geben.
Die heiße Grütze wird in eine Schale gefüllt – falls Sie die Speise später stürzen wollen, sollten Sie die Schale vorher zum besseren Ablösen mit kaltem Wasser ausspülen – und mit etwas Zucker überstreut. Einige Früchte, vorzugsweise ganze Himbeeren, können mit in die erkaltende Flüssigkeit gegeben werden, die man erst, wenn sie fest geworden ist, kurz in den Kühlschrank stellt.

Warme sonnige Tage eignen sich besonders gut zum Trocknen von Heilpflanzen. Hier ist vor allem die Kamille zu nennen, über die Hildegard von Bingen schreibt, sie sei »den schmerzenden Eingeweiden wie eine angenehme Salbe«. Viele leichtere Magen- und Darmbeschwerden, aber auch Magenschmerzen und Unruhezustände können schon mit einem einfachen Kamillentee gelindert werden. Wenn Sie Kamille selbst sammeln wollen, achten Sie darauf, dass diese nicht auf frisch gedüngten Wiesen oder an den Rändern viel befahrener Straßen wächst. Um die Echte Kamille von der Hundskamille (die keinen medizinischen Wert hat und außerdem noch unangenehm riecht) zu unterscheiden, brauchen Sie nur ein Blütenköpfchen zwischen den Fingern zu zerreiben, um den charakteristischen Duft festzustellen.

Die Kamille entfaltet ihren wesentlichen Duftstoff, das tiefblaue Azulen, erst bei der Trocknung. Lagern Sie die Blüten zum Trocknen luftig und nicht in der prallen Sonne. Die getrockneten Blüten werden in einem gut verschließbaren Glas und möglichst dunkel gelagert.

Kamille wirkt sehr gut gegen Koliken. Bei Koliken handelt es sich um krampfartige Bauchschmerzen, die durch Zusammenziehungen der Muskulatur innerer Organe (Magen, Darm, Galle, Nieren, Blase) hervorgerufen werden. Oft sind sie mit Schweißausbrüchen und Brechreiz verbunden. Obwohl man sich bei einer Kolik oft selbst helfen kann, sollte bei sehr starken Schmerzen und länger dauerndem Anfall der Arzt gerufen werden.
Als Erste Hilfe aber ist folgende Salbe gut geeignet:

Hildegards Koliksalbe

Zutaten:
Frische Kamillenblüten
Butter

Zubereitung und Anwendung:
Die Blüten zu einem Brei zerstoßen und mit der Butter zu einer Salbe verrühren. Diese auf die schmerzenden Stellen auftragen.
Hildegards Erklärung für die Wirksamkeit dieser Salbe: Die Wärme und Kraft der Kamille lindere in Verbindung mit der milden Wärme der Butter die Schmerzen.

Am 13. Juli ist der Tag der heiligen Margarethe, die eine der vierzehn Nothelferinnen und außerdem die Patronin der Feldfrüchte ist. Stellen Sie zu diesem Anlass einen schönen Margaritenstrauß auf den Tisch und servieren Sie ein Gemüse- oder Getreidegericht.

Regelmäßig getrunken, wirkt Kamillentee sehr gut gegen unreine und schlaffe Haut. So stellen Sie eine pflegende Kamillen-Creme her: Verrühren Sie einfach 1 EL starken Kamillentee mit 1 EL Ihrer Hautcreme und bewahren Sie diese Mischung im Kühlschrank auf. Alle 2 Tage neu anrühren.

Sie haben raue Hände? Auch hier hilft die Kamille. Übergießen Sie 2 EL Kamillenblüten mit $\frac{1}{4}$ l kochendem Wasser. Ziehen lassen und durchseihen, wenn die Flüssigkeit handwarm ist. Dann die Hände ausgiebig in dem Aufguss baden.

Für jeden Hauttyp ist ein Kamillenbad geeignet. Es ist sehr einfach herzustellen! Entweder übergießen Sie 2 Handvoll Kamillenblüten mit kochendem Wasser und lassen diese 1 halbe Stunde lang ziehen. Dann abseihen und den Aufguss dem Badewasser zusetzen. Oder geben Sie die Kamillenblüten in einen alten Perlonstrumpf und legen diesen ins einlaufende Badewasser.

Kamillentee wirkt auch lindernd bei brennenden Augen. Legen Sie einfach zwei angefeuchtete Teebeutel auf die Augen. 10 Minuten einwirken lassen.

Auch als letzte Spülung nach dem Haarewaschen ist Kamillentee – vor allem bei blondem Haar – zu empfehlen – er hat nicht nur eine aufhellende, sondern auch eine leicht festigende Wirkung. Einen noch wirksameren Festiger können Sie folgendermaßen herstellen:

Kamillenfestiger

Zutaten:
1 Handvoll Kamillenblüten
$\frac{1}{2}$ l kochendes Wasser
1 TL Honig

Zubereitung:
Die Kamillenblüten mit kochendem Wasser übergießen und zugedeckt weitere 15 Minuten leicht kochen lassen. Dann abseihen und die Kräuter gut ausdrücken. Den Bienenhonig unter die noch warme Flüssigkeit rühren.

Da dieser Festiger gleichzeitig eine aufhellende Wirkung hat, ist er in erster Linie zur Pflege von blondem Haar geeignet.

Im August gibt es zwei Tage, die in der katholischen Kirche besonders gefeiert werden, die aber auch im Hinblick auf den Planetenstand Bedeutung haben. Da ist zunächst der 10. August, das Fest des heiligen Laurentius. Dieses hat in alten Bauernkalendern immer noch seinen festen Platzt, denn es heißt: »An Laurentii Sonnenschein bedeutet ein gut Jahr für Wein.«

Laurentius ist nicht nur der Schutzpatron für viele Berufe, die mit Feuer und Glut zu tun haben, sondern auch derjenige der Bibliothekare. Nehmen Sie die Gelegenheit wahr, Ihren Kindern ein Buch zu schenken! Die Sternschnuppen, die zu dieser Zeit besonders zahlreich auftreten, werden auch »Laurentiustränen« genannt. Verbringen Sie mit Ihren Kindern einige Nachtstunden draußen und beobachten Sie gemeinsam das Geschehen am Himmel. Auch der Besuch eines Planetariums ist lohnend für Jung und Alt.

Der 15. August, Mariä Himmelfahrt, ist traditionell einer der besten Tage, um Kräuter zum Trocknen zu sammeln. In einigen Bundesländern mit überwiegend katholischer Bevölkerung ist der 15.8. ein Feiertag, und es gibt immer noch viele Menschen, die um die besondere Heilkraft der an diesem Tag gesammelten Kräuter wissen. In zahlreichen Kirchen findet auch eine Kräuterweihe statt. Dafür wird meistens ein Strauß aus neun verschiedenen Kräutern verwendet, aus dessen Mitte eine Königskerze ragt. Auch Thymian, Johanniskraut, Meisterwurz, Schafgarbe, Arnika, Tausendgüldenkraut, Baldrian und Basilikum gehören dazu. Regional können manche Kräuter auch durch Frauenmantel, Augentrost und Salbei ersetzt werden.

Im August werden die ersten Kürbisse, Äpfel und Birnen reif. Auch zu diesen Gartenfrüchten hat Hildegard von Bingen sich geäußert.
> »Die Kürbisse sind trocken und kalt und wachsen von der Luft. Und
> sie sind für Kranke und Gesunde gut zu essen.« *(Physica)*

Kürbisse sind reich an Mineralstoffen und Vitaminen, enthalten sehr viel Kalium und wenig Kalorien, so dass sie sich als ideales Diätmittel anbieten. Da sie außerdem noch geschmacksneutral sind, kann man sie je nach Belieben süß oder sauer würzen – oder auch scharf. Man kann sie einlegen oder kochen, auch mit anderen Obst- oder Gemüsesorten als Salat mischen.

Die wassertreibende Kraft des Kürbisses entlastet die Nieren, senkt den zu hohen Blutdruck und reinigt den Körper und das Blut. Der Kürbis hat aber auch eine regulierende Wirkung auf den Blasenschließmuskel – hier sind besonders die Kürbiskerne gut geeignet.

Kürbis in Weißwein

Zutaten:
250 g Zucker auf je 5000 g Kürbis
½ l Wasser
10 Pfefferkörner
6 Gewürznelken
trockener Landwein
geriebene Muskatnuss

Zubereitung:
Vierteln Sie den Kürbis, und kratzen Sie mit einem Löffel die Kerne heraus. Lassen Sie dann pro 500 g Kürbis 50 g Zucker in ½ l Wasser mit den Pfefferkörnern und Gewürznelken aufkochen. Geben Sie anschließend den Wein dazu, und überbrühen Sie den in Würfel geschnittenen Kürbis kurz damit, bis die einzelnen Stückchen leicht durchsichtig geworden sind.
Die Früchte herausnehmen und in Einmachgläser schichten. Den Sud nochmals aufkochen, die Gewürze abseihen, mit geriebener Muskatnuss abschmecken und über die Kürbisstückchen in die Gläser gießen. Die geschlossenen Gläser bei 80 Grad etwa 25 Minuten lang im Backrohr einkochen oder im Waschkessel auf dem Herd pasteurisieren.

Über die Birnen schreibt Hildegard von Bingen:
»Gekocht sind sie noch gesünder als gedörrt, weil das heiße Wasser den in ihnen enthaltenen schädlichen Saftstoff ganz allmählich gar kocht, während das Feuer zu abrupt wirkt und beim Dörren nicht den ganzen Schadsaft unterdrückt. Auch gekochte Birnen liegen dem Esser etwas schwer im Magen, weil sie alles Faulige in ihm auf-

suchen, vermindern und auflösen, wobei sie ihm gute Verdauung bereiten und das Faulige mit sich aus dem Körper ausleiten.« *(Physica)*

Im Folgenden ein sehr schmackhaftes Rezept aus Schleswig-Holstein, das die besten Wirkungen der darin enthaltenen Zutaten in sich vereinigt:

Birnen, Bohnen und Speck

Zutaten:
300 g Räucherspeck
1 Zwiebel
¾ l Fleischbrühe
400 g festkochende Kartoffeln
400 g grüne Bohnen
1 Zweig frisches Bohnenkraut
2 – 3 Birnen
frisch gemahlener Pfeffer

Zubereitung:
Schneiden Sie den Speck quer in dünne Scheiben. Schälen Sie die Zwiebel und würfeln Sie diese. Dann die Speckscheiben in einem Topf (ohne weitere Fettzugabe) unter Rühren anbraten, so dass sie etwas Farbe bekommen. Zwiebelwürfel zufügen und kurz mitbraten. Die heiße Fleischbrühe dazugießen. Zugedeckt bei schwacher Hitze 10 Minuten sanft köcheln lassen. Inzwischen die grünen Bohnen putzen, waschen und in mundgerechte Stücke schneiden. Die Kartoffeln schälen, waschen und in nicht zu dünne Scheiben schneiden.
Nun geben Sie die Bohnen und das frische Bohnenkraut zur Fleischbrühe in den Topf und lassen Sie das Ganze 5 Minuten sanft köcheln. Dann die Kartoffeln dazugeben und mit dem Gemüse 10 Minuten lang garen.
Inzwischen die Birnen in Achtel schneiden und dabei Kerngehäuse, Stiel und Blütenansatz entfernen. Die Birnenachtel auf die Suppe legen und im geschlossenen Topf 10 Minuten mitgaren. Die Suppe mit Pfeffer und Bohnenkraut kräftig abschmecken.

Über die Äpfel schreibt Hildegard von Bingen:
»Gekocht und gebraten sind die Äpfel gut für Kranke und Gesunde. Kranken Menschen schaden rohe Äpfel etwas, eben weil diese Men-

schen schwächlich sind. Sind Äpfel aber alt geworden und hat sich die Schale runzlig zusammengezogen, etwa im Winter, dann sind sie auch roh gut zu essen für Kranke und Gesunde.« *(Physica)*

Ende August, Anfang September ist die Zeit der Erntefeste. Nehmen Sie mit Ihren Kindern an einem Gottesdienst teil oder gehen Sie, wenn Sie auf dem Lande wohnen, zu einem Fest auf dem Dorfplatz. Sammeln Sie auf den Feldern stehen gebliebene Ähren und binden diese zu einem Kranz oder Strauß. Auch eine kräftige Erntesuppe aus den jetzt angebotenen Gemüsen bietet sich an, um die Erntezeit zu feiern.

Eine alte Bauernweisheit besagt: »An Mariä Geburt ziehen die Schwalben furt.« Und in der Tat sind die meisten dieser liebenswürdigen, wärmeliebenden Genossen der Sommerzeit an diesem Tag – dem 8. September – bereits auf ihrem Weg nach Süden. Hildegard von Bingen hat in ihrem Buch *Physica* einen ganzen Teil den Vögeln gewidmet, die sie mit der menschlichen Seele vergleicht:

»Wie die Vögel in der Luft emporgehalten werden und sich überall in der Luft aufhalten, so wird auch die Seele, solange sie an den Körper gebunden ist, von ihren Gedanken emporgehoben und breitet sich überall aus.«

Herbst

Im September reifen die schönsten Apfelsorten. Diese wohl bei uns am häufigsten gegessene Obstart ist nicht nur von – je nach Sorte sehr unterschiedlichem – köstlichem Geschmack: Äpfel besitzen auch weit reichende Heilkräfte. Nicht umsonst sagt ein englisches Sprichwort: »An apple a day keeps the doctor away« (Wer am Tag einen Apfel isst, braucht keinen Arzt). Auch Hildegard von Bingen kannte diese Heilkräfte – und zwar nicht nur der Frucht, sondern auch der Rinde, der Blätter und der Knospen. Servieren Sie Ihren Lieben deshalb jetzt einen Salat aus Möhren und erntefrischen Äpfeln!

Möhren-Apfel-Salat

Zutaten:
4 EL süße Sahne
4 EL saure Sahne
Saft einer halben Zitrone
Salz und Pfeffer
200 g Möhren
200 g Äpfel
einige Stengel Kerbel
2 EL geriebene Nüsse

Zubereitung:
Süße und saure Sahne mit dem Zitronensaft und etwas Salz und Pfeffer mischen, Die Möhren und Apfel, putzen, waschen und beides grob raspeln oder in dünne Scheiben schneiden. Den Kerbel fein hacken. Möhren, Äpfel und Kerbel mit der Sauce mischen und die Nüsse unterheben.

Auch die Quitte wird jetzt reif. Sie ist eine alte, in unserer Zeit zu Unrecht in Vergessenheit geratene Frucht. Quitten sind mit Apfel und Birne verwandt, werden aber viel seltener angebaut – vielleicht weil ihr leicht bitterer Geschmack nicht jedermanns Sache ist. Dabei lassen sich nicht nur Marmeladen, sondern auch wohlschmeckende Kompotte und Beilagen zu Fleischgerichten daraus herstellen. Hildegard von Bingen schreibt über die Quitte:

>»Die Frucht ist warm und trocken und hat eine gute Mischung in sich. Wenn sie reif ist, schadet sie roh genossen weder dem kranken noch dem gesunden Menschen. Gekocht und gebraten ist sie beiden sogar sehr bekömmlich.
>Wer Rheuma hat, esse fleißig die Quitte, gekocht oder gedörrt, und sie räumt mit den Giftstoffen so gründlich in ihm auf, dass die Gicht sich weder auf sein Nervensystem noch auf seine Gelenke schlägt und sie zerstört oder angreift.« *(Physica)*

Eine Quittenkur im Herbst ist ganz allgemein, besonders aber für Rheumatiker gesundheitsfördernd. Sie entgiftet den Körper vollständig und bringt die Säfte ins rechte Gleichgewicht. Die Quitte hat einen hohen Gehalt an Pektin und Gerbstoff und wirkt entgiftend, indem sie die Körpergifte wie ein Schwamm aufnimmt. Verzehren Sie deshalb in der Zeit, in der die Früchte in den Gärten reif sind und man sie überall auf den Märkten kaufen kann, Quitten so oft wie möglich– gleich, in welcher Form, beispielsweise als Kompott, auf Hefekuchen oder als Gelee oder Marmelade. Man kann Quitten auch trocknen – so hat man diese heilende Frucht selbst in der Zeit, in der es keine frischen Quitten gibt, immer vorrätig.

Quittenkompott

Zutaten:
1000 g Quitten
1 l Wasser
1 Zimtstange
einige Gewürznelken
100 g Zucker (nach Belieben)

Zubereitung:
Quitten mit einem Küchentuch abreiben. Dabei braucht die Schale nicht entfernt zu werden, nur unschöne Flecken sollten beseitigt werden. Die Quitten in Schnitzel teilen und die Kerngehäuse entfernen. Die Früchte mit dem Wasser, der Zimtstange und den Gewürznelken 40 bis 50 Minuten auf kleiner Flamme zugedeckt dünsten; mit dem Zucker süßen.
Je nach Geschmack kann man den Zucker auch ganz weglassen, denn Quitten haben ihre ganz eigene Würze.

Auch die Esskastanien reifen nun. In Süddeutschland sind sie wohlbekannt – im Winter kann man sie heiß vom Maronibrater aus einer Tüte genießen.

Über die Kastanie schreibt Hildegard:
»Der Mensch, dem das Gehirn infolge Trockenheit leer ist und der daher schwach im Kopf ist, der koche die Fruchtkerne dieses Baumes in Wasser und füge nichts anderes hinzu, und wenn das Wasser ausgegossen ist, soll er es oft nüchtern und nach dem Essen nehmen, und sein Hirn wächst und wird gefüllt, seine Nerven werden stark, und so wird der Schmerz im Kopf weichen.
Und wer im Herzen Schmerzen hat, so dass seines Herzens Stärke keine Fortschritte macht und er dann traurig wird, dann esse er oft die rohen Kerne, und dies gießt seinem Herzen einen Saft wie

Schmalz ein, und er wird an Stärke zunehmen und seinen Frohsinn wieder finden.« *(Physica)*

Kastaniencreme

Zutaten:
500 g Esskastanien (Maronen)
etwas Zucker
geriebene Schale von je 1 Zitrone und 1 Orange (unbehandelt)
Saft von 1 Zitrone
Etwas Angostura
Einige Tropfen Mandelaroma
50 g fein geschnittenes Zitronat
¼ l Schlagsahne
kandierte Früchte

Zubereitung:
Die Kastanien einkerben und in der Backröhre oder in der Pfanne rösten, bis die Schale springt. Dann schälen und die pelzige Haut entfernen. Die Kastanien in wenig Wasser zartweich kochen und pürieren oder durch den Fleischwolf drehen. Die Masse mit etwas Zucker, der geriebenen Orangen- und Zitronenschale, dem Zitronensaft, etwas Angostura und einigen Tropfen Mandelaroma kräftig würzen. Dann mit 50 g fein geschnittenem Zitronat und der steif geschlagenen, gesüßten Schlagsahne verzieren. Eventuell mit einigen kandierten Früchten garnieren.

Ende September steigen die ersten Herbstnebel auf. Hildegard von Bingen unterscheidet zwei Arten des Nebels – zum einen denjenigen, der aus der Feuchtigkeit der Gewässer entsteht und Menschen und Tiere krankmachen kann; zum anderen denjenigen, der durch Hitze entstehen kann – dieser ist ungefährlich, weil er sich meistens sehr schnell auflöst. Wenn wir vom Sommer noch verwöhnt sind, kommen die ersten kühlen Morgennebel oft sehr überraschend für uns und können infolge unzureichender Bekleidung zu Erkältungskrankheiten führen. Schon ein dünner Seidenschal, der den empfindlichen Hals schützt, kann diese verhindern helfen.

In dieser Zeit, wo es abends immer früher dunkel wird, ist auf dem Land wie in der Stadt auch heute noch das Laternelaufen gebräuchlich. Basteln Sie mit Ihren Kindern Laternen (es gibt auch sehr schöne für wenig Geld zu kaufen) und machen Sie sich mit ihnen auf dem Weg in die Dunkelheit. Lehren Sie sie dabei das alte Kinderlied, das auf einfache, innige Weise unsere Verbundenheit mit dem Kosmos spiegelt:

> »Ich geh mit meiner Laterne
> und meine Laterne mit mir.
> Hoch oben leuchten die Sterne,
> hier unten leuchten wir.«

Am schönsten ist das Laternelaufen natürlich mit möglichst zahlreichen Kindern. Sprechen Sie sich mit anderen Müttern ab und laden Sie reihum die Kinder zu einem kleinen Imbiss ein.

Der Oktober ist der Monat der Weinlese. Hildegard von Bingen hat sich als Rheinländerin natürlich auch zum Wein geäußert. Sie schreibt, dass er das Blut der Erde und in der Erde wie das Blut des Menschen sei. Aus diesem Grund heilt und erfreut der Wein den Menschen mit seiner Kraft. Erst in neuester Zeit haben Forscher auch wissenschaftlich bestätigt, dass ein Gläschen Wein vielen Krankheiten vorbeugend entgegen wirken kann – beispielsweise Durchblutungsstörungen und Kreislaufschwäche. Natürlich soll auch Wein »im rechten Maß« genossen werden. Vor allem rät Hildegard von den schweren, edlen Weinen ab. Wenn man diese schon trinkt – was ja bei manchen Festessen der Fall sein kann – soll man sie mit Wasser mischen oder Wasser dazu trinken. Am besten sind die naturbelassenen Landweine, wobei Hildegard von Bingen vor allem die herben Weine aus dem Hunsrück empfiehlt.

Am 4. Oktober wird das Fest des heiligen Franz von Assisi gefeiert. Er hat die Tiere als Geschöpfe Gottes geliebt – vielleicht nehmen Sie dies zum Anlass für eine Spende an den Tierschutzverein oder für einen Besuch im Tierheim.

Am 16. Oktober ist das Fest des heiligen Gallus. An diesem Tag geht die Krauternte zu Ende und die letzten Kartoffeln werden aus der Erde geholt. Veranstalten Sie deshalb mit Ihren Kindern ein zünftiges Kartoffelfeuer und servieren Sie ein leckeres Kohlessen, beispielsweise Sauerkraut. Zum Kohl macht Hildegard von Bingen recht detaillierte Angaben, z.b. dass er nur für gesunde, schlanke Menschen geeignet ist und möglichst nicht zu stark gekocht werden sollte:

»Die Kohlarten sind von feuchter Natur. Der Wirsing ist etwas mehr kalt als warm und ein wenig von trockener Natur. Kohl wächst von der Flüssigkeit des Taus und von der Luft. Der Saft des Kohls ist dem Menschen nicht sehr nützlich. Manchmal werden durch ihn Krankheiten erzeugt, und schwache Eingeweide werden verletzt. Gesunde Menschen, die Starke Adern haben, können diese Säfte durchaus bewältigen. Aber fettleibigen und kranken Menschen ist dieser Überfluss an Saft nicht zuträglich, weshalb sie auf Kohl verzichten sollten. Als Mus oder mit Fleisch gekocht, sind die verschiedenen Kohlarten ebenfalls schädlich, denn sie vermehren her die üblen Säfte im Menschen, als dass sie diese vermindern.« *(Physica)*

Sauerkraut im Römertopf

Zutaten:
1 Eisbein (750 – 1000 g)
1 Dose Weinsauerkraut
1 säuerlicher Apfel
Wacholderbeeren
1 Lorbeerblatt
2 Gewürznelken
1 halbe Zwiebel
1 EL Suppenwürze
2 El Butter
1 EL Mehl

Zubereitung:
Das Eisbein etwa 1 Stunde lang vorkochen lassen, bis es halb gar ist. Das Sauerkraut in den gewässerten Römertopf geben. Den geschälten Apfel halbieren, vom Kernhaus befreien. Eine Hälfte schnitzeln, die andere mit den Wacholderbeeren, dem Lorbeerblatt und den Nelken bestecken und auf das Kraut geben. Mit einer Tasse Fleischbrühe aufgießen. Das Eisbein und die gewürfelte Zwiebel in eine Vertiefung in das Kraut legen. Römertopf schließen und Fleisch mit Kraut noch anderthalb bis 2 Stunden bei

etwa 200 Grad gar schmoren lassen. Vor dem Anrichten mit 1 EL Mehl und 2 EL Butter verfeinern. Lorbeerblatt und Nelken herausnehmen.

Es gibt bei uns zahlreiche Kohlarten, etwa Weiß- und Rotkohl, Rosenkohl, Grünkohl, Blumenkohl und Brokkoli. Manche Arten wurden bereits in der Steinzeit angebaut. Die meisten Kohlsorten werden heute weltweit kultiviert. Beliebt ist der Kohl nicht nur wegen seiner hohen Erträge, sondern auch wegen seines hohen ernährungsphysiologischen Wertes: Kohl enthält neben einem hohen Anteil an Eiweiß und Kohlenhydraten auch zahlreiche Vitamine – man denke nur an den Vitamin-C-Gehalt des Sauerkrauts!

Hildegard von Bingen schreibt, dass die Kohlsorten »von der Flüssigkeit des Taus und der Luft« wachsen. Deshalb ist Kohl auch sehr gut für die Hautpflege geeignet!

Kohlblätter-Gesichtspackung

Zutaten:
Einige frische Weißkohlblätter

Zubereitung und Anwendung:
Reinigen Sie die Kohlblätter, nehmen Sie die Mittelblätter heraus und rollen Sie die Blätter dann kräftig mit einem Nudelholz. Danach die Blätter in mehreren Lagen auf das gereinigte Gesicht legen und eine halbe Stunde einwirken lassen.
Diese Gesichtspackung ist besonders geeignet zur Behandlung von unreiner Haut.

Sauerkraut-Gesichtspackung

Zutaten:
1 Handvoll Sauerkraut

Zubereitung und Anwendung:
Das Sauerkraut auf dem gereinigten Gesicht verteilen und eine feuchtwarme Kompresse darüber legen. Eine Viertelstunde einwirken lassen, dann lauwarm abwaschen.
Diese Behandlung ist besonders wirksam bei fettiger, großporiger Haut.

Sauerkraut-Gesichtspflege

Auch bei zarter, empfindlicher Haut brauchen Sie auf das pflegende Sauerkraut nicht zu verzichten: Tränken Sie einfach einen Wattebausch mit etwas Sauerkrautsaft und tupfen Sie damit Ihr Gesicht ab!

Sauerkraut-Badezusatz

Zutaten:
$\frac{1}{2}$ l Presssaft von Rohsauerkraut

Zubereitung und Anwendung:
Geben Sie den Saft in Ihr Badewasser.
Dieser Badezusatz wirkt durchblutungsfördernd und macht die Haut zart und seidig.

Obwohl Hildegard von Bingen die Kartoffeln noch nicht kannte, kann man annehmen, dass sie deren gesundheitlichen Wert geschätzt hätte. Deshalb hier einige Kartoffelrezepte!

Kartoffel-Käse-Auflauf

Zutaten:
1000 g Kartoffeln
250 g Tomaten
3 grüne und/oder rote Paprikaschoten
200 g mittelalter Goudakäse
$\frac{1}{4}$ l Sahne
30 g Butter
Pfeffer und Salz

Zubereitung:
Kartoffeln schälen und in dünne Scheiben schneiden. Tomaten mit kochendem Wasser übergießen, abziehen und in Scheiben schneiden, die entkernten Paprika in Scheiben schneiden. Den Käse grob raspeln oder kleinwürfelig schneiden. Kartoffelscheiben mit Salz und Pfeffer vermischen. Die Hälfte davon in eine gefettete Auflaufform füllen. Eine Lage Tomatenscheiben, Paprika und Käse darauf mit den restlichen Kartoffelscheiben bedecken. Die erwärmte Sahne darüber geben, die Butterflöck-

chen darüber und etwas geriebenen Käse zum Schluss. Im vorgeheizten Ofen bei 220 Grad 60 bis 80 Minuten backen.

Geschmorte Kräuterkartoffeln

Zutaten:
1 kg kleine Kartoffeln
3 EL Öl
Salz und Pfeffer
$\frac{1}{8}$ l Rindfleischbrühe
2 Zwiebeln
4 Scheiben Frühstücksspeck
je 1 Bund glatte Petersilie, Dill Schnittlauch, Sauerampfer und Salbei

Zubereitung:
Kartoffeln unter fließendem Wasser gründlich abbürsten, trockentupfen. Öl in einer Pfanne erhitzen. Kartoffeln darin rundherum kräftig anbraten. Mit Salz und Pfeffer würzen. Brühe zugießen und bei mittlerer Hitze zugedeckt etwa 15 Minuten schmoren. Inzwischen Zwiebeln schälen und hacken. Speck fein würfeln. Kräuter waschen, gut abtropfen und grob hacken. Speck in einer trockenen Pfanne knusprig auslassen. Zwiebelwürfel zufügen und glasig dünsten. Kartoffeln und Kräuter untermischen und alles noch kurz durchschmoren.
Dazu passen Koteletts, Bratwurst oder kleine Schweinesteaks.

Sesamkartoffeln

Zutaten:
1 kg Kartoffeln
Salz
30 g Butter
50 g Sesam

Zubereitung:
Kartoffeln unter fließendem Wasser gründlich bürsten. In Salzwasser 20 Minuten kochen. Von den Kartoffeln eventuell die Schale abziehen. Butter in einer Pfanne zerlassen. Kartoffeln und Sesam zugeben und bei mittlerer Hitze braten, dabei ab und zu schwenken.
Dazu passt ein reichhaltiger Rohkostsalat.

Ende Oktober werden in Süddeutschland die Walnüsse geerntet. Dort werden sie jung zu Trauben und Bauernbrot gegessen. Sie können daraus aber auch ein leckeres Dessert herstellen.

Walnuss-Dessert

Zutaten:
2 Eigelb
75 g Zucker
½ l Milch
1 Päckchen weißes Gelatinepulver
75 g gemahlene Walnusskerne
2 Eiweiß
⅛ l Schlagsahne
1 Päckchen Vanillinzucker
8 Walnusshälften zum Verzieren

Zubereitung:
Eigelb und Zucker mit den Quirlen des elektrischen Handrührgerätes so lange schaumig rühren, bis sich der Zucker vollständig gelöst hat. Danach die Milch unterrühren. Die gemahlene Gelatine mit etwas kaltem Wasser anrühren. Nach Vorschrift quellen lassen. Dann unter ständigem Rühren bei geringster Hitze erwärmen, bis die Gelatine aufgelöst ist. Zunächst mit etwas Fiermilch vermischen und danach unter die gesamte Masse rühren. Anschließend die Speise kalt stellen. Wenn sie anfängt, dicklich zu werden, die gemahlenen Walnüsse, den steif geschlagenen Eischnee und die geschlagene, mit Vanillinzucker gesüßte Sahne unterziehen. Das Dessert in Portionsgläser füllen und wieder kalt stellen. Mit Walnusshälften verzieren.

Hildegard von Bingen rät kranken Menschen von Walnüssen ab, während gesunde Menschen sie durchaus – in Maßen – genießen dürfen.

»Dieser Nussbaum ist warm und von einiger Bitterkeit. In einem Menschen, der viele Walnüsse isst, entsteht leicht Fieber. Gesunde Menschen haben damit keine Schwierigkeiten, während Kranke davon Schaden nehmen könnten.« *(Physica)*

Durch Erkältungen, aber auch durch den Aufenthalt in überheizten Räumen und dem damit verbundenen Sauerstoff- und Bewegungsmangel

kommt es im Herbst leicht zu Kopfschmerzen. Hildegard von Bingen rät hier zu Einreibungen mit in warmem Wein vermischten Wermutsaft oder mit einer Veilchensalbe. Beides kann selbst hergestellt werden, ist aber auch in der Apotheke erhältlich. Außerdem empfiehlt sie, den Speisen häufig Gewürznelken zuzugeben. Über die Gewürznelke schreibt sie:
»Die Gewürznelke ist sehr warm und hat eine gewisse Feuchtigkeit in sich. Diese dehnt sich im Körper aus wie die angenehme Feuchtigkeit des Honigs.« *(Physica)*

Es ist inzwischen wissenschaftlich erwiesen, dass die Gewürznelke Stoffe enthält, die schmerzlindernd und auch betäubend wirken. Letztere Eigenschaft kann bei akuten Zahnschmerzen genutzt werden: einfach eine Gewürznelke neben den schmerzenden Zahn schieben!

Am 2. November wird Allerseelen gefeiert, wo man all seiner lieben Verstorbenen gedenkt. Schmücken Sie an diesem Tag die Gräber Ihrer Lieben und sprechen Sie mit Ihrer Familie über die Verstorbenen.

Der November ist für viele Menschen ein »Trauermonat« – schon wegen der im Kalender erscheinenden Trauertage Allerseelen und Volkstrauertag. Sie denken an verstorbene Freunde oder Verwandte und geben sich ihrer Trauer hin – oft ohne »discretio«, also ohne rechtes Maß. Die praktische Hildegard hat auch hier einen Rat bereit, der ebenso für Menschen gilt, die in dieser Jahreszeit unter Depressionen leiden:
»Wenn ein Mensch unter großer Trauer leidet, so soll er ausreichend ihm bekömmliche Speisen zu sich nehmen, damit er durch die Nahrung wieder neu belebt wird.«
Außerdem empfiehlt sie zwei Gewürze, die nicht nur den Körper, sondern auch die Seele wärmen: Ingwer und Muskatnuss. Den Ingwer empfiehlt sie vor allem solchen Menschen, die in der dunklen Jahreszeit unter Appetitlosigkeit, Mattigkeit und allgemeiner körperlicher Abgeschlagenheit leiden. Dem gesunden Menschen ist Ingwer weniger förderlich.
»Der Ingwer ist warm und ausgedehnt, d.h. er zerfließt leicht im Körper. Einem gesunden Menschen schadet sein Genuss eher, denn es macht ihn dumm, müde und zügellos. Wer aber einen trockenen Körper hat und sehr schwach ist, sollte pulverisierten Ingwer in die Suppe oder auf sein Brot geben, dann wird es ihm besser gehen.« *(Physica)*

Ingwerkekse

Zutaten:
150 g Butter
150 g Honig
1 Eigelb
50 g Mandeln
50 g eingelegte Ingwerpflaumen
2 TL geriebener Ingwer
½ TL Delifrut (aus dem Reformhaus)
250 Weizen, fein gemahlen
¼ teelöffel Backpulver
1 Eigelb
1 EL Wasser
60 g geschälte Mandelhälften
Butter für das Blech

Zubereitung:
Die Butter mit dem Honig und dem Eigelb schaumig rühren. Die Mandeln zusammen mit dem Ingwer fein hacken und unter den Teig geben. Die Gewürze dazugeben. Das Mehl mit dem Backpulver mischen und unterarbeiten. Den Teig 3–4 Stunden im Kühlschrank ruhen lassen. Den Backofen auf 180 Grad vorheizen. Den Teig einen halben Zentimeter dick ausrollen und in Rechtecke schneiden. Das Eigelb mit dem Wasser verrühren und die Kekse damit bestreichen. Die Plätzchen mit den Mandelhälften verzieren und auf das gefettete Blech legen. Auf der mittleren Hälfte etwa 20 Minuten backen, bis die Kekse hellbraun sind. Die Ingwerkekse auf einem Kuchengitter abkühlen lassen und in einer Dose aufbewahren.

Über die Muskatnuss schreibt Hildegard von Bingen:
»Die Muskatnuss hat große Wärme und eine gute Mischung in ihren Kräften. Und wenn ein Mensch die Muskatnuss isst, öffnet sie sein Herz und reinigt seinen Sinn und bringt ihm einen guten Verstand. Nimm, wie auch immer, Muskatnuss und in gleichem Gewicht Zimt und Nelken und pulverisiere alles. Und dann mach mit diesem Pulver und mit Semmelmehl und etwas Wasser Törtchen, und iss diese oft, und es dämpft die Bitterkeit des Herzens und deines Sinnes, und es öffnet dein Herz und deine stumpfen Sinne, und es mindert alle

schädlichen Säfte in dir, und es verleiht deinem Blut einen guten Saft und macht dich stark.« *(Physica)*

Diese sogenannten Nervenkekse stärken die Sinnesorgane – also die Augen, das Gehör, den Geruchs-, den Geschmacks- und den Tastsinn. Dies ist sicherlich auf die darin enthaltene Muskatnuss zurückzuführen, von der man weiß, dass sie psychotrop wirkt und die Nerven anregt. Hier ein aktualisiertes Rezept:

Nervenkekse

Zutaten:
1500 g Dinkelmehl
45 g Muskatnusspulver
45 g Zimtpulver
10 g Gewürznelkenpulver
400 g Zucker
½ TL Salz
2 Päckchen Backpulver
4 Eier
200 g geriebene Mandeln

Zubereitung:
Mischen Sie Muskatnusspulver, Zimtpulver und Gewürznelkenpulver unter das Dinkelmehl. Dazu geben Sie Zucker, Salz, Backpulver, Eier und geriebene Mandeln. Rühren Sie daraus einen Keksteig, formen Sie diesen zu Rollen und legen Sie die Rollen, in Backpapier oder Alufolie gewickelt, für einige Zeit in den Kühlschrank. Wenn der Teig fest ist, schneiden Sie ihn mit einem scharfen Messer in Scheiben. Diese im Backofen bei 280 Grad 5–8 Minuten backen.

Muskatnuss eignet sich sehr gut für Gerichte wie Blumenkohl, Rosenkohl und Kartoffelbrei. Man sollte allerdings nicht mehr als eine viertel Nuss pro Tag verwenden, da die Muskatnuss in hoher Dosierung giftig ist. Ingwer ist ebenso wie Muskat in Maßen anzuwenden, weil er das Denken einschränkt und nur Gefühle und Instinkte anspricht. Nur wenn der Mensch am »Dahinschwinden« ist – und das kann ebenso körperlich wie seelisch gemeint sein –, sollte das Gewürz verwendet werden, um ihm wieder aufzuhelfen.

Hildegard gibt auch ein Rezept für sogenannte Ingwerausleitungskekse an, die Darmbeschwerden (besonders Darmträgheit) entgegenwirken. Leider ist das Rezept ziemlich kompliziert, und die Zutaten sind heute kaum mehr erhältlich (beispielsweise muss dafür frischer Wolfsmilchsaft verwendet werden), so dass hier auf dieses Rezept verzichtet wird. Allerdings sind diese Kekse in vielen Reformhäusern erhältlich. Aber Sie können Ingwer in viele Gerichte geben (z.B. Kompotte, Obst, Quark, Salate, Gebäck usw.). Auch zu chinesischen Rezepten passt dieses Gewürz sehr gut.

Ingwerquark

Zutaten:
250 g Quark
Milch
Schlagsahne oder Dosenmilch
2–3 EL Zucker
2 Päckchen Vanillezucker
30 g kandierter Ingwer
Rum
Geriebene Orangenschale (unbehandelt)
1 Tasse Schlagsahne
frische Früchte nach Belieben

Zubereitung:
Verrühren Sie den Quark mit etwas Milch, Schlagsahne oder Dosenmilch. Geben Sie 2–3 EL Zucker, 2 Päckchen Vanillezucker, 30 g geraspelten kandierten Ingwer, etwas Rum, ein wenig geriebene Orangenschale und 1 Tasse Schlagsahne hinzu. Den Quark in Becher geben und mit frischen Früchten (Kiwis, Mandarinen, Kirschen, Pfirsichen usw.) garnieren.

Der 3. November ist der Tag des heiligen Hubertus, der der Patron der Jäger ist. Deshalb werden auch an diesem Tag viele Jagden geritten. Diese enden meistens mit einem »Schüsseltreiben«, einem gemeinsamen Essen. Meistens gab es dann eine Erbsensuppe mit Speck.

Erbsen-Eintopf mit Rauchfleisch

Zutaten:
250 g Trockenerbsen
1½ l Wasser
375 g Rauchfleisch
2 Zwiebeln
2 Möhren
1 Sellerieknolle
4 Kartoffeln
Salz und Pfeffer
½ TL Majoran
1 EL Petersilie

Zubereitung:
Die Erbsen in abgekochtem, erkaltetem Wasser über Nacht einweichen.
Etwa 75 g Rauchfleisch in Würfel schneiden und in einem hohen Topf bei
geringer Wärmezufuhr glasig werden lassen. Die gehackten Zwiebeln darin
hell dünsten. Möhren- und Selleriewürfel sowie Rauchfleisch und Erbsen
mit der Einweichflüssigkeit zufügen. Etwa 1 Stunde kochen. Danach die gewürfelten Kartoffeln, Salz, Pfeffer und Majoran zugeben. Alles in etwa 20
Minuten gar kochen. Zuletzt die gehackte Petersilie untermischen.

Auch ein schönes Wildessen empfiehlt sich am Hubertustag!

Der November bringt nicht nur Trauertage, sondern auch den Martinstag
zum Andenken an den Heiligen Martin, der seine Kleidung mit einem
Bettler teilte und so wenig von sich eingenommen war, dass er seine Wahl
zum Bischof nicht annehmen wollte und sich versteckte – bis ihn Gänse
durch ihr Geschnatter verrieten. Deshalb ist der 11. November auch der
Tag der Martinsgans. Hildegard von Bingen empfiehlt in ihrer *Physica* die
Gans allerdings nur für kräftige und gesunde Menschen. Das ist verständ-
lich, denn durch ihr Fett ist sie für angegriffene, schwache und kranke Menschen belastend. Außerdem rät Hildegard, das Fett möglichst zu entfernen
und die Gans mit Salbei zu füllen, damit sie bekömmlicher wird. Wenn man
die Gans nach ihrem Rezept während des Bratens immer wieder mit Wein
und etwas Essig bestreicht und sie mit einer Kräuter-Apfelfüllung versieht,
kann man diesen wunderbaren Braten unbeschadet genießen.

Martinsgans

Zutaten:
1 junge Gans
Salz und Pfeffer
1 Bund Petersilie
1 TL Beifuß oder Salbei
2 grob gewürfelte Zwiebeln
4 Äpfel Preiselbeeren
Bratensaft (oder ein Instantwürfel)

Zubereitung:
Die Gans innen und außen mit Salz und Pfeffer einreiben, mit Petersilie und Beifuß oder Salbei füllen. Eine Kasserolle 1 cm hoch mit Wasser füllen, die Gans hineinlegen und zugedeckt im Backofen dünsten lassen. Dann den Deckel abnehmen und die Gans in etwa 2 Stunden gar braten. Äpfel entkernen und die letzte halbe Stunde mit den grobgewürfelten Zwiebeln mitbraten. Gans und Äpfel anrichten, die Pfanne auf die Herdplatte stellen und Bratensaft etwas ansetzen lassen, damit das reine Fett abgegossen werden kann. Dann den Bratensatz mit $\frac{3}{8}$ l Wasser aufkochen, Bratensaftwürfel dazugeben, die Sauce durchseihen.
Dazu passen Kartoffelknödel und Rotkohl.

In der kalten Jahreszeit brauchen wir nicht nur innerlich warme Speisen und Getränke, sondern auch wärmende Kleidung. Was ist hier besser geeignet als Schafwolle? Hildegard von Bingen empfiehlt diese sogar als angewärmte Auflage bei Fieber und Schüttelfrost. Über das Schaffell schreibt sie in ihrer *Physica*:

> »Die Schaffelle sind zur Kleidung des Menschen gut geeignet, weil sie den Menschen weder zu Hochmut oder Begierde noch Krankheit verführen, wie es bei anderen Tierfellen geschieht. Deshalb gab Gott Adam auch Kleidung aus Schaffellen.«

Um die körpereigenen Abwehrkräfte zu stärken, sollten in der Winterzeit vermehrt Hildegards bevorzugte Pflanzen auf den Tisch kommen: Dinkel, Fenchel und Edelkastanie (Marone). Dinkel ist als Getreide das ganze Jahr über verfügbar, Kastanien sind jetzt frisch geerntet und Fenchel ist entweder frisch im Supermarkt oder getrocknet als Tee erhältlich.

Am 19. November ist der Tag der heiligen Elisabeth – traditionell der Tag, an dem man die Winterfutterplätze für die Vögel einrichtet. Denken auch Sie an unsere gefiederten Freunde und schaffen Sie ihnen eine Futterstelle im Garten oder auf dem Balkon. Rotkehlchen, Meisen und Amseln werden es Ihnen mit ihrer Anwesenheit und ihrem Gesang danken! Dies ist auch eine schöne Gelegenheit für Ihre Kinder, Vögel ganz aus der Nähe zu beobachten.

Der 22. November ist der Tag der heiligen Cäcilie. Mit ihrem Tag beginnt die Zeit der Hausmusik und der Konzerte. Wenn Sie oder Familienmitglieder und Freunde ein Instrument spielen, veranstalten Sie einen Hausmusikabend. Sonst laden Sie Ihre Familie in ein Konzert ein – dies ist besonders für Kinder ein Erlebnis!

Am 25. November wird der Tag der heiligen Katharina gefeiert. Damit beginnt die Zeit für das weihnachtliche Plätzchenbacken. Nach der heiligen Katharina ist deshalb auch das alte ostpreußische Rezept der »Thorner Kathrinchen« benannt.

Thorner Kathrinchen

Zutaten:
375 g Honig
400 g Zucker
100 g Butter
1000 g Mehl
1 Packung Pfefferkuchengewürz
25 g Pottasche
$\frac{1}{8}$ l Rosenwasser
Ei
Zitrone

Zubereitung:
Den Honig mit der Butter erhitzen, unter ständigem Rühren Zucker darin auflösen. Abkühlen lassen. 3 Viertel des Mehls mit Gewürzen und abgeriebener Zitronenschale (unbehandelt) mischen. 3 EL kaltes Wasser hineingeben und die Honigmasse mit der Pottasche in Rosenwasser auflösen und zu dem Teig geben. Mit dem Rest des Mehls tüchtig durchkneten und den Teig einige Tage ruhen lassen. Dann den Teig ausrollen und

mit Formen Plätzchen ausstechen, mit Ei bestreichen und auf einem gefetteten Blech bei mäßiger Hitze etwa 20 Minuten backen. Mit Zucker- oder Schokoladenguss überziehen.

Der 4. Dezember ist der Barbaratag, an dem Kirsch- und Pflaumen, aber auch Forsythienzweige geschnitten werden, deren Knospen jetzt noch dem Frühling entgegenschlummern. Wenn man sie zunächst in heißes Wasser stellt und danach täglich das Wasser ergänzt oder erneuert, kann man das Weihnachtsfest mit blühenden Zweigen begrüßen – mit der von Hildegard so geschätzten »Grünkraft«!

Der Advent war früher eine Fastenzeit. Vielleicht möchten Sie diese alte Tradition vor denn üppigen Weihnachtsfeiertagen wieder aufleben lassen und deshalb fleischlose Gerichte servieren. Diese sind ja durchaus nicht weniger schmackhaft. Gerade die Wintergemüse wie Kohl und Möhren lassen sich sehr delikat bereiten!

Die Tradition des Adventskranzes ist zwar noch nicht sehr alt, aber es ist sehr schön, bei Kerzenschein die Weihnacht zu erwarten. Binden Sie doch einmal selbst einen Adventskranz! Wenn Sie sich für zu unbegabt dafür halten – in Kindergärten, Schulen und vielen Gärtnereien werden entsprechende Kurse angeboten. Der Duft von Tannengrün und Bienenwachskerzen ist eine wunderbare Einstimmung auf das Weihnachtsfest. Erinnern Sie sich an die alten Adventslieder und singen Sie diese mit Ihren Kindern!

Ein schöner Brauch ist es auch, in der Adventszeit bereits die Weihnachtskrippe aufzustellen. Jedes Familienmitglied darf für eine gute Tat jeweils einen Strohhalm hineinlegen, damit das Christkind an Weihnachten recht weich liegt.

Vergessen Sie den Nikolaustag nicht! Am Vorabend werden Ihre Kinder bestimmt nicht vergessen, ihre Schuhe oder Stiefel zu putzen – denn nur dann finden sie Süßigkeiten und kleine Geschenke darin, bei ungeputzten Schuhen gibt es nur eine Rute.

In vielen Gegenden ist noch das Nikolauslaufen üblich. Die Kinder gehen dabei von Tür zu Tür (oder auch von Geschäft zu Geschäft) und halten ihre Säcke auf. Auf dem Lande ist dieser Brauch oft damit verbunden, dass die Kinder musizieren – etwa mit Geigen und Blockflöten. Bereiten Sie sich auf solche kleinen Besucher vor, indem Sie einige Süßigkeiten bereit halten. Der Brauch führt sich darauf zurück, dass der heilige Nikolaus als ein besonderer Freund der Kinder galt.

Winter

Am 21. Dezember ist die Wintersonnenwende, also die längste Nacht im Jahr. Deshalb schenkten die Bauern im Mittelalter sich gegenseitig Früchte und Nüsse als Zeichen, dass man auch im kommenden Jahr keinen Mangel leiden würde.

Schmücken Sie zur Weihnachtszeit Ihr Haus nicht nur mit Tannengrün, sondern auch mit Stechpalmen und Misteln. Die Stechpalme symbolisiert die Dornenkrone und (mit ihren roten Früchten) das Blut Christi, ihr Grün seine Treue zu uns. Die Mistel war schon in vorchristlicher Zeit von großer Bedeutung und wurde von den irischen Druiden nur mit einem goldenen Messer geschnitten. Sie gilt als Symbol des Friedens und der Freundschaft.

Das Weihnachtsfest ist bei uns eines der wichtigsten Jahresfeste, das auch entsprechend festlich begangen wird. Ein besonderes Festessen ist dabei ein Wildbraten. Hildegard von Bingen schreibt dabei besonders lobend über den Rehbraten:

»Das Reh ist gemäßigt und sanft und es hat eine reine Natur. Auf den Bergen sucht es Kräuter, die von der Luft wachsen, und so frisst es gutes und gesundes Futter.« *(Physica)*

Aber auch das Hirschfleisch kann sie empfehlen.

»Der Hirsch hat plötzliche Wärme in sich. Er ist nicht sehr kalt, eher warm. Sein Fleisch ist für Gesunde und für Kranke bekömmlich. Wenn ein Mensch Hirschfleisch ziemlich warm, aber nicht heiß isst, reinigt es seinen Magen, macht ihn leicht. Hirschfleisch ist gut zum Essen für Gesunde und Kranke.« *(Physica)*

Über den Hasen schreibt Hildegard:

>Der Hase ist mehr warm als kalt. Er hat die Sanftheit des Schafes und die Sprünge des Rehs.« *(Physica)*

Zum Wildschwein sagt sie folgendes:

>Wenn der Mensch schwer krank ist, so dass sein Körper darniederliegt und mager wird, der soll, solange er krank ist, von jungen Schweinchen essen, aber nicht allzu viel. Wenn er wieder zu Kräften gekommen ist, soll er nicht länger davon essen, weil es von da ab die Krankheiten vermehren würde.« *(Physica)*

Wildfleisch ist besonders bekömmlich, weil es viel Eiweiß, aber wenig Fett enthält. Hildegard von Bingen empfiehlt es geradezu als Diätfleisch bei Blähungen, Verdauungsschwäche und Magen- und Darmleiden. Deshalb im folgenden einige Rezepte.

Rehragout

Zutaten:
1000 g Rehfleisch (Schulter)
1 Bund Suppengrün
1 Zwiebel
2 Knoblauchzehen
1 TL Thymian
1 EL Wacholderbeeren
3 EL Olivenöl
1 Flasche roter Landwein
2 Lorbeerblätter
1 EL Tomatenmark
1 Bund Petersilie
100 g Räucherspeck
50 g Butter
$\frac{1}{2}$ TL getrocknete Estragonblätter
500 g frische Champignons
Pfeffer und Salz
100 g Sahne
50 g Mehlbutterkugel
1 Gläschen Cognac
1 Gläschen Kirschwasser

Winter 283

Zubereitung:
Würfeln Sie das Rehfleisch und geben es in eine irdene Form. 1 Bund Suppengrün, 1 Zwiebel und 2 Knoblauchzehen grob hacken und darunter mischen. Mit 1 TL Thymian und 1 EL zerdrückten Wacholderbeeren bestreuen und mit 1 Flasche (0,7 l) rotem Landwein übergießen. Unter Alufolie 24 Stunden bei Kellertemperatur marinieren.
Fleisch danach sorgfältig abtropfen lassen und mit Küchenpapier trockentupfen. In rauchendheißem Öl scharf anbraten, zum Schluss das ebenfalls gut abgetropfte Suppengrün mitrösten.
Inzwischen die Marinade aufkochen und sorgfältig abschäumen. Durch ein Haarsieb zum Ablöschen auf das Fleisch gießen.
Den Bratensatz loskratzen. Dann 2 Lorbeerblätter und 1 EL Tomatenmark zugeben. 1 Bund Petersilie als Sträußchen zwischen die Fleischstücke stecken. Die Kasserolle gut verschließen und für 3 Stunden bei 180 Grad in den Backofen stellen.
Inzwischen 100 g geräucherten Speck in Streifen schneiden und 2 Minuten lang in kochendem Wasser blanchieren. Dann in 50 g Butter anbraten. Die getrockneten Estragonblätter und die feinblättrig geschnittenen frischen Champignons zugeben. Bei offener Pfanne 10 Minuten garen, pfeffern und salzen. Warm stellen.
Nach der angegebenen Garzeit das Ragout mit einer Schaumkelle aus der Kasserolle holen und warm stellen. Das Petersiliensträußchen herausnehmen. Die Sauce bei großer Hitze einkochen, dabei nach und nach 100 g Sahne dazugeben. Schließlich die Mehlbutterkugel mit dem Schneebesen hineinschlagen.
Ist die Sauce sämig, mit Cognac und Kirschwasser, Pfeffer und Salz abschmecken. Das Fleisch in der Sauce wieder anwärmen.
Dazu passen Nudeln oder Kartoffelklöße.

Hirschgulasch aus dem Römertopf

Zutaten:
800 g Hirschgulasch (aus der Schulter)
1 Zwiebel
1 Möhre
100 g Knollensellerie
1 Petersilienwurzel
2 Tomate
2 EL Butterschmalz

Salz und Pfeffer
¼ l trockener Rotwein
1 Zweig frischer Thymian
5 Wacholderbeeren
5 Nelken
1 Lorbeerblatt
1 TL schwarze Pfefferkörner
3 EL Sahne

Zubereitung:
Den Römertopf wässern. Das Fleisch unter fließend kaltem Wasser abspülen und trockentupfen. Zwiebel, Möhre, Sellerie und Petersilienwurzel putzen, waschen und in kleine Würfel schneiden. Die Tomaten mit kochendem Wasser überbrühen, abziehen und die Stielansätze entfernen.
Das Fruchtfleisch würfeln.
Das Butterschmalz in einer Pfanne erhitzen und die Fleischwürfel darin
bei starker Hitze anbraten. Mit Salz und Pfeffer würzen. Den Bratensatz
mit einem Drittel des Rotweins ablöschen. Etwas abkühlen lassen.
Den Thymianzweig waschen und trocken schwenken. Zusammen mit
Wacholderbeeren, Nelken, Lorbeerblatt, Pfefferkörnern und dem vorbereiteten Gemüse in den Römertopf geben. Das Fleisch hinzugeben und
den übrigen Wein angießen. Die Form schließen und in den kalten Ofen
schieben. Das Hirschgulasch bei 220 Grad 1 Stunde garen.
Den Römertopf aus dem Ofen nehmen und den Thymianzweig sowie das
Lorbeerblatt entfernen. Das Gericht mit Sahne, Salz und Pfeffer ab-
schmecken.
Dazu passen Nudeln und Preiselbeerkompott.

Hasenrücken mit Champignons

Zutaten:
2 tiefgekühlte gespickte Hasenrücken (je 600 g)
etwa 3 ml Rotwein
1 Lorbeerblatt
1 Zwiebel
5 zerdrückte Wacholderbeeren
Salz und Pfeffer
500 g frische Champignons
1 Zwiebel

30 g Butter oder Margarine
Salz und Pfeffer
30 g Butter
zum Flambieren:
4 cl Weinbrand
$\frac{1}{8}$ l Sahne

Zubereitung:
Die Hasenrücken waschen und das Fleisch vorsichtig von den Knochen lösen. In einer Marinade aus Rotwein, Lorbeerblatt, Zwiebeln und Wacholderbeeren etwa 2 Stunden ziehen lassen. Hasenrücken herausnehmen, abtrocknen und würzen.
Inzwischen Champignons putzen, waschen und vierteln. Zwiebel schälen, fein würfeln. Butter in einer Pfanne erhitzen und die Pilze mit den Zwiebeln darin braten. Mit Salz und Pfeffer würzen. In einer Schüssel beiseite stellen.
Nun in der Pfanne Butter erhitzen. Das Fleisch darin in etwa 15 Minuten braun braten. Dabei häufig wenden.
Zum Flambieren den Weinbrand in einer Kelle über der Flamme des Rechauds erwärmen, über das Fleisch gießen und anzünden. Nun die Sahne darüber gießen und die Pilze dazugeben. Alles noch einmal gut durchkochen lassen und dann auf einer vorgewärmten Platte servieren.
Dazu passen Spätzle und Kopfsalat.

Wildschweinbraten

Zutaten:
1000 g Wildschwein (Keule oder Rücken)
1 l Buttermilch
Pfeffer
Thymian
Wacholderbeeren
100 g Butter
2 EL Kartoffelmehl
etwas Rotwein
$\frac{1}{8}$ l Schmand

Zubereitung:
Das Fleisch 2–3 Tage in Buttermilch legen und ab und zu wenden. Das Fleisch gut abtrocknen, mit Salz, Pfeffer, Thymian und dem gestoßenen Wacholder einreiben, im Ofen auf der Pfanne oder dem Bratrost etwa 90 bis 120 Minuten braten, ab und zu mit der heißen Butter übergießen. In den letzten 30 Minuten der Bratzeit den Braten mit einer Kruste aus 100 g geschmolzener Butter, 250 g geriebenem Schwarzbrot, 35 g Zucker, je 1 Prise Zimt, Nelkenpfeffer und Salz bedecken. Diese fest andrücken, mit Bratfett beträufeln und mit etwas Zucker bestreuen. Die abgetropfte Flüssigkeit mit Wasser oder Brühe auf 1 halben Liter auffüllen, aufkochen und mit dem Kartoffelmehl binden. Mit Rotwein, Sahne und Zucker abschmecken.

Wer bei den üppigen Mahlzeiten der Advents- und Weihnachtszeit nicht immer die »discretio«, also das richtige Maß gewahrt hat, leidet danach möglicherweise unter Verdauungsbeschwerden. Auch hier weiß Hildegard Rat. So empfiehlt sie beispielsweise die Weinraute, die sehr gut als Würzkraut bei fetten Speisen verwendet werden kann. Das gleiche gilt für Wermut, Beifuß und Salbei. All diesen Kräutern sind Bitterstoffe eigen, die eine schwere Speise besser verdaulich machen.

Die Weihnachtsbescherung für Kinder ist ein Brauch, der auf Martin Luther zurückgeht. Leider sind heute Geschenke das Wichtigste am Weihnachtsfest. Natürlich sollen Ihre Kinder nicht darauf verzichten müssen, aber stellen Sie in den Mittelpunkt des Heiligabends das Geschehen der Weihnachtsnacht! Dazu gehört ein festliches Essen, der Kirchgang oder wenigstens die Lesung des Weihnachtsevangeliums und das gemeinsame Schmücken des Weihnachtsbaums. Die Bescherung findet dann am nächsten Vormittag statt. Ihre Kinder werden sich schnell an diese »neue« Gestaltung des Weihnachtsfestes gewöhnen, vor allem, wenn Sie am Heiligabend mit in die Mitternachtsmesse gehen dürfen!

Am Jahresende hält man meistens noch einmal Rückschau auf das vergangene Jahr und macht sich Gedanken über das, was vor einem liegt. Vieles hätte man besser machen sollen, manches hat man nicht erreicht – im neuen Jahr wird alles anders! Hildegard von Bingen schrieb im Jahr 1176 einen Brief an den Mönch und Gelehrten Wibert von Gembloux, der lange Zeit auch ihr Sekretär war, in dem sie erwähnt, was das wichtigste im Leben eines Menschen ist: die Liebe.

»Die Liebe, die mit der Enthaltung von Sünden den Glauben begründet und die Reinheit mit der Kraft der Geduld aufbaut, gleicht einer Säule, die die vier Wände eines Hauses trägt. Die Liebe hat nämlich einen ganz kostbaren Garten angelegt. Er ist mit kostbaren Gewürzen und edlen Blumen, mit süß duftenden Lilien und Rosen bepflanzt, die selbst für Salomo eine Augenweide wären.«

Lassen auch Sie das Jahr mit Ihrer Familie in diesem Sinne ausklingen, nehmen Sie die »lange Nacht« zum Anlass für gemeinsame Spiele und für ein schönes gemeinsames Essen. Sehr gut eignet sich dafür ein Fondue!

Fondue

Zutaten:
1,2 kg gemischtes Fleisch (Putenfilet, Rinderfilet, Schweineschnitzel)
800 g gemischtes Gemüse (Brokkoli, Möhren, Paprika, Champignons)
für den Kräuterteig:
2 Eier
je ½ Bund Petersilie, Dill und Schnittlauch
125 g Mehl
Salz
1 TL Edelsüß-Paprika

Zubereitung:
Fleisch in kleine Stücke schneiden. Das Gemüse putzen und in mundgerechte Stücke schneiden. Brokkoli und Möhren in Salzwasser 2 Minuten sprudelnd kochen, dann abtropfen lassen. Paprika und Champignons roh lassen.
Für den Kräuterteig die Eier trennen. Eigelb mit 150 ml Wasser verquirlen. Abgespülte, trockengetupfte Kräuter fein schneiden. Mehl in eine Schüssel geben und das verquirlte Eigelb in die Mitte laufen lassen. Vorsichtig von der Mitte zum Rand rühren, bis das ganze Mehl verarbeitet ist. Kräuter unterrühren und den Teig mit Salz und Paprika abschmecken. 15 Minuten quellen lassen und dann das steif geschlagene Eiweiß unterziehen.
Nun Öl in einem Topf erhitzen und dann auf das Rechaud stellen. Fleischwürfel und das vorgegarte Gemüse in den Teig tauchen und im heißen Fett goldbraun ausbraten.

Dazu passt ein

Grüner Salat.

Zutaten:
1 Kopfsalat
2 rote Zwiebeln
50 g Mandelblättchen
1 EL Obstessig
2 EL Öl
100 g Schlagsahne
1 TL Senf
Salz und Pfeffer
Zucker

Zubereitung:
Den Salat putzen, waschen, trocken schleudern und in mundgerechte
Stücke zupfen. Die Zwiebeln abziehen und in feine Ringe schneiden. Die
Mandelblättchen in einer Pfanne ohne Fett rösten. Den Salat in einer
großen Schüssel anrichten und mit den Zwiebelringen belegen.
Für die Salatsauce Essig, Öl und Schlagsahne verrühren. Den Senf unter-
schlagen und die Sauce mit Salz, Pfeffer und Zucker abschmecken. Die
Sauce über den Salat geben.

Zu dem Fondue passen die folgenden Saucen:

Tomaten-Mayonnaise

Zutaten:
2 Schalotten
2 EL Öl
3 EL Tomatenmark
150 g Mayonnaise
Tabasco
Zucker
Salz und Pfeffer

Winter

Zubereitung:
Die Schalotten abziehen und fein würfeln. Im heißen Öl anbraten, dann das Tomatenmark dazugeben und kurz mitrösten. Aus der Pfanne nehmen, leicht abkühlen lassen und mit der Mayonnaise verrühren. Mit Tabasco, Zucker, Salz und Pfeffer abschmecken.

Eier-Kapern-Sauce

Zutaten:
2 hart gekochte Eier
1 Zwiebel
2 kleine Gewürzgurken
250 g Schmand
125 g Schlagsahne
Salz und Pfeffer
1 EL Kapern

Zubereitung:
Die Eier pellen und fein hacken. Die Zwiebel abziehen. Zwiebel und Gewürzgurken fein würfeln. Schmand und Sahne verrühren und halb steif schlagen. Eier, Zwiebel und Gewürzgurken untermischen. Mit Salz und Pfeffer würzen, die Kapern unterrühren.

Auch ein Käse-Fondue ist sehr lecker!

Käse-Fondue

Zutaten:
750 g gemischtes Brot (z.B. Zwiebelbrot, Olivenbrot, Nussbrot, Sonnenblumenbrot)
1 Knoblauchzehe
300 ml Weißwein
300 g Vacherin de Fribourg (Schweizer Halbhartkäse)
300 g Greyerzer-Käse
2 TL Maisstärke
6 cl Kirschwasser
Pfeffer
Muskatnuss

Zubereitung:
Das Brot in kleine Würfel schneiden. Den Fondue-Topf mit der halbierten Knoblauchzehe ausreiben. Den Käse fein reiben und zusammen mit dem Wein aufkochen, dabei ständig rühren. Die Maisstärke und das Kirschwasser glatt rühren und in die kochende Käsemasse einrühren. Aufkochen lassen und mit Pfeffer und frisch geriebener Muskatnuss würzen. Den Topf auf einen Rechaud stellen und das Käse-Fondue leicht kochen lassen. Die Brotwürfel auf Fondue-Gabeln spießen und in das Käse-Fondue tauchen. Besonders würzig schmeckt der letzte, knusprig-braune Käserest auf dem Topfboden.

Ein neues Jahr beginnt man gern mit guten Vorsätzen. Hildegards Worte von der »discretio« – vom rechten Maße, das man in allen Dingen wahren sollte – können uns dabei hilfreich begleiten:
>»Die Seele liebt in allen Dingen das diskrete Maß. Deshalb soll sich
>der Mensch in allen Dingen selbst das rechte Maß auferlegen.«
Dies gilt für alle Bereiche des menschlichen Lebens – für das Essen und Trinken ebenso wie für das Fasten oder Arbeiten, aber auch im Gefühls- und Liebesleben.

In der kalten Jahreszeit ist eine andere Ernährung nötig als bei wärmeren Temperaturen. Hildegard von Bingen empfiehlt in ihrem Buch *Causae et curae*, im Winter möglichst keine kalten Speisen zu essen. Diese könnten zu fieberhaften Erkrankungen führen.
>»Der Mensch soll weder zu heiße noch zu kalte, sondern richtig tem-
>perierte Speisen essen. So wird er durch seine Ernährung gesund
>bleiben.«
Auch der Raum, in dem gegessen wird, sollte die richtige Temperatur haben, also weder zu kalt noch überheizt sein.

Der Winter ist Erkältungszeit. In ihrer *Physica* gibt Hildegard von Bingen zahlreiche Pflanzen an, aus denen heilsame und lindernde Tees hergestellt werden können: beispielsweise Brombeerblätter, Fenchelsamen, Holunderblüten, Kamillenblüten, Pfefferminzblätter und Thymiankraut. Die Kräuter können selbst gesammelt und getrocknet werden. Sie sind aber auch in der Apotheke erhältlich.
Brombeerblätter lassen sich auch mit Wein ansetzen. Zum Erfolg dieses Weins schreibt Hildegard:

»Die Lunge erhält ihre Gesundheit zurück, und der Schleim wird aus der Brust entfernt.« *(Physica)*

Brombeerwein

Zutaten:
10 g Brombeerblätter
10 g Bertramwurzel
8 g Ysop
5 g Oregano
50 g Honig
1 l trockener Landwein

Zubereitung und Anwendung:
Die Kräutermischung mit dem Honig etwa 10 Minuten köcheln lassen, dann abseihen und in eine Flasche abfüllen.
Nach jeder Mahlzeit ein kleines Likörglas davon trinken.

Zum Fenchelwein, der sehr wirksam gegen Heiserkeit hilft, schreibt Hildegard:
»Nimm Königskerze und Fenchel im gleichen Gewicht und koche es in gutem Wein. Anschließend seihe dieses durch ein Tuch und trinke es oft.« *(Physica)*

Fenchelwein

Zutaten:
1 EL Königskerzenblüten
1 EL Fenchelsamen
$\frac{1}{4}$ l trockener Landwein

Zubereitung und Anwendung:
Königskerzenblüten und Fenchelsamen etwa 5 Minuten leise in dem Wein köcheln lassen, dann abseihen. Über den Tag verteilt immer wieder einen Schluck von dem Heilwein nehmen. Da er warm angenehmer und wirksamer ist, empfiehlt es sich, den Wein in einer Thermosflasche aufzubewahren.

Der Holunder ist eine uralte Heilpflanze, die sich bei uns überall ansiedelt. Blüten und Beeren haben einen hohen gesundheitlichen Wert, weshalb der Holunder oft als »Apotheke der armen Leute« bezeichnet wird.

So enthalten die Blüten des Holunders neben Gerbsäure auch schleim- und schweißtreibende Glykoside sowie Cholin und den vitaminähnlichen Stoff Rutin. In den Beeren finden sich neben Fruchtsäure und Fruchtzucker Gerbstoffe, die Vitamine B und C und das Provitamin A. Blüten und Früchte enthalten also eine ideale Kombination an Inhaltsstoffen, die besonders – in Form von Tee oder Saft – in der Erkältungszeit heilsam ist.

Hildegard ist in ihrem Verhältnis zum Holunder etwas unentschieden. Sie weist nicht auf eine eventuelle Schädlichkeit hin, sagt aber auch wenig über seine nützlichen Eigenschaften aus:

> »Der Holunder ist mehr kalt als warm und taugt wenig zum Gebrauch. Das gilt auch für seine Früchte – es sei denn, dass sie dem Menschen dienlich sind.« *(Physica)*

Die Kamille ist in gesunden wie in kranken Tagen wohltuend. Besonders heilsam ist sie in der Erkältungszeit, in der sich eine Inhalation empfiehlt, die die Atemwege befreit und Husten und Schnupfen lindert.

Kamillen-Inhalation

Zutaten:
1 Handvoll Kamillenblüten (oder 1 Teebeutel)
2 EL kochendes Wasser

Zubereitung und Anwendung:
Die Kamillenblüten mit dem Wasser übergießen und Kopf und Schüssel mit einem großen Handtuch bedecken, damit nichts von den heilenden Dämpfen verloren geht.

Über die Kamille schreibt Hildegard von Bingen:

> »Die Kamille ist ihrer Natur nach warm und hat einen angenehmen Saft.« *(Physica)*

Hildegard von Bingen unterscheidet in ihrer *Physica* mehrere Minzesorten, wie wir sie ja auch heute kennen. Gemeinsam ist allen Sorten, dass sie nach Hildegards Definition mehr Kälte als Wärme enthalten. Sie empfiehlt die Minze vor allem gegen Lungen- und Atemwegsbeschwerden. Trinken Sie deshalb bei Erkältungskrankheiten häufig Pfefferminztee.

Im Januar gibt es kaum heimische Frischgemüse. Dies ist ein Grund, auf das von Hildegard am höchsten geschätzte Getreide zurückzugreifen: auf den Dinkel. Dabei handelt es sich um eine Urform unseres Kulturweizens, die zu Unrecht in Vergessenheit geraten ist. Hildegard von Bingen schreibt in ihrer *Physica*, der Dinkel sei das beste Getreide, weil er milder sei als andere Körnerfrüchte. Er sei für Gesunde und Kranke geeignet und mache sogar »einen frohen Sinn im Gemüt des Menschen«. Dinkel gibt es – wie auch das Dinkelprodukt Grünkern – im Reformhaus. Wenn Sie keine eigene Getreidemühle haben, können Sie ihn dort frisch mahlen lassen und auch Rezepte zur Zubereitung erhalten.

Hildegard von Bingen schreibt über den Dinkel:
> »Und wenn einer so krank ist, dass er vor Krankheit nicht essen oder kauen kann, dann nimm die ganzen Körner des Dinkels und koche sie in Wasser, unter Beigabe von Fett oder Eidotter, so dass man ihn wegen des besseren Geschmacks gern essen kann, und gib das dem Kranken zu essen und es heilt innerlich wie eine gute und gesunde Salbe.« *(Physica)*

Für unsere Ernährung ist der Dinkel deshalb so wertvoll, weil er reichlich Eiweiß, Kalium, Phosphor und Eisen enthält. Brot und Gebäck aus Dinkelmehl haben einen besonders herzhaften, nussigen Geschmack. Man kann ihn ebenso wie Weizen zum Kochen und Backen verwenden. Das günstigste Ergebnis hinsichtlich Geschmack und Festigkeit erzielen Sie, wenn Sie jeweils ca. ein Drittel bis die Hälfte der angegebenen Weizenmenge durch Dinkel ersetzen.

Auch Grünkern ist ein Dinkelprodukt. Dafür wird der Dinkel unreif geerntet und auf speziellen Darren geröstet. Er enthält so ein besonders würziges Aroma und eignet sich deshalb vorzüglich für die Zubereitung von Suppen und Getreidegerichten.

Dinkelschrotauflauf

Zutaten:
150 g Dinkelschrot
$\frac{1}{2}$ l Wasser
$\frac{1}{4}$ l Milch
1 EL Hildegard-Würze oder Brecht Delikata (beides im Reformhaus erhältlich)

Salz
Gehackte Kräuter
1 Zwiebel
1 Knoblauchzehe
300 g Möhren
150 g Sellerieknolle
3 Eigelb
3 Eiklar
geriebener Käse

Zubereitung:
Geben Sie das Dinkelschrot in Wasser und Milch, dazu entweder 1 EL
Hildegard-Würze oder Brecht Delikata. Aufkochen und 20 Minuten
quellen lassen. Salz und gehackte Kräuter nach Geschmack untermischen.
Zwiebel, Knoblauchzehe, Möhren und Sellerieknolle putzen, klein
schneiden, dünsten (so dass das Gemüse noch »Biss« hat) und mit etwas
Salz würzen.
Nun das gequollene Dinkelschrot mit dem Gemüse und 3 Eigelb gut vermischen. Danach 3 geschlagene Eischnee unter die Getreide-Gemüse-
Mischung rühren, das Ganze in eine gefettete Auflaufform geben und mit
geriebenem Käse überstreuen. Im Backofen bei 220 Grad 30 Minuten
überbacken.

Grünkernlaib mit Blumenkohl

Zutaten:
100 g Zwiebeln
100 g Möhren
300 g Lauch
250 g Grünkerngrütze
50 g Butter
$\frac{3}{4}$ l Gemüsebrühe
100 g geriebene Mandeln
3 Eier
120 g geriebener Gouda
100 g Paniermehl
Salz
Thymian

Pfeffer
Muskatnuss
100 g grob geraffelter Emmentaler

Zubereitung:
Zwiebeln pellen, Möhren und Lauch putzen, alles fein würfeln. Die Grünkerngrütze in der Butter andünsten, Gemüse dazugeben. Mit Gemüsebrühe auffüllen und 20 Minuten zugedeckt ausquellen lassen. Mit Mandeln, Eiern, Gouda und Paniermehl mischen. Mit Salz, Thymian, Pfeffer und Muskatnuss herzhaft würzen. 10 Minuten ruhen lassen. Den Teig zu einem Laib formen. Bei 175 Grad auf der zweiten Einschubleiste von unten 35 Minuten backen. Dann 5 Minuten ruhen lassen. Aufschneiden und servieren.
Dazu passt Blumenkohl: 1 kg Blumenkohlröschen mit $\frac{1}{8}$ l Gemüsebrühe, $\frac{1}{4}$ l Schlagsahne und Salz zugedeckt 15 Minuten dünsten. Röschen aus der Sahne nehmen und warm stellen. Sauce cremig einkochen lassen. Zum Schluss 1 Bund gehackten Dill unterziehen.

Greenburger

Zutaten:
1 Zwiebel
1 EL Öl
200 g geschroteter Grünkern
1 Bund Petersilie
2 Eier
3 EL Paniermehl
Salz und Pfeffer
Muskat
2 Salatgurken
4 EL Öl
1 EL Butter
1 Becher Sahne
Salz
Weißer Pfeffer
Muskat
Zitronensaft

Zubereitung:
Die Zwiebel fein hacken, in einer Pfanne im heißen Öl glasig dünsten. Den Grünkern kurz mitrösten. Etwa 1 halben Liter Wasser zugießen, um-

rühren und den Grünkern bei geschlossenem Topf und kleinster Hitze etwa 35 Minuten ausquellen lassen. Dabei ab und zu umrühren. Topf vom Herd ziehen und den Grünkern abkühlen lassen.

Die Petersilie hacken. Den Grünkern mit den Eiern, dem Paniermehl und der Petersilie vermischen. Mit Salz, Pfeffer und Muskat kräftig würzen.

Die Gurken schälen und der Länge nach vierteln. Die Kerne herausschaben und das Fruchtfleisch in Scheiben schneiden.

Aus dem Grünkernteig ungefähr handtellergroße Frikadellen formen. In einer großen Pfanne im heißen Öl von jeder Seite etwa 10–15 Minuten goldbraun braten.

Die Butter in einem Topf erhitzen, die Gurken darin andünsten. Die Sahne zugießen. Die Gurken auf kleiner Flamme weich dünsten. Mit Salz, Pfeffer, Muskat und Zitronensaft abschmecken.

Zusammen mit den Frikadellen servieren.

Grünkerncremesuppe

Zutaten:
1 l Wasser
anderthalb Gemüsebrühwürfel (aus dem Reformhaus)
100 g mehlfein gemahlenen Grünkern
1 Eigelb
2 EL herber Weißwein
4 EL saure Sahne
30 g Butter
2 EL gehackte Kräuter
3–4 Scheiben Vollkornbrot

Zubereitung:
Bringen Sie 1 l Wasser mit den anderthalb Gemüsebrühwürfeln zum Kochen. Schlagen Sie den gemahlenen Grünkern mit dem Schneebesen in die Brühe. Aufkochen und auf der ausgeschalteten Herdplatte 20 Minuten ausquellen lassen, gelegentlich umrühren.

1 Eigelb, 2 EL Weißwein und 4 EL saure Sahne verquirlen und in die Suppe rühren. Mit 30 g Butter verfeinern und 2 EL gehackte Kräuter darunter rühren.

Das Vollkornbrot in Würfel schneiden und in heißer Butter oder Margarine knusprig rösten. Die Brotwürfel über die Suppe streuen.

Da man in den Wintermonaten vermehrt auf getrocknete Gemüse zurückgreifen muss, ist es gut, wenn man bei der Gartenernte rechtzeitig Vorsorge getroffen und beispielsweise ausreichend Bohnen, Erbsen und Linsen getrocknet hat. Denn gerade jetzt tut eine warme Suppe gut! In ihrer *Physica* schreibt Hildegard auch über die Bohnen und gibt zugleich ein Rezept an, das bei Magen- und Darmbeschwerden hilfreich sein kann:

»Bohnen sind eine sehr gute Speise für gesunde und kräftige Menschen. Besonders gut und nützlich ist das Bohnenmehl für kranke und gesunde Menschen, denn es ist leicht und gut verdaulich. Wenn jemand an den Eingeweiden erkrankt ist, soll er die Bohnen in Wasser kräftig kochen, etwas Schmalz oder Öl dazugeben, die Bohnen abgießen und die Suppe warm essen. Wenn er dies öfter tut, wird er geheilt werden.« *(Physica)*

Bohnen enthalten sehr viel pflanzliches Eiweiß, sind also eine ausgezeichnete Alternative, wenn man auf fleischliches Eiweiß verzichten möchte. Nun ist die von Hildegard empfohlene Bohnensuppe nicht jedermanns Geschmack, obwohl man sie durch entsprechendes Würzen schmackhafter machen könnte. Deshalb wird hier noch ein anderes Rezept vorgestellt, in dem die ganzen Bohnen verwendet werden.

Suppe aus weißen Bohnen

Zutaten:
150 g getrocknete weiße Bohnen
$3/4$ l Wasser
1 Lorbeerblatt
100 g Lauch
100 g Wirsing
100 g Möhren
3 EL Olivenöl
$1/4$ l Wasser
8 Korianderkörner
1 EL getrockneter Majoran
1 Gemüsebrühwürfel
2 EL trockener Weißwein
4 EL gehackte Kräuter

Zubereitung:
Die Bohnen über Nacht in reichlich Wasser einweichen. Am nächsten Tag 1 Lorbeerblatt dazugeben und die Bohnen in etwa 45 Minuten weich kochen. Inzwischen das Gemüse putzen: Lauch in dünne Ringe schneiden, Wirsing in dünne Streifen hobeln und Möhren raspeln. Alles in 3 EL Olivenöl, dem Sie 1 EL Wasser zugesetzt haben, kurz anbraten. Dann $\frac{1}{4}$ l Wasser, 8 Korianderkörner und 1 El getrockneten Majoran zugeben. Das Gemüse 15 Minuten lang garen.
Die Bohnenbrühe und 4 EL Bohnen zum Gemüse geben. Die restlichen Bohnen durch ein Sieb geben oder im Mixer pürieren und die Suppe damit binden. Einen Gemüsebrühwürfel dazugeben, mit 2 EL Weißwein verfeinern und 4 EL gehackte Kräuter über die Suppe geben.

Erbsensuppe

Zutaten:
1 Scheibe frischer Schweinebauch
1 Scheibe geräucherter Schweinebauch
1 Zwiebel
1 halbes Pfund Trockenerbsen
1 Handvoll Tiefkühl-Erbsen
3 Möhren
1 Pfund Kartoffeln
Salz
Majoran

Zubereitung:
Die Erbsen über Nacht in reichlich Wasser einweichen. Das Wasser am nächsten Tag abgießen und die Erbsen gut abspülen. Dann die Erbsen in 1 l Wasser aufkochen, dabei eine geviertelte Zwiebel mitkochen lassen. Inzwischen die Kartoffeln und Möhren schälen und würfeln. Beides dazu geben, ehe die Erbsen weich werden. Kurz bevor alles gar ist, mit Salz und reichlich Majoran abschmecken. Mit der Abtropfkelle 2 Portionen Erbsen herausnehmen und mit einer Gabel zu Brei zerdrücken. Diesen unter die Suppe rühren, dann die Tiefkühl-Erbsen zugeben. Das Fleisch herausnehmen und in Würfel oder Streifen schneiden.
Zu Erbsensuppe passen Würstchen.
Vorsicht: Erbsensuppe setzt leicht an!

Winter 299

Linsensuppe

Zutaten:
400 g Linsen
600 g Wasser
400 g gemischtes Gemüse (Lauch, Sellerie, Möhren)
1 Zwiebel
2 TL Tomatenmark
1 Gemüsebrühwürfel (aus dem Reformhaus)
2 TL getrockneter Majoran
1 EL gehackter Thymian
1 Knoblauchzehe
50 g Butter
2 EL Rotwein
$\frac{1}{2}$ TL Rosenpaprika
Kräutersalz
2 EL gehackte Petersilie
1 EL gehacktes Selleriekraut

Zubereitung:
Die Linsen über Nacht in dem Wasser quellen lassen. Das Gemüse waschen und putzen; Lauch in feine Streifen schneiden, Sellerie und Möhren in Würfel schneiden oder grob raspeln. Die Zwiebel schälen und fein hacken. Die Linsen aufkochen, das Gemüse und das Tomatenmark darunter mengen. Etwa 15 Minuten kochen lassen. Die Brühwürfel, den Majoran und den Thymian dazugeben und noch einige Minuten ziehen lassen. Den Knoblauch schälen, fein zerdrücken und mit der Butter und dem Rotwein unter das Linsengemüse mischen. Mit Paprika und Kräutersalz pikant abschmecken und die Kräuter darüber streuen.

Der 4. Februar ist der Tag der heiligen Veronika, die als die »Brotheilige« gilt. Backen Sie deshalb an diesem Tag frisches Brot, das am leckersten nur mit Butter schmeckt.

Am 14. Februar wird der Valentinstag gefeiert. Der heilige Valentin wird als Beschützer aller Liebenden verehrt. Deshalb machen diese sich an diesem Tag kleine Geschenke oder schicken sich die beliebten Valentinskarten.

In den Februar fällt der Karneval. Das Wort kommt aus dem Lateinischen und heißt übersetzt: Fleisch, ade! Denn unmittelbar nach dem ausgelassenen Narrentrubel beginnt die Fastenzeit. In der katholischen Kirche dauert diese Zeit vom Aschermittwoch bis zur Osternacht. Traditionell wird während dieser Zeit kein Fleisch gegessen. Stattdessen »fasten« viele Menschen aber auch auf eine andere Art, indem sie auf eine liebgewordene Gewohnheit verzichten – etwa auf das Rauchen oder auf das Fernsehen.

Hildegard von Bingen weist auch beim Fasten darauf hin, wie wichtig das richtige Maß, die »discretio«, ist:
»Wenn manche Menschen beim Essen übertrieben enthaltsam sind und ihrem Körper die richtige, angemessene Stärkung durch die Nahrungsaufnahme nicht zukommen lassen (…), kann es vorkommen, dass in ihrem Körper gewissermaßen eine heftige Unruhe entsteht, weil die einzelnen Elemente gegeneinander aufgebracht werden.«

In diesem Buch sind viele nahrhafte und schmackhafte vegetarische Gerichte angegeben, nun sollen noch einige Fischrezepte folgen!

Fischstäbchen mit Haferflocken

Zutaten:
400 g Rotbarschfilet
1 halbe Zitrone
Salz und Pfeffer
1 Ei
2 EL Schlagsahne
1 TL Oregano
5 EL Haferflocken
3 EL Öl

Zubereitung:
Fischfilet in Streifen schneiden und mit Zitronensaft beträufeln. Salzen und pfeffern. Ei mit Sahne und Oregano verrühren. Fisch zuerst in Ei, danach in Haferflocken wenden. In heißem Öl von jeder Seite 3 Minuten braten.
Dazu passen Kartoffelsalat oder Kartoffelbrei und Tomatensalat.

Sahne-Kabeljau

Zutaten:
800 g Kabeljaufilet
2 Zitronen
Salz
500 g Möhren
2 Tomaten
2 kleine Zwiebeln
20 g Butter oder Margarine
1 Döschen Safranfäden
1 Becher Schlagsahne (250 g)
Pfeffer
2 Zweige Estragon

Zubereitung:
Fisch in 4 Portionen teilen und mit dem Saft einer Zitrone beträufeln. Fisch salzen. Möhren schälen und in dünne Scheiben oder Streifen schneiden. Tomaten mit heißem Wasser überbrühen, abziehen, entkernen und in Stücke schneiden. Zwiebelwürfel in heißem Fett glasig dünsten. Möhren, Tomaten und Safran zufügen und ebenfalls andünsten. Sahne zugießen und bei großer Hitze etwa 5 Minuten kochen. Mit Salz und Pfeffer abschmecken. Estragonblätter unterrühren. $\frac{1}{2}$ l gesalzenes Wasser mit dem restlichen Zitronensaft aufkochen. Fisch zugeben und bei kleinster Hitze in etwa 4 Minuten gar ziehen lassen. Mit einer Schaumkelle herausnehmen und auf den Sahnemöhren anrichten.
Dazu passen Bandnudeln oder Kartoffelbrei.

Forelle im Gemüsebett

Zutaten:
400 g geputzte Möhren
200 g geputzter Staudensellerie
2 geschälte, geachtelte Äpfel
1 Becher Crème double
Salz
Zucker
Margarine
4 küchenfertige Forellen

Zubereitung:
Möhren und Staudensellerie etwas vorgaren. Inzwischen die Äpfel in Scheiben schneiden. Gemüse und Äpfel mit Crème double, Salz und Zucker verrühren und in eine gefettete Auflaufform geben. Die Forellen waschen, trockentupfen, auf das Gemüse legen, mit 30 g zerlassener, gesalzener Butter bestreichen. Die Form auf den Rost in den Backofen schieben und bei 200 Grad 40 Minuten backen.
Dazu passen Kartoffelbrei und ein frischer Salat.

Fischfilet mit Senfsauce

Zutaten:
600 g Fischfilet (Schellfisch, Kabeljau oder Seelachs)
einige Tropfen Zitronensaft
1 Tasse Gemüsebrühe
1 Lorbeerblatt
1 Schuss Essig
12 gekochte Kartoffeln
400 g Blattspinat
Salz und Pfeffer
6 EL Crème fraîche
4 TL scharfer Senf

Zubereitung:
Fisch kurz überbrausen und in grobe Stücke schneiden. Dann mit Zitronensaft beträufeln und etwa 10 Minuten stehen lassen. Inzwischen Brühe mit Lorbeerblatt und Essig in einer beschichteten Pfanne erhitzen. Fischstücke hinzufügen und zugedeckt bei geringer Hitze etwa 5 Minuten ziehen lassen. Dann gepellte, in Scheiben geschnittene Kartoffeln und grobgehackten Spinat hinzufügen und kurz miterhitzen. Mit Salz und Pfeffer würzen. Alles herausnehmen und warm stellen. Crème fraîche und Senf unter den Fischsud rühren und etwas einkochen. Über den Fisch gießen.

Und hier kommt noch ein wirklich schönes Rezept für die Fastenzeit:

Ragout aus Nordseefischen

Zutaten:
6 Hummerkrabben
150 g Shrimps

150 g Krabben (ungeschält)
1 Zwiebel
500 g Brokkoli
500 g Bohnen
1 Bund Petersilie
1 Bund Basilikum
250 g Butter
100 g geschlagene Sahne
300 g Crème fraîche
125 g Weißwein
1 Lorbeerblatt
1 große Möhre
$\frac{1}{4}$ Sellerie

Zubereitung:
Den Fisch von allen Gräten befreien und in große Stücke schneiden.
Die Hummerkrabben aus der Schale brechen und den Darm entfernen (den Rücken der Länge nach aufschneiden und den Darm herausnehmen).
Die Zwiebel in sehr feine Würfel schneiden.
Die Shrimps auftauen lassen und mit den Krabben in den Kühlschrank legen.
Ein Backblech oder eine sehr große feuerfeste Form mit Butter ausstreichen und mit der Hälfte der Zwiebel bestreuen.
Den Fisch und die Hummerkrabben auf die Zwiebel legen und alles kühl stellen.
Den Backofen auf 150 Grad einstellen.
Brokkoli und Bohnen putzen.
Einen Topf mit 2 l Wasser aufsetzen. 150 g Salz hineinstreuen und zum Kochen bringen. Eine Schale mit etwa 5 l kaltem Wasser bereitstellen (möglichst mit Eiswürfeln).
Das Gemüse nacheinander gar kochen. Nach dem Garen sofort in das Eiswasser legen und gut abkühlen lassen. Danach auf einem Sieb abtropfen lassen.
Ein Bund Petersilie ganz fein schneiden und mit 125 g Butter vermengen.
Ein Bund Basilikum hacken und unter das Gemisch von Petersilie und Butter mengen, in den Kühlschrank stellen.
Karotten und Sellerie in feine Würfel schneiden. 100 g Sahne schlagen.

Nun den vorbereiteten Fisch und die Hummerkrabben leicht salzen und mit gebuttertem Pergamentpapier abdecken, in den Ofen schieben.

In einem Topf die gehackten Zwiebeln und die Karotten mit 50 g Butter glasig anschwitzen. Den Wein dazugießen und alles reduzieren lassen. 150 g Crème fraîche dazugeben. Bei mittlerer Hitze die Butter mit den Kräutern unterrühren (nicht kochen lassen!).

Nach 15 Minuten das Fischblech aus dem Ofen nehmen und das Gemüse dazu geben und wieder in den Ofen schieben.

Die Sauce durch ein feines Sieb passieren(sie muss eine satte grüne Farbe haben – ist es nicht so, wurde die Petersilie nicht fein genug gehackt!)

Nach 30 Minuten Garzeit ist der Fisch fertig. Legen Sie ihn auf eine große Platte und richten Sie das Gemüse dazu an.

Die geschlagene Sahne unter die Sauce heben und mit Salz, Cayennepfeffer und Zitrone abschmecken.

Die Sauce über den Fisch gießen, die Krabben und die Shrimps und einige frische Basilikumblätter darüber legen.

Dazu passt Kräuterreis.

Ende Februar/Anfang März beginnt die Fastenzeit. Die Woche davor hieß »Weiße Woche«, weil nur weißes Fleisch von Kalb, Geflügel und Kaninchen gegessen wurde.

Ein sehr beliebtes und leckeres Gericht ist

Saltimbocca

Zutaten:
4 dünne Scheiben Parmaschinken
2 Zweige Salbei
8 Kalbsschnitzel (je 75 g)
Pfeffer
40 g Butter
6 EL Marsala oder Weißwein
Salz

Zubereitung:
Die Schinkenscheiben halbieren, Salbeiblätter abspülen und trockentupfen. Kalbsschnitzel von beiden Seiten leicht pfeffern. Auf jedes Kalbsschnitzel eine halbe Scheibe Schinken und 2 Salbeiblätter legen. Mit Holzspieß-

chen feststecken. Die Butter in einer Pfanne zerlassen. Die Schnitzel darin von jeder Seite 2–3 Minuten braten. Herausnehmen und warm stellen. Marsala oder Weißwein in die Pfanne gießen und den Bratensatz loskochen. In der offenen Pfanne bei großer Hitze cremig einkochen lassen. Mit Salz und Pfeffer abschmecken und über die Schnitzel geben.
Dazu passen Bandnudeln und Endiviensalat.

Über das Huhn schreibt Hildegard von Bingen:
>>Das Huhn ist von kalter und trockener Natur. Das Fleisch ist gesunden Menschen durchaus bekömmlich, denn es macht nicht fett – auch die Kranken erquickt es ein wenig. Allerdings sollten sehr kranke Menschen nicht zu oft Hühnerfleisch essen, sonst entsteht Schleim im Magen und macht diesen so krank, dass er das Fleisch kaum verdauen kann. Dies rührt von der kalten Beschaffenheit des Huhns her. Wenn jemand sehr krank ist, sollte er das Hühnerfleisch zusammen mit einem anderen beliebigen Fleisch kochen lassen. Dadurch wird es durch den Saft der anderen Fleischarten gemäßigt. Gebratenes Hühnerfleisch sollten Kranke allerdings meiden, weil es zu schwer verdaulich ist.<< *(Physica)*

Puten-Schweine-Ragout

Zutaten:
Je 250 g Puten- und Schweineschnitzel
200 g Zwiebeln
250 g Champignons
3 EL Öl
1 EL Mehl
Salz und Pfeffer
$\frac{1}{4}$ l Brühe
1 unbehandelte Zitrone
1 Bund Estragon

Zubereitung:
Das Fleisch in große Stücke schneiden. Die abgezogene Zwiebel würfeln. Champignons putzen, waschen und in Scheiben schneiden. Das Fleisch portionsweise in heißem Öl anbraten. Herausnehmen und warm stellen. Zwiebelwürfel und Champignons im Bratfett andünsten. Fleisch zurück in den Topf legen. Mit Mehl bestäuben. Salzen und pfeffern. Brühe zugießen und

im geschlossenen Topf 30 Minuten schmoren. Zitrone heiß abwaschen und in Stücke schneiden. Estragonblätter abspülen, trockentupfen und grob zerschneiden. Beides zum Fleisch geben und zugedeckt noch 15 Minuten weiterschmoren. Das Ragout mit Salz und Pfeffer abschmecken.
Dazu passt Reis und ein frischer Salat.

Kaninchenkeule

Zutaten:
2 Kaninchenkeulen
Salz und Pfeffer
Etwas Mehl
50 g Räucherspeck
2 Zwiebeln
2 Möhren
1 Glas Weißwein
$\frac{1}{2}$ Bund Petersilie

Zubereitung:
Kaninchenkeulen mit Salz und Pfeffer würzen und in etwas Mehl wenden. Speck in Streifen schneiden. Zwiebeln und Möhren schälen und die Zwiebeln in Streifen, die Möhren in Streifen schneiden. Speck im Schmortopf glasig werden lassen, die Kaninchenkeulen 2–3 Minuten darin braten und dabei mit dem Speckfett begießen. Dann Zwiebeln und Möhren hinzugeben und zugedeckt bei 220 Grad 40 Minuten im Backofen braten.
Die Kaninchenkeulen mit den Gemüsen anrichten. Den Bratensatz mit Weißwein loskochen. Mit Petersilie überstreut zu Kartoffelbrei essen.

Während der Winter langsam weicht und die hellere Jahreszeit sich ankündigt, leiden viele Menschen unter der sogenannten »Frühjahrsmüdigkeit«. Diese entsteht durch den winterbedingten Lichtmangel, mitunter auch durch eine nicht ausreichende Versorgung des Körpers mit Vitaminen. Wer in dieser Zeit ein besonders großes Schlafbedürfnis verspürt, sollte diesem, wenn irgend möglich nachgeben, denn während des Schlafes kann sich der Körper regenerieren. In ihrem Buch *Causae et Curae* weist Hildegard von Bingen mehrfach auf die stärkende Kraft des Schlafes hin:

»Denn wie das Fleisch des Menschen durch die Nahrung wächst, so auch sein Mark durch den Schlaf.«

Mond und Sonne

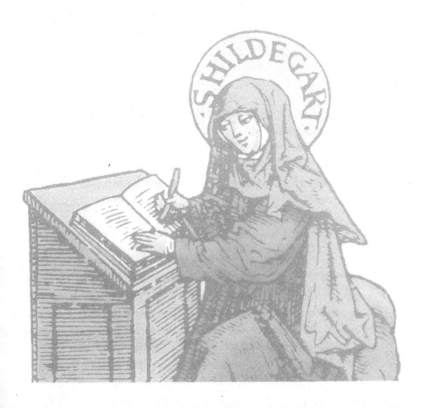

Mensch und Kosmos gehören zusammen

Hildegard von Bingen war keine Astrologin und besaß – verglichen mit den Forschern des Altertums – auch nicht sehr viel Wissen über die Feinheiten der Astronomie. Aber sie sah sehr wohl die großen Zusammenhänge: dass nämlich nichts im Leben ohne Einfluss auf andere Lebensbereiche bleibt. Alle Dinge haben einen Bezug zueinander – das versucht sie immer wieder in ihren Büchern über Steine, Pflanzen, Tiere und Gestirne zu vermitteln. Das Interessanteste an ihren Forschungen über die Gestirne ist wohl, dass sie – im Gegensatz zu den damaligen und heutigen Astrologen – der Überzeugung ist, dass nicht wir von den Sternen abhängig sind, sondern die Sterne in ihrer Wesensart auf uns und unsere Taten reagieren. Dies bedeutet für den Menschen eine große Verantwortung – es heißt nämlich, dass wir nicht nur unserer unmittelbaren Umwelt, sondern dem gesamten Kosmos gegenüber in der Pflicht stehen.

Eine weitere wichtige Aussage Hildegards ist, dass das gesamte Leben sich in bestimmten Rhythmen bewegt. Nichts ist willkürlich, sondern alles hat seine Zeit – Säen und Ernten, Sommer und Winter, Jugend und Älter. In diesen Rhythmen mitzuschwingen – sie nicht zu ignorieren oder ihnen gar entgegenzuwirken – bedeutet für den Menschen Geborgenheit in einem größeren kosmischen Zusammenhang. Zu diesem gehört die kleinste, unscheinbarste Pflanze genauso wie die Planeten, die größer sind als unser Heimatplanet, die Erde. Jedes hat einen Bezug zum anderen – dies zu erkennen offenbart uns das größte Wunder des Lebens.

Rhythmen des Lebens

Bereits mit unserem ersten Atemzug, mit unserem ersten Herzschlag, setzen Rhythmen ein, die ordnend und tragend unser Leben hindurch das Dasein bestimmen: Jedem Ausatmen folgt ein Einatmen, jedem Einschlafen ein Erwachen, jeder Nahrungsaufnahme der Verdauungsprozess. Hildegard von Bingen schreibt – vor allem in ihrem Werk *Causae et Curae* – immer wieder über den innigen Zusammenhang des

Menschen mit dem Kosmos, der ja auch seinen eigenen Rhythmen folgt, damit das Leben auf der Erde bestehen kann und die kosmischen Harmonien, die dieses erst ermöglichen, gewahrt werden. Moderne Forschungen bestätigen heute, was Hildegard von Bingen bereits vor Jahrhunderten erkannt hat.

Die Rhythmen irdischen Lebens sind also durchaus keine isolierten Phänomene, sondern sie schwingen ihrerseits mit in den kosmischen Rhythmen. Schon in der antiken Welt wusste man um den gesetzmäßigen (rhythmischen) Aufbau des Alls. So sprach bereits der griechische Mathematiker Pythagoras (ca. 570–480 v. Chr.) von der »Sphärenmusik«, die durch die harmonischen Bewegungen der Gestirne entsteht. Auch Hildegard von Bingen schreibt darüber:

> »Bei seiner Umdrehung bringt das Firmament wunderbare Töne hervor, die wir jedoch wegen seiner zu großen Höhe und Weite nicht hören können.« *(Causae et Curae)*

Die Sternbilder, die Bilder des Tierkreises, hatten einst eine viel tiefere Bedeutung für den Menschen und die Erde, als man ihnen heute beimisst, wo sie fast nur noch für die Stellung von Horoskopen Beachtung finden. Nicht von ungefähr gibt es in allen alten Kulturvölkern Sagen und Mythen – z. B. über Andromeda, über Orion, über den Großen Wagen usw. Wir besinnen uns erst in jüngster Zeit wieder auf die Kräfte, die aus dem Kosmos wirken – und die sich von uns nutzen lassen, wenn wir nur ihre Gesetzmäßigkeiten anerkennen.

Die Jahreszeiten

Hildegard von Bingen schreibt in *Causae et Curae,* dass die Erde zwar von Natur aus kalt, aber doch so beschaffen sei, dass sie die Kraft hat, »wachsen und welken zu lassen, Keime hervorzubringen, Lebewesen am Leben zu erhalten und alles zu tragen«.

Sie beschreibt die Temperaturveränderungen im Sommer und im Winter folgendermaßen:

> »Die Erde ist im Sommer weiter unten kalt, weil dann die Sonne durch die Kraft ihrer Strahlen wachsen lässt. Im Winter dagegen ist sie weiter unten warm, denn andernfalls würde sie infolge der strengen Kälte zerreißen ... Im Winter ist die Sonne über der Erde un-

fruchtbar und lenkt ihre Wärme unter die Erde, damit diese die verschiedenen Keime bewahren kann, und so bringt sie mit Wärme und Kälte alle Keime hervor.« *(Causae et Curae)*

Hildegard schließt diese Passage mit den schönen Worten:

»Gott hat die Erde so angelegt, dass sie zur passenden Zeit keimen lässt und zur passenden Zeit mit dem Keimen aufhört, so wie auch der Mond zunimmt und abnimmt.« *(Causae et Curae)*

Heute wissen wir, dass durch die unterschiedliche Stellung der Erde zur Sonne für uns Mitteleuropäer die Rhythmen der Jahreszeiten entstehen. Es ist das Charakteristische unserer gemäßigten Zonen, dass das Jahr nicht gleichmäßig abläuft, sondern sich in unterschiedliche Abschnitte gliedert, die, indem sie immer neue Empfindungen hervorrufen, einen bedeutenden Einfluss auf die menschliche Seele haben. Man braucht nur einmal Schilderungen aus den Tropen zu lesen, wo das Jahr nicht aus vier Jahreszeiten, sondern wirklich nur aus 365 gleichen Tagen besteht, die morgens um 6 Uhr beginnen und abends um 6 Uhr enden und lediglich durch Trocken- oder Regenzeit unterschieden werden.

Wir wissen heute außerdem, dass alle Menschen unserer Breiten vom Rhythmus der Sonnenstrahlen weitgehend beeinflusst werden. So teilte der dänische Lehrer Malling-Hansen bereits 1884 aufgrund zahlreicher Beobachtungen an seinen Zöglingen mit, dass das Längenwachstum der Kinder nicht gleichmäßig im Jahreslauf erfolgt, sondern in den Herbstmonaten nur gering ist, von Dezember bis März auf das Doppelte emporschnellt und dann bis Mitte August langsam weiter ansteigt, im Herbst und Winter dann in eine ruhige Kurve übergeht. Dass der in Kopenhagen beobachtete Wachstumsrhythmus wirklich mit dem Sonnengang zusammenhängt, geht daraus hervor, dass der Rhythmus in Australien (wo Winter ist, wenn wir Sommer haben) umgekehrt verläuft.

Ganz ähnliche Feststellungen kann übrigens auch jeder an sich selbst machen, wenn er die Wachstumsgeschwindigkeit von Haaren und Nägeln während der verschiedenen Jahreszeiten beobachtet.

Das bewusste Erleben der Jahreszeiten können Sie vertiefen, indem Sie z. B. die Jahresfeste feiern (dazu mehr in einem späteren Kapitel) und sich entsprechend der Jahreszeiten ernähren – dazu finden Sie Anregungen und Rezepte im Band *Ernährungslehre.*

Chronobiologie

Die systematische Erforschung der biologischen Rhythmen, die Chronobiologie, ist eine verhältnismäßig junge Wissenschaft. Erst seit etwa 50 Jahren kennt man die Bedeutung solcher Zyklen, die das Tempo für zahlreiche Funktionen bestimmen, von denen manche unbedeutend und trivial erscheinen mögen, aber doch die Leistungsfähigkeit unseres Körpers insgesamt beeinflussen.

Diese Rhythmen sind endogen, d. h. »von innen kommend«. Sie wurden vor Urzeiten in uns angelegt, als der Mensch noch völlig vom Sonnenlicht abhängig war, nachts schlafen und tagsüber Nahrung beschaffen musste. An dieser inneren Uhr hat sich bis heute, ins Zeitalter der Elektrizität hinein, nichts geändert. Das haben Versuche erwiesen, in denen Menschen tage- bis wochenlang von allen äußeren Reizen abgeschottet wurden, also weder am Tageslicht noch an einer Uhr die Tageszeit erkennen konnten. Selbst dort behielten sie den Grundrhythmus von Wachen und Schlafen bei.

Allerdings funktioniert die »innere Uhr« nicht bei allen Menschen gleich. »Morgenmenschen« haben ihr erstes Leistungshoch am Vormittag, während »Nachtmenschen« eher am frühen Nachmittag in Hochform kommen. Doch abgesehen davon sind ihre Leistungskurven ähnlich.

Der Grundrhythmus wird von einer Generation zur nächsten weitervererbt. Natürlich kann man seinen Rhythmus in gewissen Grenzen anpassen, etwa wenn man aus beruflichen Gründen frühmorgens aufstehen oder nachts arbeiten muss. Die Anpassung braucht allerdings ihre Zeit, wie jeder weiß, der schon einmal nach Übersee geflogen ist. Der Organismus benötigt einige Tage, um sich auf die Zeitverschiebung einzustellen.

Wer allerdings auf Dauer gegen seinen Rhythmus lebt, wird krank. So leiden z. B. Schichtarbeiter oder Langstrecken-Piloten weitaus häufiger als Angehörige anderer Berufe an Schlafstörungen, Kopfschmerzen. Herz- und Kreislauferkrankungen und Depressionen.

Der menschliche Körper folgt Hunderten solcher Zyklen. Es ist nicht immer leicht, ihre Existenz zu beweisen. Es bedarf regelmäßiger Beobachtung mit komplizierten Geräten – oft über lange Zeiträume hinweg. Mitunter scheint es nicht einmal einen »vernünftigen« Grund für ihre Existenz zu geben. So hat man etwa eindeutig festgestellt, dass wir nicht gleichzeitig durch beide Nasenlöcher atmen. Ungefähr drei Stunden lang ziehen wir die Luft hauptsächlich durch das linke Atemloch ein, dann wechseln wir für drei Stunden auf das rechte. – Warum dies so ist, ist noch unbekannt.

Auch unsere Körpertemperatur ist nicht im ganzen Körper gleich – eine Seite ist immer etwas wärmer als die andere. Aber für uns lässt sich nicht erkennen, warum dies so sein muss, und erst recht nicht, warum die linke Seite nachts, die rechte aber tagsüber wärmer ist.

Die offensichtlichsten Rhythmen im Leben eines Menschen sind die *circadianen* Rhythmen (lat. *circa diem,* ungefähr auf einen Tag bezogen). Es ist leicht zu erkennen, dass viele unserer geistigen und körperlichen Aktivitäten einem *24-Stunden-Rhythmus* folgen, der sich annähernd dem von Auf- und Untergang der Sonne bestimmten Wechsel von Tag und Nacht anpasst. Daher rühren wohl auch die Schwierigkeiten vieler Menschen, sich ohne weiteres an die Sommerzeit und die damit verbundene Umstellung der Uhrzeit zu gewöhnen.

Wir verspüren das Bedürfnis, bei Dunkelheit zu schlafen und bei Tageslicht wach zu sein (obwohl es hier auch wieder Unterschiede zwischen den »Eulen« [Morgenschläfern] und den »Lerchen« [Frühaufstehern] gibt). Blutdruck und Pulsschlag folgen ebenfalls einem 24-Stunden-Rhythmus, mit Höchstwerten am späten Nachmittag und Tiefstwerten in den frühen Morgenstunden. Auch die Nieren arbeiten nachts mit verminderter Kraft, weshalb wir normalerweise nicht durch Harndrang geweckt werden.

Die Geschwindigkeit, mit der unser Körper Kohlenhydrate und einige andere Substanzen »verbrennt«, zeigt ebenfalls Schwankungen innerhalb eines Tages, mit der Tendenz zu niedrigen Werten bei Nacht. Dann werden Speichel und Magensaft in geringerer Menge produziert und sind säurereicher; der Dickdarm arbeitet langsamer, und die Gehirntätigkeit ist träge. Ob wir wach sind oder schlafen, spielt dabei keine Rolle. Denn selbst wenn wir die Nacht durchtanzen, erreichen wir den Tiefpunkt gegen 4 Uhr morgens und bauen dann allmählich wieder auf, sodass wir gegen 9 Uhr zum Start in einen neuen Tag bereit sind.

Im Folgenden ein kleiner Überblick über das Ablaufen unserer *inneren Uhr:*

6 Uhr: Der Körper bekommt einen Cortison-Schub, Blutzucker und Aminosäuren strömen ins Blut – zur Vorbereitung auf die Tagesarbeit.

7 Uhr: Blutdruck und Temperatur steigen, der Körper beginnt zu arbeiten, »Morgenmenschen« werden aktiv.

8 Uhr: Besonders viele Sexualhormone werden ausgeschüttet, weshalb diese Zeit am günstigsten für die Liebe ist. Herzmedikamente wirken besonders gut. Alkohol macht doppelt so schnell betrunken wie am Nachmittag.

9 Uhr: Zu dieser Zeit funktioniert das Kurzzeitgedächtnis am besten – wer vor einer Prüfung oder Besprechung steht, sollte seine Unterlagen noch einmal durchsehen. Die Abwehrkräfte sind besonders stark – bei Impfungen, die um diese Zeit durchgeführt werden, gibt es weniger Nebenwirkungen wie etwa Fieber oder Schwellungen.

11 Uhr: »Morgenmenschen« erleben ihr erstes Leistungs-Hoch, das sich dann alle vier Stunden wiederholt. Sie sind jetzt besonders konzentrationsfähig.

14 Uhr: Der Körper verringert seine Funktionen, wir werden müde. Dies wird durch einen vollen Magen noch verstärkt. Ein kurzer Mittagsschlaf von 10 bis 30 Minuten (nicht länger!) macht wieder munter.

15 Uhr: Dies ist die günstigste Zeit um zu lernen, weil jetzt das Langzeitgedächtnis besonders gut funktioniert. Auch manuelle Arbeiten wie Maschineschreiben, Musizieren oder Handwerkliches gehen leicht von der Hand. Die Schmerzgrenze liegt sehr hoch, sodass dies die beste Zeit für einen Zahnarztbesuch ist.

16 Uhr: Jetzt sind auch »Spätaufsteher« geistig fit.

17 Uhr: Blutdruck und Kreislauf haben ihre Bestzeit – das ist ideal für sportliche Aktivitäten, denn der Trainingseffekt ist ausgezeichnet.

18 Uhr: Der Körper richtet sich in seinen Funktionen auf die abendliche Ruhepause ein. Die Bauchspeicheldrüse ist aufnahmebereit für das Abendessen.

20 Uhr: Zu dieser Zeit ist das Körpergewicht am höchsten – deshalb sollte man sich möglichst immer zur gleichen Zeit, am besten morgens, wiegen. Um diese Zeit wirken Mittel gegen Asthma und Allergie am besten.

23 Uhr: Bei »Frühaufstehern« setzt das Leistungstief ein – Zeit, schlafen zu gehen.

2 Uhr: Die Kreislauftätigkeit ist am niedrigsten. Nachtarbeiter merken dies an ihren kalten Füßen.

3 Uhr: Für ungefähr zwei Stunden verlangt der Körper nun nach einem ausgiebigen Schlaf. Wacht man zwischendurch auf, kann man oft nicht wieder einschlafen, sondern schlägt sich mit den schwärzesten Gedanken herum. Die Konzentrationsfähigkeit ist extrem niedrig, deshalb kommt es in dieser Zeit zu zahlreichen Unfällen im Verkehr und in Betrieben.

Besonders interessant ist der Wochenrhythmus, der in seinem biologischen Ausmaß noch wenig erforscht ist. Immerhin fällt er bei den Brutzeiten der Vögel auf. So schlüpfen die Jungen der meisten Singvögel nach dem 13. oder 14. Tag aus dem Ei. Die Glucke sitzt 21 Tage auf dem Nest. Um 28 Tage brüten die meisten unserer kleinen Tag- und Nachtgreifvögel sowie Uhu und Höckerschwan. Genau 42 Tage brütet der Steinadler.

In den letzten Jahren ist man auf eine Fülle von *Sieben-Tage-Rhythmen* im menschlichen Organismus gestoßen. So schwillt die dicke Backe nach einem gezogenen Zahn im abklingenden Sieben-Tage-Rhythmus von Woche zu Woche mehr ab. Nach einer Blutspende werden die fehlenden roten Blutkörperchen alle sieben Tage vermehrt aus dem roten Knochenmark in der Blutbahn nachgeliefert.

Der Wochenrhythmus findet sich gelegentlich auch bei den Pflanzen: Um die dicken Samen der Gartenbohne rasch zum Keimen zu bringen, kann man sie in Wasser legen. Sie quellen dann auf, bis die Hülle gesprengt ist. Diese Wasseraufnahme ist alle sieben Tage besonders stark. Das Merkwürdige aber ist, dass die Zeiten stärkster Quellung abgestimmt sind mit den Mondvierteln: Hier erweist sich der Wochenrhythmus als ein Unterrhythmus des Mondmonats.
Über die Einflüsse des Mondes finden Sie nähere Angaben im Kapitel »Der Einfluss des Mondes«.

Dass der Kosmos *in* uns enthalten ist, wird bei Hildegard von Bingen immer wieder betont. So sind neben den Rhythmen der Jahreszeiten, den Sonnen- und Mondrhythmen zahlreiche andere Rhythmen, die sich im menschlichen Organismus äußern, kosmischer Herkunft.

Der wichtigste dieser Rhythmen ist der Blutkreislauf mit der Pulswelle. Etwa 72 Pulsschläge in der Minute werden erzeugt. Damit befindet sich der Pulsschlag in einem gesetzmäßigen Verbund mit der Atmung. Der Atmungsrhythmus mit etwa 18 Atemzügen pro Minute korrespondiert mit dem Pulsschlag im Verhältnis 1 zu 4. Gerade hieran können wir ablesen, dass dieser Rhythmus vielen Schwankungen unterliegt. Heftige Bewegungen, körperliche Anstrengung, Schreck oder Angst verändern das Verhältnis.

Nach neueren Untersuchungen weisen die meisten Menschen nur noch gegen 3 Uhr nachts dieses harmonische Verhältnis auf. Ansonsten kann es Unterschiede von 1 zu 1,5 bis zu 1 zu 7 geben. Die Zahl von 18 Atemzügen pro Minute (25 920 Atemzüge pro Tag) entspricht der Anzahl der Sonnentage im platonischen Weltenjahr. Dies ist die Zeit, in der sich ein voller Umlauf des Frühlingspunktes auf der Ekliptik vollzieht. Der griechische Philosoph Platon (ca. 427–348 v. Chr.) erkannte bereits in der Antike diese Gesetzmäßigkeit.

Krankheitsrhythmen

Viele Krankheiten haben gleichfalls ihren eigenen Rhythmus. Der Volksmund sagt z. B. über Erkältungskrankheiten und grippale Infekte, dass diese ohne Behandlung sieben Tage und mit Behandlung eine Woche zum Auskurieren benötigen. Bekannt ist, dass die Malaria, je nach Typ der Erkrankung, jeden zweiten oder dritten Tag »angreift«. Zyklen hat man in jüngster Zeit auch bei vielen anderen Krankheiten beobachtet:
- Obwohl Psychosen stark variieren, hat man bei manchen regelmäßige zweitägige, monatliche oder sogar jährliche Attacken festgestellt.
- Andere Krankheiten, von denen wir heute wissen, dass sie in festen Intervallen auftreten, sind eine Art von Bauchfellentzündung, Ödeme, Purpura (ein Hautausschlag), Migräne und Fieber.
- Die Leistungsfähigkeit der Lunge erlangt gegen Uhr morgens ihren Tiefstand, steigt im Laufe des Vormittags und fällt wieder bei Nacht – ein wichtiger Umstand für die Behandlung der chronischen Bronchitis.
- Schlaganfälle, Blutstürze und Herzasthma treten meist nachts auf.
- Es ist seit langem bekannt, dass epileptische Anfälle zeitlichen Zyklen folgen, aber heute wissen wir, dass sie eher in den frühen Morgenstunden auftreten, vor allem zwischen 6 und 7 Uhr.

– Allergien treten vorwiegend in den späten Abendstunden auf.
– Es ist wahrscheinlich, dass die Anfälligkeit für Bakterien und Viren bei den meisten Menschen zeitlich unterschiedlich ist.

Lebensrhythmen

Die Gliederung des gesamten Lebenslaufes erfolgt durch Rhythmen. Als grundlegender Rhythmus erweist sich dabei der *Sieben-Jahre-Rhythmus,* der seit dem Altertum immer wieder bestätigt wird. Am Anfang unseres Jahrhunderts hat ihn der Begründer der Anthroposophie, Rudolf Steiner (1861–1925), neu entdeckt und für Menschenkunde, Pädagogik und Medizin fruchtbar gemacht. Auch die Lebenslaufforschung unserer Zeit ist darauf gestoßen. Sie stellt Stauungszeiten und Knotenpunkte im Lebenslauf fest, aus denen jeweils Neues, eine Art Richtungsänderung entsteht. Diese Knotenpunkte sind allerdings keine Fixpunkte, sondern Richtwerte, um die der lebendige Rhythmus schwingt.

So berücksichtigt etwa die Waldorfpädagogik unterrichtsbezogen diesen Sieben-Jahre-Rhythmus, dessen Hauptmerkmale nach außen hin der Beginn des Zahnwechsels um das 7. Lebensjahr, der Höhepunkt der Geschlechtsreifung um das 14. Lebensjahr und die endgültige Skelettreife um das 21. Lebensjahr sind.

Auch Hildegard von Bingen geht vor allem auf die für ein Kleinkind geltenden Gesetzmäßigkeiten ein, die es zu berücksichtigen gilt:
»Dass ein kleines Kind nicht gleich nach seiner Geburt laufen kann, kommt davon, dass ... sein Fleisch und seine Knochen dann sehr gebrechlich sind ... und weil der Mensch große Kraft braucht, wenn er sich zum Gehen ganz aufrichtet. Den übrigen Geschöpfen ergeht es nicht so, weil sie bald nach ihrer Geburt auf ihren Füßen gehen. Das kommt daher, dass sie nach vorn zur Erde geneigt sind. So kriecht auch das Kleinkind auf Händen und Füßen, bevor es sich zum Gehen aufrichten kann ... Weil aber der Mensch seine Kraft oberhalb des Nabels hat und, solange er ein kleines Kind ist, auf seinen Füßen und Beinen schwach ist, kann er dann noch nicht gehen.« *(Causae et Curae)*

Kinder brauchen Rhythmen

Kinder, die sich erst in ein eigenes Bewusstsein hineinentwickeln müssen, brauchen besonders nötig die familiären Rhythmen, um später selbständig werden zu können.

Während das Kind im Mutterleib noch im kontinuierlichen Gleichmaß durch die Nabelschnur ernährt wird, entwickelt sich nach der Geburt ein Mahlzeitenrhythmus. Dann benötigen Mutter und Kind oftmals drei bis vier Wochen, um durch ein »Chaos« hindurch zu einem Rhythmus zu finden.

So benötigt natürlich auch das heranwachsende Kind diesen Rhythmus: regelmäßige Mahlzeitenfolge, regelmäßige Wiederkehr von Speisen, regelmäßigen Tagesablauf, auch die Begleitung der Jahreszeiten durch Naturbeobachtung und Gestaltung der Jahresfeste. Das Kind fühlt sich dadurch nicht wie der Erwachsene eingeengt, sondern empfindet dies als einen Rahmen, der es ihm überhaupt erst möglich macht, zur Selbständigkeit heranzuwachsen.

Fehlt dem Kind in der Jugend dieser Rhythmus, so können zwei Arten von Fehlentwicklungen eintreten:
- Als Erwachsener klammert es sich an bestimmte Rhythmen und verliert dabei seine Selbständigkeit und Entscheidungsfreiheit (Pedanterie).
- Oder es gleitet in ein arhythmisches Leben, wodurch es als Erwachsener haltlos und labil wird, weit über die notwendige »Chaoszeit« des Jugendlichen hinaus.

   Erst in der Pubertät tritt der Jugendliche an die Schwelle, wo er Fremdrhythmen nicht mehr akzeptieren kann und will. Er beginnt, sie abzulehnen (Ausbruch aus der Familie, Schulschwierigkeiten usw.), und es folgt – vergleichbar dem Neugeborenen – eine Phase des Chaos. Diese hält an, bis der junge Mensch zu sich selbst gefunden hat.
- Nach dieser notwendigen Übergangszeit, in der alles selbst ausprobiert wird, folgt die höchste Stufe der Rhythmusgebung: der freiwillig auferlegte Rhythmus. Diese Art des freiwilligen Rhythmus ist die schwierigste. Wie sieht es z. B. aus, wenn man drei Wochen Zeit zur Erledigung einer größeren Aufgabe hat – im Studium, im Beruf oder auch bei

einer häuslichen Angelegenheit? Viele machen sich einen Plan, jeden Tag eine bestimmte Zeit dafür tätig zu sein. Doch auch die Willensstärksten geraten oft mehr und mehr in Verzug, um gegen Ende der Frist völlig unrhythmisch in Tag- und Nachtarbeit die Aufgabe zu vollenden. Daran ist zu sehen, dass der aus eigener Einsicht und mit eigenem Willen durchgeführte Rhythmus ein sehr hohes menschliches Ziel ist. Nur dadurch sind wir fähig, die Kraft für die Bewältigung unserer vielfältigen Aufgaben aufzubringen.

Lernen, auf die Rhythmen zu lauschen

Eine rhythmische Lebensgestaltung ist eine Grundbedingung für körperliche und seelische Gesundheit. Denn nur so kann es gelingen, auch bei beruflichen und anderen Pflichten die *discretio,* das von Hildegard von Bingen immer wieder betonte »rechte Maß« zu wahren, das sowohl der uns gestellten Aufgabe als auch uns selbst gerecht wird.

Viele der in diesem Kapitel besprochenen Rhythmen laufen mehr oder weniger unbewusst im Menschen ab. Andere dagegen sind willensmäßig bewusst zu beeinflussen – etwa wenn man den Atem anhält. Sicherlich kann der Mensch mit Genussmitteln und Weckaminen seinen Schlaf-Wach-Rhythmus verändern. Diese unrhythmische Lebensweise führt jedoch zu gesundheitlichen Schädigungen, die Kraft kosten – eben jene Kraft, die vorher der Rhythmus ersetzte. Aus dieser Tatsache erhellt sich, warum Kinder und Kranke oder ältere Menschen besonders auf Rhythmen angewiesen sind: Sie brauchen die Kraftersparnis, das Eingebettetsein in die organische Gesamtheit, damit sie eine stabile Lebensorganisation (wieder) aufbauen können.

Lernen wir also wieder, auf unsere Rhythmen zu lauschen, uns von ihnen tragen zu lassen und sie zu genießen, so wie es Johann Wolfgang von Goethe (1749–1832) in seinem Gedichtband *Westöstlicher Diwan* schildert:

»Im Atemholen sind zweierlei Gnaden:
Die Luft einziehen, sich ihrer entladen;
Jenes bedrängt, dieses erfrischt;
So wunderbar ist das Leben gemischt.
Du danke Gott, wenn er dich presst,
Und dank ihm, wenn er dich wieder entlässt.«

Die Elemente:
Stoffe, aus denen die Welt besteht

ildegard von Bingen beginnt ihr Buch *Causae et Curae* mit den Worten:

>»Gott war und ist ohne Anfang schon vor der Erschaffung der Welt. Er war und ist das helle Licht, und er war das Leben. Als Gott die Welt erschaffen wollte, schuf er sie aus dem Nichts, aber in seinem Willen lag die Materie der Welt.«

Es ist interessant, dass sie den göttlichen Willen dem göttlichen Wort voransetzt, mit dem ja die Erschaffung der Welt nach biblischen Angaben beginnt.

Immer wieder betont Hildegard in ihren Schriften, dass der Mensch aus denselben Elementen besteht wie die restliche Welt und ihr dadurch innig verbunden ist. Was im Kosmos – oder in ihren Worten: im »Firmament« – ist, ist auch im Menschen:

>»Gott erschuf auch die Elemente der Welt. Diese sind auch im Menschen, und der Mensch wirkt mit ihnen. Sie sind das Feuer, die Luft, das Wasser und die Erde. Diese vier Elemente sind so eng miteinander verbunden, dass keines von einem anderen getrennt werden kann.« *(Causae et Curae)*

Sie schreibt dem Menschen sogar durch seine Handlungen einen Einfluss auf die Elemente zu. Wenn man bedenkt, wie durch die Belastung der Umwelt, durch Kriege, durch atomare und Klimakatastrophen usw. die Elemente unserer Erde in Mitleidenschaft gezogen werden, kann diese Sicht der Hildegard von Bingen heute nur durch bittere Erfahrung bestätigt werden. Sie schreibt über die Verantwortung des Menschen seiner Umwelt gegenüber:

>»Die Elemente nehmen jede menschliche Eigenschaft in sich auf, wenn der Mensch die Elemente an sich zieht. Denn der Mensch ist mit ihnen und sie mit dem Menschen, und dementsprechend fließt das Blut des Menschen. Daher steht auch geschrieben: ›Himmel und Erde klagen über den Menschen.‹ Denn das Unruhige, Kriegerische im Menschen versetzt die Elemente oft in heftige Bewegung,

wie wenn ein Mensch ein Netz in seiner Hand hält und es bewegt. So bringt auch der Mensch die Elemente in Bewegung, sodass sie entsprechend seinen Werken ihren Einfluss ausüben.« *(Causae et Curae)*

Es ist erstaunlich, dass diese Äußerung Hildegards bisher offensichtlich noch nicht von den Umweltschutzbewegungen entdeckt worden ist.

Nach Hildegards Meinung ist nicht nur der Mensch durch die Elemente unlösbar mit der Erde und dem Kosmos verbunden – auch die Elemente untereinander gehören zusammen. In *Causae et Curae* geht sie hierauf näher ein:

>»Gott hat die Welt aus den vier Elementen so zusammengefügt, dass keines von einem anderen getrennt werden kann. Denn die Welt könnte nicht bestehen, wenn eines vom anderen getrennt werden könnte. Sie sind unauflöslich miteinander verkettet.«

So sei das Feuer stärker als die Luft, weil es sie beherrsche und entzünde. Die Luft aber sei dem Feuer am nächsten, weil es dieses auflodern lasse.

Hildegard findet für diese Zusammenwirkung von Feuer und Luft einen sehr schönen Vergleich:

>»Denn das Feuer ist gewissermaßen der Körper der Luft und die Luft vergleichsweise die Eingeweide und die Flügel und Federn des Feuers.«

Auch das Wasser braucht das Feuer, weil seine Wärme es strömen lässt. Ohne das Feuer (vor allem der Sonne) würde das Wasser »nicht flüssig sein und fließen, sondern es wäre stärker und unauflöslicher als Eisen und Stahl … Das kann man auch am Eis beobachten«.

Das Wasser sei aber insofern stärker als das Feuer, weil es dieses zu löschen vermag. Aber auch für die Erde sei das Feuer wichtig, denn ohne Wärme könnten ihre Früchte nicht reifen. Die Erde wiederum biete dem Feuer Widerstand, damit »es nicht sein Maß und Ausmaß überschreitet«. Dieser Punkt wird durch die moderne Geologie bestätigt – ohne die schützende Erdkruste würde das heiße Innere die Erde zu einem Feuerball machen. Die Luft sei eine unterstützende Kraft für das Wasser, denn »wenn sie das Wasser nicht im richtigen Maß und auf dem richtigen Wege hielte, würde es maßlos dahinströmen und alles, wohin es gelangte, überschwemmen«.

Gewissermaßen als Gegenleistung sorge das Wasser dafür, dass die Luft beweglich sei und »dass sie der Erde die Fruchtbarkeit gibt, indem sie den

Die Elemente: Stoffe, aus denen die Welt besteht   321

Tau aus sich über sie aussendet«. Eine besonders wichtige Aufgabe habe
die Luft für die Erde:

> »Die Luft ist gewissermaßen der Mantel der Erde, weil sie die Hitze
> und die Kälte von ihr abhält, indem sie sie mäßig erwärmt und in-
> dem sie der Erde den Tau sendet und sie damit tränkt.«

Erde und Wasser brauchten einander ebenfalls: Das Wasser wirke gewissermaßen als Bindemittel für die Erde und halte sie zusammen. Die Erde
dagegen trage das Wasser und reguliere es auf ihrer Oberfläche.

Hildegard von Bingen hat auch eine sehr lapidare – wenngleich nicht unbedingt wissenschaftliche – Begründung dafür, dass es ausgerechnet vier
Elemente gibt:

> »Mehr oder weniger als vier kann es nicht geben. Sie bestehen aus
> zwei Arten, den oberen und den unteren. Die oberen sind die himm-
> lischen, die unteren die irdischen. Was in den oberen existiert, ist
> nicht greifbar und besteht aus Feuer und Luft; was aber in den unte-
> ren existiert, ist greifbar und hat geformte Körper, und es besteht
> aus Wasser und Erde.« *(Causae et Curae)*

Auch im Menschen sind die Elemente wirksam – dies wird im Folgenden
näher ausgeführt werden. Wichtig ist ihre Harmonie untereinander:

> »Wenn die Elemente im Menschen geordnet sind, so erhalten sie ihn
> und machen ihn gesund. Wenn sie in ihm aber nicht harmonieren,
> machen sie ihn krank und bringen ihn um. Wenn die Verbindungen
> der Säfte, die von der Wärme, der Feuchtigkeit, vom Blut und vom
> Fleisch stammen und im Menschen vorhanden sind, in Ruhe und in
> der richtigen Mischung in ihm wirken, bringen sie ihm Gesundheit.
> Wenn sie ihn aber gleichzeitig und ungeordnet treffen und im Über-
> maß über ihn herfallen, machen sie ihn schwach und bringen ihn
> um.« *(Causae et Curae)*

Über Hildegards Säftelehre finden Sie nähere Informationen im Band
Gesundheitsfibel.

Der griechische Philosoph Empedokles (ca. 483 bis ca. 420 v. Chr.) kannte bereits vier Elemente – nämlich die von Hildegard erwähnten: Feuer,
Luft, Erde und Wasser. Sein Kollege Aristoteles (384–322 v. Chr.) fügte
als fünftes Element (lat. *quinta essentia* – daher unser Wort Quintessenz)
den »Äther« hinzu. Die verschiedenen »Dinge« der Welt sollten auch
nach Meinung der griechischen Philosophen und Forscher aus Mischungen der Elemente zustande gekommen sein.

Auf dieser Annahme beruhte dann die mittelalterliche Alchimie, die durch die verschiedensten Mischungen der Elemente Gold oder gar den »Stein der Weisen« zu gewinnen versuchte. Symbolhaft wird die Vereinigung der vier Elemente durch das Hexagramm verdeutlicht, das uns als »Salomonssiegel« bekannt ist.

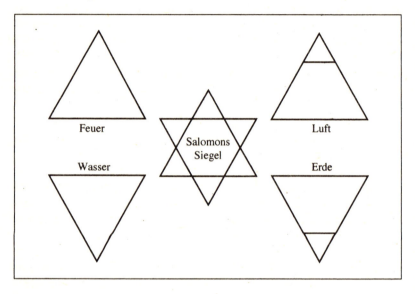

Feuer

Über das Feuer schreibt Hildegard von Bingen in *Causae et Curae,* dass es fünf Kräfte besitze, nämlich Hitze, Kälte, Feuchtigkeit, Luft und Bewegung – wie ihrer Meinung nach der Mensch auch über fünf Sinne verfüge. Sie schreibt weiter:

>»Das Feuer ist mit den erwähnten fünf Kräften im Hirn und im Mark des Menschen enthalten. Als der erste Mensch aus der Erde umgestaltet wurde, brannte durch die Macht Gottes ein rötliches Feuer in seinem Blut. So ist auch das Blut rot. Das Feuer äußert sich als Hitze beim Sehen, als Kälte beim Riechen, als Feuchtigkeit beim Schmecken, als Luft beim Hören und als Bewegung beim Tasten.«

Das Feuer – der griechischen Sage nach durch Prometheus den Göttern geraubt – kennzeichnet die Sonderstellung des Menschen in der Schöp-

Die Elemente: Stoffe, aus denen die Welt besteht 323

fung: Nur der Mensch kann mit dem Feuer umgehen, während das Tier sich auf die anderen Elemente beschränken muss und vor dem Feuer flieht. Feuer – auf der einen Seite ein verzehrendes, sogar verheerendes Element – ist im »gezähmten« Zustand ein williger Diener des Menschen. Es spendet Licht und Wärme und macht seine Nahrung vielseitiger und bekömmlicher, nämlich durch Kochen, Dünsten, Dörren, Braten und Backen. So betont Hildegard von Bingen immer wieder, dass viele Gemüse und Früchte erst durch das Garen dem Menschen zuträglich werden. Für die gesunde Ernährung ist Feuer deshalb ein besonders wichtiges Element – man denke nur an die Backöfen zum Brotbacken. Wärme wird außerdem benötigt zur Behandlung und schonenden Konservierung von Nahrungsmitteln und Zutaten aller Art.

Wegen der großen Bedeutung des Feuers war bei den meisten Völkern der Beruf des Schmiedes ein heiliger Stand. Durch die Beherrschung des feurigen Elementes ist der Schmied imstande, Umwandlungsprozesse bei den Metallen in Gang zu setzen. Diese Tatsache wirkte noch weit über das Mittelalter hinaus bei den Alchimisten fort, die für ihre verschiedenen Verfahren (z. B. bei Versuchen, Gold zu machen) Hitze benötigten und eine Vielzahl von Öfen entwickelten.

Auch in der religiösen Vorstellung vom Fegefeuer, in dem die Seelen gereinigt und veredelt, gleichsam »ausgeglüht« werden, lebt diese Anschauung weiter. Ähnliches gilt für den Mythos von Phoenix, der aus der Asche immer wieder neu geboren wird. Die verschiedenen Feuerfeste, die in ganz Europa als Oster-, Frühlings- und Johannisfest gefeiert werden, sind aus der Idee der Macht der Wandlung des Feuers entstanden. Bis heute ist die Heiligkeit des Herdfeuers lebendig.

Für Heilzwecke bzw. zur Erhaltung und Kräftigung der Gesundheit wird bei vielen Völkern die Hitze eingesetzt. Am bekanntesten sind hier die Sauna, ferner Solarien und Bestrahlungsgeräte.

In einem umfassenderen Sinn ist Feuer identisch mit Energie; diese Energie ist heute zu einem Gradmesser des Wohlstandes geworden. Energie sorgt als Motor des Lebens für Veränderung und Umwandlung; Energie durchwirkt alle Lebensbereiche, sei es beim Kochen und Backen, bei der Erwärmung der Wohnräume, bei der Warmwasserbereitung oder bei den vielfältigen technischen Prozessen, die ohne sie nicht arbeiten könnten.

Luft

Luft schreibt Hildegard von Bingen in *Causae et Curae* vier Kräfte zu:
»Sie sendet den Tau aus, bringt alles Grün hervor, lässt den Windhauch wehen, wodurch sie die Pflanzen wachsen lässt, und verbreitet die Wärme, wodurch sie alles reifen lässt.«
Hildegard geht davon aus, dass Luft weder durch ihren Durchgang in Menschen und Tieren noch in Pflanzen verändert wird, sondern ihre Menge und Beschaffenheit immer stabil bleibt. Sie fährt deshalb fort:
»Die Luft, die dem Mond und den Sternen am nächsten ist, befeuchtet die Gestirne, so wie die irdische Luft die Erde und die vernunftlosen … Tiere belebt und bewegt und dennoch nicht abnimmt. Wenn diese Tiere sterben, kehrt dieselbe Luft zu ihrem früheren Stand zurück, ohne deshalb zuzunehmen, sondern sie bleibt, wie sie vorher war. Die irdische Luft … lässt die Kräuter und Bäume grünen, wachsen und sich bewegen. Solange sie in ihnen ist, nimmt sie nicht ab. Sie nimmt aber auch nicht zu, wenn die Pflanzen abgeschnitten oder ausgerissen wurden und sie diese verlässt, sondern sie bleibt im selben Stand wie vorher.«

Zu Hildegards Zeit war die CO_2-Erzeugung durch Bäume und andere Grünpflanzen natürlich kein so brisantes Thema wie heute, wo das Ozonloch und Smog ständig die Atem- und Lebensluft der Erdbevölkerung bedrohen. Andererseits hat sie durchaus das physikalische Prinzip (das erst Jahrhunderte später als wahr erkannt wurde), nämlich dass Energie nicht verloren gehen kann, verinnerlicht. Dieses hatten vor ihr ja bereits verschiedene Philosophen und Physiker der Antike postuliert.

Im Menschen manifestiert sich Luft mit ihren vier Kräften nach Hildegards Ansicht vor allem im Atem und in der Vernunft des Menschen:
»Sie leistet durch ihren lebendigen Hauch, der nichts anderes als die Seele ist, im Menschen ihren Dienst, weil sie ihn trägt. Sie ist der Flügel seines Fluges, wenn der Mensch den Atem in sich einzieht und ausstößt, damit er leben kann. Die Seele ist das Feuer, das den ganzen Menschen durchdringt und den Menschen belebt.« *(Causae et Curae)*

Die Luft ist das Element, das den Menschen am wenigsten zur Mythenbildung veranlasst hat. Zwar existieren in den Vorstellungen vieler Völker auch Luftgeister, diese haben jedoch eine eher zweitrangige Bedeutung. Diese Tatsache ist wohl darauf zurückzuführen, dass Luft den Sinnen nicht in dem Maße erkennbar ist, wie dies bei den anderen Elementen der Fall ist. Man kann Luft gewöhnlich weder sehen noch hören, weder riechen noch schmecken. Doch gerade deshalb kann man die Luft geradezu als ein »geistliches« Element bezeichnen.

Ein Lufthauch – nämlich der göttliche Atem, der Odem – ist es auch, der den aus Erde geformten Menschenleib beseelt, wodurch es ihm möglich wird, die Erdenschwere hinter sich zu lassen, um nach Höherem zu streben. Der uralte Menschheitstraum vom Fliegen ist bekanntlich nicht bereits dadurch erfüllt, dass der Mensch heute zur »technischen Beherrschung des Luftraums« fähig ist. Man nimmt in ein Flugzeug seine gesamte Erdenschwere mit. Erst wenn sich der Mensch immer mehr als geistiges Wesen zu betrachten lernt, wird ihm nach und nach, die viel tiefere Bedeutung dieses »Traumes vom Fliegen« bewusst werden.

Es ist zwar allgemein anerkannt, dass Luft der wichtigste Faktor in der Versorgung des menschlichen Körpers ist, doch da wir genügend Luft haben, halten wir dies meistens für selbstverständlich. Ohne Luft könnte man jedoch nur wenige Minuten überleben. Man macht sich selten klar, dass die meisten Menschen die Fähigkeit verloren haben, richtig zu atmen. Sie atmen nur noch flach, und diese unselige Gewohnheit verurteilt sie zu einem Leben bei ständigem Sauerstoffmangel, Mangel an Vitalität und zu einer Atemluft, die einen hohen Anteil toxischer Stoffe enthält.

Die Haut spielt beim Atmungsprozess ebenfalls eine wichtige Rolle und wird in der Naturmedizin gerne als »dritte Lunge« bezeichnet. Die Geschichte eines kleinen Jungen, der als »Engel« für ein Karnevalsfest herhalten sollte und mit Goldbronze bemalt wurde und dann regelrecht daran erstickte, ist wohl hinreichend bekannt.

Welche gewaltigen Nachteile die Unterdrückung der Hauttätigkeit haben kann, geht auch aus einem Bericht des norwegischen Forschers Fridtjof Nansen (1861 – 1930) von seiner Grönlandreise hervor. Nansen berichtet, dass die Eskimos der Ostküste Grönlands nackt in ihren Iglus, die von einer Tranlampe nur wenig erwärmt waren, herumspazierten – also gewissermaßen ein Dauerluftbad nahmen. Sie blieben infolge dieser täglichen Gewohnheit gesund. Unter dem Einfluss der Europäer legten die Eskimos an der Westküste Grönlands diese Gewohnheit ab. Das Ergebnis dieser Vergewaltigung ihres natürlichen Instinktes trug nicht unwesentlich zu dem erhöhten Auftreten von Lungentuberkulose unter den Eskimos bei.

Die regelmäßigen Luftbäder sind gerade für die Verhinderung und die Behandlung tuberkulöser Erkrankungen von größter Bedeutung (bekanntlich wird durch Abhärtung in natürlicher Umgebung die körpereigene Abwehrkraft erhöht). Dennoch missachten viele Menschen die Bedeutung frischer Luft und einer gesunden Haut, indem sie beständig die Fenster geschlossen halten, abgestandene und verdorbene Luft atmen, ihre Haut mit verschiedenen Chemikalien einreiben und zahlreiche Schichten synthetischer Kleidung tragen.

Diese Faktoren schaden der Gesundheit und machen die Menschen empfindlich gegenüber Temperaturschwankungen. Diejenigen, die sich am meisten über Kälte beschweren, sind gewöhnlich dieselben, die Hitze am wenigsten vertragen können. Im Winter ziehen sie sich sehr warm an und frieren dennoch; ihre Häuser sind überhitzt, und sie selbst leiden häufig an Erkrankungen der Atemwege. Gesunde Menschen dagegen tragen wenig Kleidung und halten sich so oft wie möglich an der frischen Luft auf. Das Luftbad, bei dem der ganze Körper der frischen Luft ausgesetzt wird, ist außerdem sehr wohl tuend für die Haut und für das allgemeine Wohlbefinden. Doch sollte es regelmäßig genommen werden und nicht nur einmal im Jahr zur Urlaubszeit.

Erde

Über die Erde schreibt Hildegard von Bingen, dass sie ihrer Natur nach kalt sei und sieben Kräfte enthalte:

>»Teilweise ist sie im Sommer kalt, im Winter warm; hat die Kraft, wachsen und welken zu lassen in sich; bringt die Keime hervor; erhält die Lebewesen am Leben und trägt alles. So hat auch Gott an sechs Tagen gearbeitet und am siebenten geruht, als er alles, was er geschaffen hatte, dem Menschen zu seinem Nutzen unterstellte.«
>*(Causae et Curae)*

Als Gott den Menschen erschuf, »leimte« er diesen zwar mit Wasser zusammen und blies ihm durch Feuer und Luft den Lebenshauch ein. Seine Grundsubstanz aber bestand aus Erde.

»Als Gott Adam erschuf, umstrahlte der Glanz der Göttlichkeit die Erdmasse, aus der er erschaffen wurde. So zeigte sich diese Erde nach ihrer Formgebung äußerlich in den Konturen der Gliedmaßen, war aber im Innern hohl. Da schuf Gott auch im Inneren aus derselben Erdmasse das Herz, die Leber, die Lunge, den Magen, die Eingeweide, das Gehirn, die Augen, die Zunge und seine übrigen inneren Organe. Als Gott den Lebenshauch hineinblies, wurde der Stoff, bestehend aus Knochen, Mark und Blutgefäßen, durch diesen Hauch gefestigt.« *(Causae et Curae)*

Die Erde ist das Element, aus dem in der allgemeinen religiösen Vorstellung – übrigens auch in außereuropäischen Religionen – der Menschenleib erschaffen wurde. Mit seinem Körper ist der Mensch deshalb dem Element Erde verhaftet, während sein Geist als das »luftige Element« über das Irdisch-Sinnliche hinausstrebt. Erde ist jedoch nicht nur der Stoff, aus dem der Mensch geformt wurde: Erde ist das hervorbringende, fruchtbare Prinzip an sich. Die älteste Gottheit ist deshalb stets eine Muttergöttin, die als das erhaltende, gebärende Prinzip verehrt wird. Diese Tatsache wird durch die moderne Mythenforschung eindeutig belegt.

Die ältesten sakralen Handlungen der Ackerbauer bestanden in Zeremonien, mit denen die Erde – bzw. die durch sie symbolisierte Muttergottheit – um Verzeihung dafür gebeten wurde, dass man sie beim Pflügen verletzen musste. Diese Vorstellungen reichen noch weit in die römische Zeit hinein, in der gesellschaftlich schon längst ein patriarchalisches System etabliert war – woraus man sehen kann, dass sie einem uralten Fundus religiöser Ideen entstammen müssen.

Es würde sicherlich nicht schaden, wenn wir heute der Erde, die uns ja alle trägt und erhält, mit mehr Ehrfurcht und Dankbarkeit begegnen würden. Der biologisch-dynamische Garten- und Ackerbau, der immer mehr Verbreitung findet, trägt dieser Idee in praktischer Weise Rechnung. Dadurch leistet er einen nicht zu unterschätzenden Beitrag zum Schutz und zur Erhaltung der Umwelt. Gleichzeitig bringt er eine Fülle von gesunden, nicht mit Chemikalien belasteten Lebensmitteln hervor.

Für Heilzwecke wird Erde in Form von Lehm, Moor und Heilerde seit Tausenden von Jahren verwendet. Die Erde ist jedoch vor allem das schöpferische Element: Im Gartenbau hat der Gärtner seine Freude an der Fruchtbarkeit des Bodens. Biologische Anbaumethoden erhalten eine natürliche Vielfalt des Bodenlebens und geben den Sämereien eine natürliche Basis, aus der später eine reiche und gesunde Ernte hervorwächst. In schonender Weiterverarbeitung gelangen dann Gemüse, Obst, Früchte, Getreide, Gewürze usw. als Natur- und Reformkost zum gesundheitsbewussten Verbraucher bzw. als Pflanzenheilmittel zum Patienten. Nähere Angaben über den Anbau von Pflanzen nach den Mondständen finden Sie unter »Der Mond und die Pflanzen«, allgemeine Hinweise im Band *Pflanzen- und Kräuterkunde.*

Des Weiteren ist die Erde ein Element, das uns Schutz gewähren kann. Wir entnehmen der Erde beispielsweise bestimmte Baumaterialien und gestalten damit nach biologischen Grundsätzen unser Zuhause. Eine besondere Rolle spielt dabei das Holz – und dies nicht nur als Rohstoff, sondern auch in Form zahlloser Verarbeitungsprodukte. Verwendet wird dieser menschengemäße Naturstoff bei der Herstellung von Möbeln, Papier und Spielzeug, um nur einiges zu nennen.

Wasser

Nach Hildegard von Bingen besitzt das Wasser mehr Kräfte als die anderen Elemente – und zwar 15 verschiedene Eigenschaften:

> »… nämlich die Wärme, die Luft, die Feuchtigkeit, das Überfluten, die Geschwindigkeit, die Beweglichkeit; den Bäumen gibt es den Saft, den Früchten den Geschmack, den Pflanzen das Grün; alles ist voll von seiner Feuchtigkeit, es trägt Vögel, ernährt die Fische, lässt Tiere in seiner Wärme leben, hält die Reptilien in ihrem Schaum zurück und hält alles am Leben – so wie die Zehn Gebote und die fünf Bücher Moses des Alten Testaments, die Gott alle zur geistigen Erkenntnis bestimmt hat«. *(Causae et Curae)*

Nach Hildegards Erkenntnis ist das Wasser mit seinen vielen Kräften in der Feuchtigkeit und im Blut des Menschen enthalten. Über das Blut schreibt sie:

> »So manifestiert das Wasser im Blut des Menschen seine Wärme, in dessen Atem die Luft, in seinem vollständigen Körperbau die Feuchtigkeit, in der Ausscheidung, die den Körper reinigt, die Fähigkeit, eine Überschwemmung auszulösen; im Wachstum die Schnelligkeit; in der Kräftigung den Saft; in der Fruchtbarkeit den Genuss; in der Erektion die Manneskraft; in der Stärke die Nässe; und in allen menschlichen Gelenken die Feuchtigkeit.« *(Causae et Curae)*

Nach der zurzeit wohl beliebtesten entwicklungsgeschichtlichen Theorie kommt alles Leben aus dem Wasser. Haben sich doch die Säugetiere und letztendlich auch Menschen aus Fischen entwickelt, die vor Jahrmillionen ihr angestammtes Element verließen, um fortan auf dem Lande ihr Dasein zu fristen.

Es mag dahingestellt bleiben, dass es sich hierbei um eine naturwissenschaftliche Vereinfachung sehr viel komplexerer Zusammenhänge handelt. Tatsache ist, dass der Mensch seine Herkunft aus dem feuchten Element – nämlich dem Fruchtwasser des Mutterschoßes – gleichsam als Urerinnerung in sich trägt und dass dadurch sein Verhältnis zu diesem Element geprägt ist.

So gehört nach der Ansicht moderner Sprachforschung die Lautkombination ACQ für Wasser zu den sechs sprachlichen Archetypen (Urbegriffe, Urworte) der Menschheit.

Dem Wasser wohnt eine reinigende, heilende Kraft inne. So bezeugen die rituellen Bäder der Inder im Ganges, die Waschungen der Muslime vor jedem Gebet, die Taufe der christlichen Religionen neben vielen anderen Beispielen, dass diese Anschauung rund um die Welt tief im Menschen verwurzelt ist. Das Heilige ist jedoch – zumindest für den Menschen im Frühstadium seiner kulturellen Entwicklung – stets auch das Erschreckende, Furchterregende gewesen. Und so sind für den »primitiven« Menschen die Flüsse, Seen und Quellen mit Geisterwesen aller Art bevölkert, die es zu besänftigen gilt und denen man am besten aus dem Weg geht. In unserer zivilisierten Welt lebt diese Vorstellung noch fort in den zahlreichen Märchen von Wassermännern und Nixen, die nur darauf warten, eines menschlichen Wesens habhaft zu werden und es für immer in ihr nasses, kaltes Reich zu ziehen.

Weiß man um die Bedeutung des Elementes Wasser für die geistig-seelische Entwicklung des Menschen, so ist es nicht weiter erstaunlich, dass gerade dieses Element in der Heilkunde besonders ausgiebig Verwendung findet. Von Sebastian Kneipp, dem Reformator der Wasserheilkunde, ist der Ausspruch bekannt, dass die Römer durch übermäßigen Gebrauch des warmen Wassers verweichlicht wurden und in Verbindung mit einer üppigen Ernährung ihren Untergang vorbereitet hätten. Sebastian Kneipp (1821–1897) hat deshalb in erster Linie die Anwendungen des kalten Wassers ausgebaut. Ernst Schweninger (1850–1924), der Leibarzt Bismarcks, gab dem heißen Wasser den Vorzug und entdeckte in den ansteigenden, d. h. langsam heißer werdenden Teilbädern ein vorzügliches Kräftigungsmittel für den Organismus wieder.

In der Frage *Heiß oder kalt?* entscheidet am besten die persönliche Erfahrung. Man kann die Menschen in zwei Gruppen einteilen: die Athleten und die rundwüchsigen Pykniker mit ihrem Wärmeüberschuss, die kaltes Wasser gut vertragen, und die schlankwüchsigen Astheniker, die schön beim bloßen Anblick von kaltem Wasser erschaudern.

Eines der grundlegenden Gesetze der Wasserheilkunde ist das Gesetz von Wirkung und Gegenwirkung, Aktion und Reaktion:
– Die Anwendung von Wärme auf die Haut zieht das Blut an die Oberfläche, obwohl dies kein dauerhafter Effekt ist, da das Blut schließlich in die tiefergelegenen Gefäße zurückkehrt.
– Die Anwendung kalten Wassers hat anfangs die Wirkung, das Blut von der Hautoberfläche fortzutreiben. Die sekundäre und dauerhaftere Wirkung allerdings ist eine Wärmeentwicklung, denn aufgrund des Gesetzes von Aktion und Reaktion muss das Blut zurück in die Gefäße und Gewebe, aus denen es durch den Kälteschock »vertrieben« wurde.
Die Wirkungsweise dieses Gesetzes lässt sich am besten aus den drei verschiedenen Bäderarten der Hydrotherapie erkennen: heiß, kalt und abwechselnd heiß und kalt (Wechselbäder).

Für die Erhaltung von Gesundheit und Schönheit gleichermaßen wirksam und empfehlenswert sind deshalb Wechselduschen (dabei das Gesicht nicht vergessen!), die immer mit kaltem Wasser abschließen. Sie wirken anregend und abhärtend auf den gesamten Organismus und machen eine schöne, jugendliche Haut. Wer mit dieser Art des Duschens noch nicht vertraut ist, sollte zu Anfang nicht zwischen heiß und kalt, sondern zwischen handwarm und kühl wechseln und den Temperaturunterschied erst mit der Zeit langsam steigern.

Astronomie und Astrologie

Hildegard von Bingen sieht in der gesamten Schöpfung immer wieder Übereinstimmungen, so auch im Sternenhimmel und in der Beschaffenheit des Menschen:

>»Das Firmament ist zu vergleichen mit dem Haupt des Menschen, die Sonne, der Mond und die Sterne mit den Augen, die Luft mit dem Gehörsinn, die Winde mit dem Geruchssinn, der Tau mit dem Geschmackssinn, die Seiten der Welt mit den Armen und mit dem Tastsinn.« *(Causae et Curae)*

So hält sie auch Einflüsse der Gestirne auf das menschliche Leben für durchaus möglich. Dies geht aus vielen Äußerungen vor allem über den Mond hervor, auf die später noch eingegangen wird.

Über die Erschaffung des Firmaments hat Hildegard von Bingen eine sehr originelle Theorie, die sie in die folgenden wunderschönen Worte kleidet:

>»Als der Teufel aus dem Himmel stürzte, wo er sitzen und herrschen wollte und doch kein einziges Geschöpf schaffen und machen konnte, schuf Gott sogleich das Firmament, damit der Teufel sähe und begriffe, was für und welch große Dinge Gott machen und erschaffen konnte. Dann setzte er auch die Sonne, den Mond und die Sterne in das Firmament, damit der Teufel an ihnen sehen und erkennen konnte, welch große Pracht und Herrlichkeit er verloren hatte.« *(Causae et Curae)*

Für Hildegard von Bingen ist das Firmament – oder das All, wie wir heute sagen würden – ein endlicher, also begrenzter Raum. In *Causae et Curae* schreibt sie, dass dieser oben von der Sonne begrenzt wird, »damit er nicht über eine bestimmte Grenze emporsteigen kann«. Unten begrenzt ihn die Erdatmosphäre, »damit er seine Grenze nicht unten überschreitet«. Die Frage nach Endlichkeit oder Unendlichkeit des Alls ist heute übrigens immer noch ein Diskussionspunkt unter den Astronomen, der auch durch immer stärkere Fernrohre und die Entdeckung immer neuer Galaxien noch nicht geklärt ist.

Hildegard beschreibt auch schon die Kräfte von Anziehung und Absto-
ßung, die die Sterne in ihren Bahnen und so unseren Kosmos im Gleichgewicht halten. Auch dafür findet sie wieder einen treffenden Vergleich:

> »Das Firmament wird durch die Sterne zusammengehalten, damit
> es nicht auseinander fällt, wie beispielsweise der Mensch von den
> Adern aufrecht gehalten wird, damit er nicht zerfließt und nicht zer-
> fällt. Wie die Adern den ganzen Leib des Menschen vom Fuß bis
> zum Kopf durchziehen, so auch die Sterne das Firmament. Wie das
> Blut in den Adern sich bewegt und wie das Blut sie bewegt und den
> Puls schlagen lässt, so wird auch das Feuer in den Sternen bewegt,
> und es bewirkt, dass sie sich bewegen und gewisse Funken sozusagen
> als Pulsschläge aussenden.« *(Causae et Curae)*

Bis in die Neuzeit waren alle bedeutenden Astronomen auch Astrologen.
Erst in den letzten Jahrhunderten kam die letztere Wissenschaft in Ver-
ruf, hat andererseits aber gerade in unserer Zeit viele ernst zu nehmende
Vertreter gefunden, die zeigen, dass Astrologie mehr bedeutet als die Erstellung von Zeitungshoroskopen. Auf verschiedene Aspekte der Astrologie im Zusammenhang mit Hildegard von Bingen wird später eingegangen werden.

Schon Jahrtausende vor Christi Geburt waren die wesentlichen astrono-
mischen Tatsachen (z. B. die zeitlichen Abstände der Planetenumläufe,
die Anordnung der Sternbilder usw.) bekannt – und das, obwohl es zur
Beobachtung der Gestirne kaum technische Hilfsmittel gab! Trotzdem
waren die Angaben der Astronomen so präzise, dass man auf ihrer
Grundlage Kalender erstellen, Sonnen- und Mondfinsternisse voraussa-
gen und Termine für Saat und Ernte bestimmen konnte.

Astronomie (Sternkunde) und Astrologie (Sterndeutung) – waren über
lange Zeit Synonyme, mit denen eine gemeinsame Wissenschaft bezeichnet wurde. Astrologische Lehren finden sich bei Naturvölkern und in allen Hochkulturen. Allen diesen Lehren, liegt die Anschauung zugrunde,
dass die Welt ein System ist, dessen Organisation auf Entsprechungen beruht und bei dem alle Teile durch erfassbare Ähnlichkeiten verbunden
sind – also auch der Mikrokosmos Mensch mit dem Makrokosmos Welt,
wie Hildegard von Bingen es in ihren Schriften immer wieder betont.

Astronomie und Astrologie 333

Astrologie – und damit verbunden auch die Astronomie – tritt uns erstmalig in Mesopotamien etwa um 3 000 v. Chr. entgegen. Dort waren diese Wissenschaften eng mit einer Sternenreligion verbunden und wurden von Priestern ausgeübt, die durch die Betrachtung der Gestirne den Willen der Götter zu erforschen suchten. Von hier aus breitete sich die Astrologie etwa im 6. vorchristlichen Jahrhundert nach Persien, Indien, China und Griechenland aus. In dieser Zeit wurde auch der Tierkreis in *zwölf,* jeweils 30 Grad umfassende Abschnitte – die *Tierkreiszeichen* – eingeteilt.

In Griechenland gelangte die Astrologie zu besonderer Blüte. Viele griechische Philosophen, vor allem die Anhänger der Lehre des Pythagoras (ca. 570–480 v. Chr.), konstruierten ein umfassendes Weltbild auf dieser Grundlage. Griechische Ärzte nutzten die Erkenntnisse der Astrologie sogar für die Diagnose und Therapie von Krankheiten.

Im alten Rom allerdings kam es dann zu einem Niedergang der Astrologie, bei der es sich letztlich nur noch um reine Wahrsagerei handelte, durch die die Unwissenheit und Leichtgläubigkeit der einfachen Menschen ausgenutzt wurde. Dies nahm schließlich solche Ausmaße an, dass 139 v. Chr. sämtliche Astrologen nicht nur aus Rom, sondern aus ganz Italien ausgewiesen wurden. Erst dem aus Syrien stammenden Philosophen Poseidonios (ca. 135–51 v. Chr.), der übrigens ein Lehrer des berühmten Redners Cicero War, gelang es, die Astrologie wieder zu einer ernst zu nehmenden Wissenschaft zu machen. Seine Untersuchungen über die Auswirkungen der Gestirnstände auf Klima und Menschen überzeugten die gebildeten Bürger. Danach ließen fast alle römischen Kaiser sich astrologisch beraten.

Das änderte sich allerdings, als im 4. Jahrhundert das Christentum Staatsreligion des Römischen Reiches wurde. Die frühen Christen sahen nämlich in der Astrologie eine Leugnung der Willensfreiheit und lehnten sie deshalb strikt ab. Über Byzanz gelangten die astrologischen Schriften jedoch durch die Araber zurück ins frühmittelalterliche Abendland. Hier gab es zur Zeit Karls des Großen (747–814), also um etwa 800, eine kurze Blütezeit. Aber erst im 13. Jahrhundert kam es zur Einrichtung von Lehrstühlen an zahlreichen der neu gegründeten Universitäten – beispielsweise in Padua, Bologna, Florenz, Paris und Oxford. Es ist deshalb besonders erstaunlich, welche Kenntnisse Hildegard von Bingen hatte. Zwar beschäftigt sie sich nicht mit der Astrologie als Wissenschaft, bezieht diese aber immer wieder in ihre Naturbeobachtungen ein und geht vor allem in *Causae et Curae* eingehend auf die Gestirne und ihre Bedeutung für Erde und Menschheit ein.

In der Renaissance galt die Astrologie als anerkannte Wissenschaft, und nicht nur fast alle weltlichen, sondern auch viele Kirchenfürsten und sogar Päpste hatten ihre astrologischen Ratgeber. Als im 16. Jahrhundert das geozentrische Weltbild durch das heliozentrische abgelöst wurde, das statt der Erde die Sonne in den Mittelpunkt unseres Planetensystems rückte, bedeutete das zwar eine Revolution der damaligen Weltanschauung, nicht aber das Ende der Astrologie. Die Astronomen Nikolaus Kopernikus (1473–1543), Galileo Galilei (1564–1642) und Johannes Kepler (1571–1630) z. B. befassten sich sehr ernsthaft mit der Schwesterwissenschaft. In die Geschichte eingegangen ist das Horoskop, das Johannes Kepler für Wallenstein erstellte, ohne dabei den Namen seines Auftraggebers zu kennen: Er sagte das Schicksal des Feldherrn mit großer Treffsicherheit voraus.

Als im 18. Jahrhundert das Zeitalter der Aufklärung begann, wurde alles abgelehnt, was nicht logisch zu begründen oder experimentell zu beweisen war. So kam es zu einem neuerlichen Niedergang der Astrologie. Erst seit Ende des letzten Jahrhunderts findet diese auch bei Wissenschaftlern wieder vermehrte Aufmerksamkeit. So beschäftigte sich der Psychotherapeut und Kulturpsychologe C. G. Jung (1875–1961) eingehend mit der Astrologie. Auch der Psychologe Hans Jürgen Eysenck (geb. 1916) hat wesentliche Forschungsbeiträge über den Zusammenhang von Gestirnkonstellationen und Persönlichkeitsentwicklung geleistet. Heute gibt es zahlreiche ernst zu nehmende Astrologen, die für ihre Berechnungen die modernsten mathematischen Methoden und entsprechende Computerprogramme verwenden.

Ein Wort des Aufklärungsphilosophen Immanuel Kant (1724–1804), dem alles Irrationale suspekt war, bestätigt in schöner Weise, dass sich Hildegards Anschauung vom Zusammenhang zwischen Mensch und Kosmos auch mit der modernen Philosophie vereinbaren lässt:

> »Zwei Dinge erfüllen das Gemüt mit immer neuer und zunehmender Bewunderung und Ehrfurcht, je öfter und anhaltender sich das Nachdenken damit beschäftigt: der bestirnte Himmel über mir und das moralische Gesetz in mir.«

Astronomie und Astrologie

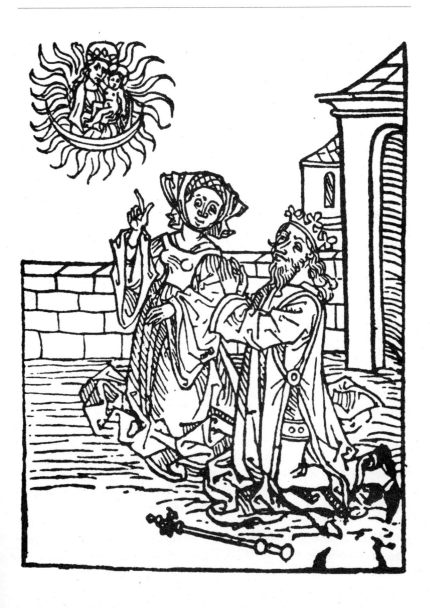

Der Einfluss des Mondes

Ägypter, Babylonier und Griechen verehrten den Mond als Gottheit und maßen seinem Einfluss auf das menschliche Leben größte Bedeutung zu. Die Dichter aller Sprachen besangen ihn als Freund der Liebenden. Die Gelehrten des Altertums richteten den Kalender nach ihm ein, und die Seefahrer des 16. und 17. Jahrhunderts benutzten ihn für ihre Positionsbestimmungen. Neil Armstrong, der erste Mensch, der einen Fuß auf die Oberfläche des Mondes setzte, verglich ihn mit einer erkalteten »aschgrauen Mischung aus Zementpulver und Basaltsteinen«.

Auch Hildegard von Bingen machte sich Gedanken über den Mond und seine Beschaffenheit. In *Causae et Curae* schreibt sie, dass der Mond aus Feuer und dünner Luft bestehe. Sie fährt fort:

> »Wenn er ganz abnimmt, verschwindet er unter die Sonne. Von ihr breitet sich eine Sphäre aus, die ihn zur Sonne zieht, wie der Magnet Eisen anzieht. Sie zündet den Mond an und auch die übrigen Planeten und Sterne. Die Luft und die übrigen Gestirne rings um den Mond strahlen ihn an und helfen mit, ihn anzuzünden. Wenn er angezündet ist, nimmt er allmählich zu, bis er wieder voll ist, so wie auch ein Holzstoß oder ein Haus, in Brand gesetzt, erst allmählich zu brennen beginnt, bis es schließlich ganz in Flammen steht … Wenn der Mond voll wird wie eine schwangere Frau, strahlt er sein Licht ab und gibt es an die Sterne weiter. So werden die Sterne heller.«

Natürlich stimmen diese Bemerkungen nicht mit den wissenschaftlichen Tatsachen überein, wie sie uns heute bekannt sind. Aber sie lassen uns einen Blick werfen in die Gedankenwelt Hildegards, die auch ohne tiefere astronomische Kenntnisse zu der Überzeugung gelangt, dass die Gestirne zueinander in vielfältigen Zusammenhängen stehen und für ihr Gleichgewicht gewissermaßen aufeinander angewiesen sind.

Der Mond und das Meer

Der Einfluss des Mondes auf die Bewegungen von Ebbe und Flut ist allen Völkern seit Jahrtausenden bekannt, die in der Nähe des Meeres leben.

Aber immer noch forschen Wissenschaftler über dieses Phänomen, das täglich Milliarden von Tonnen Wasser in Bewegung setzt. Steht der Mond besonders kräftig und voll am Himmel, steigen auch die Fluten besonders hoch. Sämtliche Organismen, die im Wasser leben – Algen, Seesterne, Austern, Krebse und Fische –, leben in diesem Rhythmus. Und dies seltsamerweise sogar dann noch, wenn man sie in eine künstliche Umgebung bringt – etwa in ein Aquarium.

Die Wissenschaft vermutet, dass Meerestiere den Rhythmus der Gezeiten gar nicht körpernah zu spüren brauchen, sondern sich nach einer Art innerer Monduhr richten. Und diese funktioniert so zuverlässig, dass die Fischer seit Jahrtausenden am liebsten bei Neu- und Vollmond in See stechen: Dann nämlich schwärmen sogar besonders scheue Fische an die Wasseroberfläche und beißen leichter an.

Der Mond und die Pflanzen

Auch im erdigen Bereich der Samen, Pflanzen und Früchte erkennt man die Spuren des Mondes. Auf der ganzen Welt haben Bauern und Gärtner übereinstimmende Erfahrungen gesammelt. Einen wichtigen Beitrag leistet dabei Hildegard von Bingen, die zahlreiche dieser Erfahrungen in *Causae et Curae* weitergibt. Sie räumt dabei dem Mond eine sehr wichtige Stellung beim Gedeihen der Pflanzen ein, weil er ihrer Meinung nach alle in der Atmosphäre enthaltenen Stoffe in sich sammelt – die »widerwärtigen, unbrauchbaren« wie auch die reine und nützliche Luft, die zu verschiedenen Zeiten das Grün hervorbringt, die Früchte reifen und das Laub welken lässt. Sie fährt fort:

>»Dies alles sammelt der Mond in sich wie ein Mann, der Wein in einen Schlauch gießt, ihn aufhebt und wieder austrinkt. So sammelt auch der Mond dies alles in sich, wenn er zunimmt, und trinkt es aus, wenn er abnimmt. Deshalb sind seine Tage manchmal gut, manchmal schlecht, manchmal nutzbringend, manchmal nicht nutzbringend, manchmal kräftig, manchmal schwach, manchmal widerwärtig, manchmal schön, manchmal trocken und manchmal beeinträchtigen sie die Früchte nachhaltig.«

Wer sich dieses Wissen zunutze macht, wird gesündere und reichlichere Erträge erzielen, ohne deshalb mehr düngen zu müssen. So schreibt Hildegard über die richtige Zeit der Aussaat des Getreides:

»Wenn das, was bei abnehmendem Mond geerntet wird, zur Aussaat verwendet wurde, keimt und wächst es zwar langsamer und bringt weniger Halme, liefert jedoch einen größeren Ertrag an Korn, als wenn es bei zunehmendem Mond abgeschnitten worden wäre. Jeder Samen, der bei zunehmendem Mond in die Erde kommt, keimt und wächst schneller und bringt mehr Halm, weil er bei zunehmendem Mond aufgeht, als wenn er bei abnehmendem Mond gesät würde. Wenn er nämlich dann gesät würde, würde er nur allmählich aufgehen, bis er dann, wohl gekräftigt, weiterwachsen würde.« *(Causae et Curae)*

Bei der Getreideernte ist zu berücksichtigen, ob eine größere Mehlausbeute oder eine längere Lagerfähigkeit des Korns gewünscht wird. Das Getreide, das bei zunehmendem Mond gemäht wird, bringt mehr Mehl, »weil es bei zunehmendem Mond seine volle Ausgiebigkeit besitzt«. Dafür behält Getreide, das bei abnehmendem Mond gemäht wird, länger seine Kraft. Auch der Erntezeitpunkt für das Saatgut ist wichtig:

»Das Getreide, das bei zunehmendem Mond abgemäht wird, schlägt schneller Wurzeln, wächst schneller zu Getreideähren heran und bringt auch rascher und mehr Stroh, jedoch weniger Ertrag, als wenn es bei abnehmendem Mond gemäht wird.« *(Causae et Curae)*

Auch hierbei ist also zu bedenken, ob man – etwa aus Witterungsgründen – eine frühere Ernte wünscht, die dafür weniger Ertrag bringt, oder eine spätere Ernte mit mehr Korn, aber weniger Stroh.

Hildegard von Bingen bezieht den Mondeinfluss übrigens nicht nur auf das Säen und Ernten, sondern auch auf das Schlachten von Vieh, dessen Fleisch ebenfalls eine unterschiedliche Qualität haben kann, je nachdem in welcher Mondphase es gewonnen wurde:

»Alles Gemüse und Obst, das bei zunehmendem Mond geerntet wird, und das Fleisch vom Vieh, das zu dieser Zeit geschlachtet wird, hat einen größeren Nährwert, weil es dann voll Saft und Blut ist, als wenn man es bei abnehmendem Mond erntet oder schlachtet. Eine Ausnahme macht man dann, wenn es länger halten soll, weil es dann wegen der Zusammenziehung des abnehmenden Mondes, durch die sie auch zusammengezogen werden, besser und vorteilhafter ist, dann das Gemüse und das Obst zu ernten und das Vieh zu schlachten, wenn der Mond abnimmt, damit es sich umso länger halten kann.« *(Causae et Curae)*

In unserer Zeit wird dieses uralte Wissen, das die Mondphasen in Gärtnerei und Landwirtschaft einbezieht, zunehmend auch wissenschaftlich untersucht, ergänzt und erweitert und immer weiteren Kreisen von Anbauern zugänglich gemacht. Vor allem der biologisch-dynamische Landbau arbeitet nach diesen Prinzipien.

Ein großes Verdienst kommt bei diesen Untersuchungen Maria Thun zu, deren jährlich erscheinende *Aussaattage* aus dem Leben vieler Gärtner und Bauern nicht mehr wegzudenken sind. Sie bezieht auch die Tierkreiszeichen in ihren Mondkalender ein, weil diese ebenfalls unterschiedliche Einflüsse auf die Pflanzen haben, wenn der Mond an ihnen vorbeiwandert. Die folgende Übersicht gibt das jeweilige Sternbild an sowie den jeweiligen Pflanzenteil, auf den der kosmische Einfluss dabei besonders wirksam ist:

Fische	– Blatt	Jungfrau	– Wurzel
Widder	– Frucht	Waage	– Blüte
Stier	– Wurzel	Skorpion	– Blatt
Zwillinge	– Blüte	Schütze	– Frucht
Krebs	– Blatt	Steinbock	– Wurzel
Löwe	– Frucht	Wassermann	– Blüte

An den entsprechenden Tagen, die in Kalendern, die inzwischen von verschiedenen Verlagen angeboten werden, angegeben sind, ist das Säen, Ernten und Kultivieren der Gemüse-, Obst- und Kräuterarten am günstigsten. Das bedeutet nun allerdings nicht, dass man sich sklavisch an diese Kalender zu halten habe – obwohl manche Gärtner dies tun und mitunter sogar mitten in der Nacht »die Gunst der Stunde« nutzen. Maria Thun gibt in einem ihrer *Aussaattage* verschiedene Ausweichmöglichkeiten:

> »Ist man verhindert, optimale Saatzeiten zu benutzen, sollte man auf alle Fälle ungute Zeiten, die im Kalendarium gestrichen sind, meiden [die sog. Lostage, Anm. d. V] und Tage anderer Fruchtungstypen für die Aussaaten wählen. Es lässt sich dann einiges ausgleichen, indem man Hackarbeiten und dergleichen an günstigen Tagen durchführt. Gute Saatzeit bedeutet auch immer gute Erntezeit für

die entsprechende Frucht. Dabei nehmen die Blattage eine Ausnahmestellung ein. Sie eignen sich nie für die Ernte von Pflanzen, die nicht sofort verbraucht werden. Als Ersatz für die Ernte von Blattfrüchten, wie Winterkohl, kann man die Blüten- oder Fruchttage wählen.«

Auch wenn Sie keinen Aussaatkalender besitzen, in dem die Sternzeichen im Zusammenhang mit dem Mondstand angegeben sind, können Sie durch die Beachtung einiger Gesetzmäßigkeiten bessere Ergebnisse beim Anbau und bei der Ernte erzielen:
- Säen und ernten Sie bei *abnehmendem* Mond vor allem Gartengemüse, bei denen die Frucht und nicht das Grün am wichtigsten ist – z. B. Getreide, Hülsenfrüchte, Zwiebeln, Rüben, Möhren, Rettich sowie Kartoffeln.
- Säen und ernten Sie bei *zunehmendem* Mond vor allem Blattfrüchte, die frisch verbraucht werden – z. B. Salat, Spinat, Küchen- und Heilkräuter, Blumen- und Rasensamen.
- Ernten Sie alles, was Sie trocknen oder lagern wollen, am besten bei *abnehmendem* Mond.

Besonders wichtig ist es, Heilkräuter zu jenen Zeiten zu sammeln, in denen sie ihre größten Kräfte entfalten. Hildegard von Bingen schreibt dazu:
> »Wenn edle, gute Kräuter bei zunehmendem Mond vom Boden abgeschnitten oder mit der Wurzel aus der Erde gezogen werden, wenn sie in vollem Saft stehen, eignen sie sich besser zur Zubereitung von Latwergen [breiig zubereitetes Arzneimittel, Anm. d. V.], Salben und jeder Medizin, als wenn man sie bei abnehmendem Mond sammelt.« *(Causae et Curae)*

Da aber gerade bei Heilkräutern die unterschiedlichen Pflanzenteile zu unterschiedlichen Zeiten geerntet werden müssen, kann diese Regel noch verfeinert werden, indem man die Pflanzen dann sammelt, wenn die entsprechenden Teile die meiste Heilkraft entfalten.

Die beste Zeit zum Sammeln von Wurzeln:
Im frühen Frühjahr verwenden die Pflanzen ihre Kräfte noch nicht für Austrieb und Blüte, im Herbst ist der Saft bereits wieder in die Wurzel abgestiegen. Dies ist also die beste Zeit, um Wurzeln zu sammeln (z. B. vom Löwenzahn, Brennnesseln, Quecke usw.).

Graben Sie die Wurzeln bei Vollmond oder bei abnehmendem Mond aus, und zwar möglichst vor Sonnenaufgang oder in den späten Abendstunden.
Am besten geeignet sind die Wurzeltage Steinbock und Jungfrau, notfalls auch Stier.

Die beste Zeit zum Sammeln von Blättern:
Je nach Pflanzenart können Blätter fast das ganze Jahr über gesammelt werden – z. B. Brennnesseln, Löwenzahn usw. Allerdings sollten die Pflanzen nicht zu alt sein, weil die Blätter dann nicht mehr so viele Wirkstoffe enthalten. Außerdem sollte es nicht regnen, und auch der Morgentau sollte getrocknet sein. Sammeln Sie die Blätter bei zunehmendem Mond.
Am besten geeignet sind die Blattage Krebs, Fische und Skorpion. An letzteren Tagen sind die Blätter besonders haltbar.

Die beste Zeit zum Sammeln von Blüten:
Die beste Zeit dafür ist, wenn die Pflanzen in voller Blüte stehen. Besonders gut sind die Mittagsstunden geeignet, da sich dann in den Blüten die ganze Sonnenkraft sammelt. Auch hier ist es wichtig, dass es nicht regnet und der Morgentau bereits abgetrocknet ist. Sammeln Sie die Blüten bei zunehmendem Mond oder bei Vollmond.
Am besten geeignet sind die Blütentage Zwillinge, Waage und Wassermann.

Die beste Zeit zum Sammeln von Früchten und Samen:
Früchte und Samen von Kräutern sollten nur in voller Reife gesammelt werden. Bei vielen Kräutern (Fenchel, Kümmel usw.) erkennen Sie diese daran, dass die Samen sich bräunlich verfärben. Auch Samen sollten nur bei trockenem Wetter geerntet werden.
Allerdings sollten Sie die heiße Mittagszeit vermeiden, weil die Samen dann ihre ätherischen Öle zu stark an die Luft abgeben.
Sammeln Sie Samen und Früchte bei abnehmendem Mond.
Am besten geeignet sind die Fruchttage Widder, Löwe und Schütze.

Ein wichtiger Punkt in jedem Garten ist die *Schädlingsbekämpfung,* für die selbstverständlich keine »harten« chemischen Mittel verwendet werden sollten, die meistens auch die Nützlinge in Mitleidenschaft ziehen.
Oft hilft schon die richtige »Pflanzengesellschaft«, um Schädlinge fern zu

halten oder ihr Auftreten zumindest in Grenzen zu halten. Nähere Angaben dazu finden Sie in der *Pflanzen- und Kräuterkunde*. Auch Pflanzenjauchen – z. B. Brennnessel- oder Schachtelhalmbrühe – sind überaus wirksame Mittel, um die Pflanzen zu kräftigen und Schädlinge zu bekämpfen, ohne dabei das biologische Gleichgewicht Ihres Gartens zu stören oder gar für Mensch und Tier schädliche Gifte verwenden zu müssen. Außerdem hat der biologische Gartenbau inzwischen auch viele »sanfte« Fertigpräparate zur Schädlingsbekämpfung entwickelt. Fragen Sie in Ihrem Fachgeschäft danach.

Unterstützen können Sie diese Maßnahmen, indem Sie die Schädlingsbekämpfung zur »rechten Zeit« durchführen:
– Ganz allgemein ist zur Ungezieferbekämpfung (Raupen, Schnecken, Ameisen, Käfer usw.) die Zeit des abnehmenden Mondes am besten geeignet.
– Unterirdische Schädlinge (Würmer, Engerlinge usw.) kann man am besten an einem Wurzeltag bekämpfen, wenn der Mond in Stier, Schütze oder Jungfrau steht.
– Oberirdische Schädlinge (Käfer, Ameisen, Schnecken usw.) bekämpft man am besten an allen jenen Tagen, wenn der Mond in Krebs oder aber in Zwillinge oder Schütze steht.

Aber nicht nur Ungeziefer muss im Garten bekämpft werden, auch die »Unkräuter«. Von diesen sind viele wirksame Heilpflanzen (Wegerich, Löwenzahn usw.), können in der Küche (Brennnessel, Löwenzahn usw.) oder zur Pflanzendüngung verwendet werden (Brennnessel, Schachtelhalm usw.). Trotzdem muss natürlich gejätet werden, damit die Kulturpflanzen sich optimal entwickeln können. Hierfür ist die Zeit des abnehmenden Mondes am besten geeignet, weil dann das Kraut schneller vertrocknet und nicht so leicht wieder auskeimt. Es kann also durchaus als Mulchmaterial verwendet werden.

Um die Gesundheit von Obstbäumen zu erhalten und höhere und qualitativ bessere Erträge zu erzielen, müssen Obstbäume regelmäßig sachkundig beschnitten und ausgelichtet werden.
Dafür gibt Hildegard von Bingen detaillierte Hinweise:
»Das Pflanzen und Beschneiden der Bäume erfolgt im Hinblick auf ihre Widerstandsfähigkeit besser bei abnehmendem als bei zunehmendem Mond. Wenn dies nämlich bei zunehmendem Mond ge-

schieht, dann kümmern sie wegen des aufsteigenden und überschüssigen Saftes sehr oft dahin, schlagen nicht so gut Wurzeln und wachsen nicht so gut heran, als wenn es bei abnehmendem Mond erfolgt. Wenn es nämlich bei abnehmendem Mond erfolgt, dann ist im Inneren der Bäume eine größere und stärkere Kraft verborgen, weil dann der Saft etwas verringert ist. Daher schlagen sie schneller Wurzeln und sind widerstandsfähiger als im Überfluss des Saftes, weil der Saft dann bei zunehmendem Mond an den beschnittenen Stellen austritt.« *(Causae et Curae)*

Dagegen sollte man das Veredeln von Obstbäumen und -büschen bei zunehmendem Mond vornehmen – am besten um die Vollmondzeit herum und möglichst an einem Fruchttag, also wenn der Mond in Widder, Löwe oder Schütze steht.

Hecken und Büsche werden – wenn sie dichter werden sollen – am besten zu Beginn des zunehmenden Mondes geschnitten. Will man sie allerdings etwas lichten, beschneidet man sie besser zur Zeit des abnehmenden Mondes.

Da Hildegard von Bingen in feinem der wichtigsten Weinanbaugebiete lebte, schreibt sie natürlich auch über die Behandlung der Reben, die eine der wichtigsten Einnahmequellen waren und sind:

»Wenn die Weinreben zur Pflege der Weinstöcke beschnitten werden, gelangen sie zu größerer Nutzleistung und Fruchtfülle, wenn sie bei abnehmendem statt bei zunehmendem Mond beschnitten werden. Denn je mehr sie bei zunehmendem Mond beschnitten werden, desto mehr Saft und Tropfen fließen aus ihnen heraus. Auf diese Weise wird der Weinstock etwas trockener, als wenn die Reben bei abnehmendem Mond beschnitten würden, weil dann die Kraft im Inneren zurückbleibt und die Schnittstelle bis zum zunehmenden Mond verwächst und sich verhärtet.« *(Causae et Curae)*

Selbst das Holzschlagen kann unter den Gesichtspunkten des Mondkalenders betrachtet werden. Der Beweis ist die unterschiedliche Haltbarkeit von Weihnachtsbäumen. Manchmal halten eher geschlagene Weihnachtsbäume wesentlich länger als frischere – eben weil sie zur »rechten Zeit« geschlagen wurden.

- Weihnachtsbäume sollten bei zunehmendem Mond, am besten drei Tage vor dem elften Vollmond des Jahres geschlagen werden. Dieser kann in den November, aber auch in den Dezember fallen. Dann ist mehr Saft im Holz, und die Bäume nadeln nicht so schnell.
- Bauholz dagegen sollte bei abnehmendem Mond gefällt werden. Zu dieser Zeit enthält es am wenigsten Saft. Dadurch fault das Holz nicht so schnell und bekommt zudem nicht so schnell Risse, wenn es trocknet.
- Das gleiche gilt für Brennholz.

Es ist interessant, dass einige Pflanzen offensichtlich auch in ihrem Äußeren den Mondeinfluss widerspiegeln. So gibt es wahre »Mondpflanzen«, die bei zunehmendem Mond täglich ein neues Blatt bekommen und bei abnehmendem Mond täglich ein Blatt verlieren. Besonders offensichtlich ist dieser Einfluss bei Wurzelfrüchten wie Karotte oder Roter Bete: An den Ringen können wir nämlich erkennen, wie alt die Wurzel war, als sie geerntet wurde, da jeder zunehmende Mond einen Ring hinzufügt – auf die gleiche Weise, wie ein Baum Jahresringe bekommt. Auch eine Zwiebel legt bei jedem zunehmenden Mond eine Haut zu.

Der Mond und unser Alltag

Unsere Urgroßmütter machten sich auch bei ihrer Haushaltsarbeit den Einfluss des Mondes zunutze. So wählten sie für ihre »große Wäsche« das Frühjahr, weil sie dann die Wäschestücke draußen trocknen und bleichen konnten – beachteten aber gleichzeitig den Mondstand, um sich diese schwere Arbeit zu erleichtern. Auch beim Brotbacken, Einkochen usw. wurden diese Möglichkeiten genutzt. Deshalb im Folgenden eine kleine Auflistung von alten »Volksbräuchen«, deren Anwendung heute wiederentdeckt und deren Wirksamkeit immer wieder bestätigt wird.

- Alle Reinigungsarbeiten im Haus (Wischen, Putzen, Fenster reinigen usw.) lassen sich bei abnehmendem Mond leichter erledigen, weil der Schmutz sich leichter löst und der Erfolg dauerhafter ist.
- Das gleiche gilt für Renovierungsarbeiten im Haus, z. B. Streichen und Tapezieren. Tapeten lösen sich nicht so leicht wieder, und Farben und Untergrund trocknen besser. Außerdem lassen sich Farbspritzer leichter vom Boden und von den Fenstern entfernen.

Der Einfluss des Mondes 345

- Die Wäsche sollte möglichst bei abnehmendem Mond gewaschen werden. Zu dieser Zeit lösen sich selbst problematische Flecken wesentlich leichter. Dies gilt selbst für wertvolle Textilien, die in die chemische Reinigung gegeben werden müssen.
- Räume und vor allem Federbetten sollte man bei zunehmendem Mond möglichst nur kurz lüften, weil sonst zu viel Feuchtigkeit in den Federn bleibt. Bei abnehmendem Mond kann man dann ausgiebiger lüften.
- Zum Haareschneiden sollten Sie am Beginn des zunehmenden Mondes gehen, wenn das Haar dichter werden soll. Ist weniger Wachstum erwünscht, wählen Sie dafür den Zeitpunkt des abnehmenden Mondes.
- Das gleiche gilt für das Nägelschneiden.

Der Mond und die Psyche

Es gibt Menschen, die bei Vollmond schlafwandeln und sich dadurch in gefährliche Situationen bringen können. Nicht umsonst bezeichnet man sie als »mondsüchtig«. Sehr viele andere leiden zu dieser Zeit unter Schlaflosigkeit und Depressionen. Aber während sich für den Durchschnittsmenschen der Einfluss des Vollmondes allenfalls darin äußert, dass er reizbar ist und unruhig schläft, bedeutet er für psychisch labile Menschen eine weitaus größere Gefahr. Nicht von ungefähr heißt das englische Wort für geistesgestört *lunatic* (lat. *luna,* der Mond).

Woran liegt es, dass Menschen in Vollmondnächten immer wieder »verrückt« spielen? Was ist der Grund für die Welle von Gewalttaten, die drei Tage vor Vollmond beginnt, bei Vollmond ihren Höhepunkt erreicht und dann allmählich wieder abebbt?

- Von 62 statistisch erfassten Morden in London innerhalb eines Jahres wurden 37 bei Vollmond begangen und 18 bei Neumond.
- »Jack the Ripper«, der »Würger von Boston«, der »Sohn des Satans« – drei Massenmörder, die weltweit Schlagzeilen machten, töteten unter Mondeinfluss, wie auch John Christie, der sieben Frauen und ein Kind bei Vollmond ermordete.
- Die Hälfte aller Selbstmordversuche ereignet sich unmittelbar vor oder nach Vollmond.
- Auch die seelisch kranken Brandstifter werden in diesen Nächten verstärkt aktiv.

Der amerikanische Mediziner und Psychiater Dr. Arnold Lieber begründet das so: Der Mensch besteht – wie die Oberfläche der Erde – zu 80 Prozent aus Wasser. Also erzeugt der Mond, ähnlich wie bei Ebbe und Flut, auch im menschlichen Körper »Niedrig- und Hochwasser«. Das führt zu Gewebespannungen, Schwellungen und vor allem zu Reizbarkeit, die wiederum in Gewalttätigkeit ausufern kann.

Der Mond und die Säfte

Den Einfluss des Mondes auf den Körper des Menschen bestätigt auch Hildegard von Bingen. Offensichtlich hat sie dieses Phänomen bereits zu ihrer Zeit sehr gründlich beobachtet und untersucht. So schreibt sie:
»Da der Mond diese Wechselhaftigkeit [in den verschiedenen Mondphasen, Anm. d. V] in sich hat, so zeigt auch der Wasserhaushalt des Menschen eine ständige Wechselhaftigkeit im Leiden, bei der Arbeit, in der Einstellung zum Leben und im Glück.« *(Causae et Curae)*
Etwas weiter fährt sie fort:
»Der Mond begegnet dem Menschen bei allem, was er in seinem Leben tut, wenn er die Luft einatmet. So werden das Blut und die Säfte, die im Menschen sind, nach der Zeit der Mondbewegung bewegt, und zwar je nachdem der Mond die Luft bei gutem Wetter oder bei einem Unwetter bewegt, und dementsprechend fließen dann das Blut und die Säfte im Menschen.« *(Causae et Curae)*

Vor allem das Blut wird offensichtlich vom Mond beeinflusst. So heißt es schon in den alten indischen Ayurveda-Schriften, dass das Blut des Menschen dem Mond gehorche. Tatsächlich war und ist auf der ganzen Welt Heilern und Kräuterkundigen bekannt: Bei Voll- und Neumond bluten frische Wunden stärker und platzen alte Wunden leichter auf. Nimmt der Mond ab, heilen Verletzungen schneller und problemloser. Das ist der Grund dafür, dass man früher Zähne nur bei abnehmendem Mond zog – eine Praxis, die inzwischen bei zeitgenössischen Zahnärzten aufgrund ihrer Beobachtungen wieder »in Mode« kommt. Der Aderlass wurde dagegen eher an »mondstarken« Tagen, also bei zunehmendem Mond oder bei Vollmond, vorgenommen.

Inzwischen entdecken auch zahlreiche Chirurgen die Gesetzmäßigkeit des Mondeinflusses auf das Blutungsverhalten. So führte z. B. Dr. Edson Andrews, Facharzt für Hals-, Nasen- und Ohrenchirurgie in Florida, jahrelang Aufzeichnung über Patienten, die nach einer Operation so stark bluteten, dass sie eine spezielle Behandlung benötigten. Er stellte fest, dass bei 82 Prozent dieser Fälle die Operation etwa um die Vollmondzeit durchgeführt worden war. Daraus zog er die Folgerung, dass er möglichst nur noch bei abnehmendem Mond operierte, wenn der Zustand des Patienten dies zuließ.

Auch Hildegard von Bingen war diese Veränderung des Blutes in den verschiedenen Mondphasen bereits bekannt. So schreibt sie:

»Wenn der Mond zunimmt und voll wird, dann vermehrt sich auch das Blut im Menschen, und wenn der Mond abnimmt, dann nimmt auch das Blut im Menschen ab. So ist es immer sowohl beim Weib als auch beim Mann. Wenn nämlich das Blut im Menschen bis zum vollen Stand zugenommen hat und wenn es dann im Menschen nicht wieder abnehmen würde, würde er ganz und gar zerbersten.« *(Causae et Curae)*

Der Mond und die Frauen

Frauen haben naturgemäß einen besonders engen Bezug zum Mond – vielleicht ist dies ein Grund dafür, dass der Mond in fast allen Sprachen weiblich ist. So sind folgende Zusammenhänge statistisch nachgewiesen:
– Überdurchschnittlich viele Frauen bekommen ihre Periode entweder bei Vollmond oder bei Neumond.
– Die durchschnittliche Dauer eines weibliches Zyklus entspricht einem Mondumlauf – also etwa 28 Tage.
– Die Schwangerschaft dauert ziemlich genau zehn Mondmonate – nämlich 266 Tage.
– Überdurchschnittlich viele Kinder werden bei Vollmond oder Neumond geboren. (Allerdings nur, wenn man der Natur ihren Lauf lässt und nicht künstlich ins Geburtsgeschehen eingreift.)

Über den Einfluss des Mondes auf die monatliche Regelblutung der Frau schreibt Hildegard von Bingen:

»Stellt sich die monatliche Regelblutung bei einer Frau bei zunehmendem Mond ein, dann leidet sie zu dieser Zeit mehr darunter, als wenn es ihr bei abnehmendem Mond widerfahren wäre. Denn bei zunehmendem Mond musste ihr Blut zunehmen, das dann durch die Monatsblutung verringert wird.« *(Causae et Curae)*

Viele Frauen können bestätigen, dass ihre Blutungen bei zunehmendem Mond schmerzhafter und heftiger ausfallen als bei abnehmendem Mond. Weitere Angaben zur Menstruation finden Sie im Band *Frauenheilkunde*.

Es ist eine wissenschaftlich bewiesene Tatsache, dass das Mondlicht den Eisprung auslösen kann. Durch die Zirbeldrüse wirkt das Licht stimulierend auf das Hormonsystem und hat so einen Einfluss auf den weiblichen Zyklus. Voraussetzung ist aber, dass ein Wechsel von hellen und dunklen Nächten gewährleistet ist. Dafür sorgte früher der Mond mit seinen Voll- und Neumondphasen. Dieser natürliche Wechsel ist heute – vor allem in den Großstädten – durch künstliche Dauerbeleuchtung der Straßen aufgehoben.

Vor Jahren schon haben Frauen – z. B. in Gesundheitszentren für Frauen – nachgewiesen, dass man den Zyklus des Mondes (zumindest was die in diesem Fall wichtige Lichtwirkung anbetrifft) auch imitieren kann, indem man zunächst in völlig abgedunkelten Räumen schläft und dann an drei aufeinander folgenden Nächten eine schwache Lichtquelle beim Schlaf brennen lässt. Selbst bei bisher unregelmäßigem Zyklus kann man mit Disziplin, Geduld und Training so den Eisprung auslösen. Die auf dieser Beobachtung basierende Verhütungsmethode heißt »Lunaception«.

Der Mond und die Zeugung bzw. die Empfängnis

Sehr viel Raum widmet Hildegard von Bingen in ihrem Buch *Causae et Curae* dem Einfluss des Mondes auf Zeugung und Empfängnis und damit auf die Beschaffenheit des werdenden Kindes. So weist Hildegard darauf hin, dass nicht nur das Alter der Eltern, sondern auch der Mondstand während der Zeugung wichtig für die Zukunft des Kindes ist:

»Wer wäre so töricht, dass er in allzugroßer sommerlicher Hitze oder in allzugroßer winterlicher Kälte den Samen aussäte? Er würde zugrunde gehen und nicht heranwachsen. So ergeht es auch den Menschen, die weder die Reifezeit ihres Alters noch den Stand des Mondes beachten, sondern jederzeit nach Lust und Laune zeugen wollen. Deshalb haben ihre Kinder unter ziemlich vielen Schmerzen körperliche Gebrechen ... Daher soll der Mann seine körperliche Reifezeit beachten und die richtigen Mondzeiten mit so großem Eifer ermitteln wie einer, der seine reinen Gebete vorbringt; das heißt, er soll seine Nachkommenschaft zu einer solchen Zeit zeugen, dass seine Kinder nicht an Gebrechen zugrunde gehen müssen.«

Hildegard von Bingen hat sich sehr viele Gedanken über Zeugung und Empfängnis und über die gesamte Sexualität des Menschen gemacht – im Grunde recht erstaunlich für eine fromme Nonne, andererseits aber bewundernswert, da sie sowohl die Wichtigkeit als auch die Natürlichkeit dieser Lebensbereiche erkennen und bejahen kann. Wichtig ist ihr aber auch die Frage, wie der Einfluss des Mondes bei der Zeugung eines gesunden, glücklichen Kindes helfen kann.

»Wenn bei zunehmendem Mond das Blut im Menschen auf diese Weise zunimmt, dann ist auch der Mensch, nämlich das Weib ebenso wie der Mann, fruchtbar ... Wenn nämlich bei zunehmendem Mond auch das Blut des Menschen zunimmt, ist der Samen des Mannes stark und kräftig. Wenn bei abnehmendem Mond auch das Blut des Menschen abnimmt, ist der Samen des Mannes schwach und ohne Kraft wie ein Bodensatz, und daher ist er dann weniger geeignet, Nachwuchs zu zeugen. Wenn eine Frau zu dieser Zeit empfängt, dann wird das Kind ... krank, schwach und nicht kräftig werden.« *(Causae et Curae)*
Hildegard von Bingen rät also dazu, ein Kind möglichst bei zunehmendem Mond zu zeugen, damit dieses kräftig und gesund wird.

Übrigens gibt sie auch eine Beschreibung der Menschen, die bei Vollmond empfangen wurden. Sie sind zwar nicht krank oder besonders anfällig, sollten aber doch einiges in ihrer Lebensführung beachten, vor allem in ihrer Ernährung:

»Einige Menschen, die bei Vollmond und mäßig erwärmter Luft empfangen werden, die also weder zu warm noch zu kalt sind, sind gesund und so gierig beim Essen von Speisen, dass sie die verschiedenen Speisen ohne Unterschied zu sich nehmen. Obwohl sie die verschiedenen Speisen ohne Unterschied essen und auch essen können, sollten sie doch auf bestimmte schädliche Speisen verzichten. So fängt auch ein Jäger brauchbares Wild und lässt nutzloses wieder laufen.« *(Causae et Curae)*

Auch verschiedene Wetterereignisse, die nach Hildegards Meinung möglicherweise auf Mondeinflüsse zurückzuführen sind, können das Schicksal eines Menschen bestimmen:

»Das Wasser zieht gerne solche Menschen zum Ertrinken an, die dann empfangen wurden, wenn der Mond viele Wassergüsse im Regen mit sich bringt. Wer empfangen wird, wenn der Mond während zu starker sommerlicher Hitze scheint, den zieht das Feuer gerne zum Verbrennen an. Wer dann empfangen wird, wenn die Hundstage sind, wird leicht, weil es die ›bissigen‹ Tage sind, von wilden Tieren gefressen. Wer zur Zeit des Laubfalls empfangen wird, fällt leicht von Bäumen oder anderen hohen Stellen herunter.« *(Causae et Curae)*

Es wäre sicherlich interessant, diese Angaben Hildegards statistisch und wissenschaftlich zu überprüfen – was meines Wissens bisher noch nicht geschehen ist. Sicherlich würde man dabei zu sehr interessanten Ergebnissen und Übereinstimmungen kommen. Solange es hier keine verifizierten Ergebnisse gibt, kann man Hildegards Ausführungen nur zur Diskussion stellen und es jedem Menschen selbst überlassen, ob er sie ausprobieren möchte oder nicht.

Die Töne und Klänge

uch in der Musik gelten die kosmischen Gesetze. Zahlenverhältnisse, die für die Planetenbahnen gültig sind, haben auch für akustische Verhältnisse Bedeutung. Schon Pythagoras formuliert den Gedanken einer »Sphärenharmonie«, und Platon schildert die Weltseele als Tonleiter. Auch Hildegard war sich der kosmischen Tragweite der Musik bewusst und erkannte ihre Bedeutung für das Heilsein des Menschen in einem ganz umfassenden Sinn – womit sie den Ansätzen der heutigen Musiktherapie sehr nahe kommt.

Musiktheorien im Mittelalter
Bei den Byzantinern wurden Oktave, Quinte und Quarte als geistige Klänge, Pneumata, angesehen, während die Terzen und Sekunden Somata, körperliche Klänge, hießen. Hieraus resultiert auch die Theorie, dass geistliche Musik eben nur Quinten und Quarten, weltliche Musik hingegen auch Terzen und Sekunden besitzen dürfe. Im Mittelalter besteht ja hierin der Hauptunterschied zwischen der Kirchen- und der Volksmusik.

Musik als Quelle der ganzheitlichen Gesundheit des Menschen
Über die Musik schreibt Hildegard:
> »Bei seiner Umdrehung bringt das Firmament wunderbare Töne hervor, die wir jedoch wegen seiner zu großen Höhe und Weite nicht hören können.
> Zwei Ohren hat der Mensch wie zwei Flügel, die alle Stimmen und Töne hereinlassen und ausführen, wie Flügel die Vögel in die Luft tragen.
> Nur der Teufel kennt keine Musik.« *(»Causae et Curae«)*

Hildegard von Bingen war eine große Freundin der Musik, Nach den uns erhaltenen Überlieferungen schrieb sie 77 Lieder und das erste Singspiel auf deutschem Boden. Und sie wusste um die Bedeutung der Musik und ihrer Schwingung für die psychische und physische Gesundheit des Menschen, denn Tanz und Gesang bedeuteten für sie die Möglichkeit der Rückkehr in die ursprüngliche Ordnung der Schöpfung – eine Aufgabe, die sich auch die moderne Musiktherapie stellt. In ihren Musikstücken und Singspielen hat Hildegard von Bingen harmonische Zahlengesetze verwendet, die dem Goldenen Schnitt entsprechen, und damit den kosmischen Gesetzen.

Die Erkenntnisse Hildegards auf diesem Gebiet lassen sich auch in unserem Alltag anwenden – beim bewussten Hören von Musik oder beim Musizieren. Die kosmischen Rhythmen, die in der Musik enthalten sind, können uns wieder in Einklang mit dem Kosmos – und mit uns selbst – bringen.

– Das bewusste Hören eines Musikstückes kann Bewegung und Beruhigung in unser Leben bringen. Wenn Sie das Gefühl haben, dass es Ihrem Leben an Spiritualität fehlt, empfiehlt sich das Anhören gregorianischer Choräle (die ja die im Mittelalter empfohlenen Tonfolgen enthalten). Aber auch Musik von Johann Sebastian Bach kann Tiefe und Ernsthaftigkeit vermitteln. Wenn es Ihnen wichtiger ist, mehr stand- und handfest in der Welt des Alltags zu leben, können Ihnen Mozart und Vivaldi (»Die vier Jahreszeiten«), aber auch Smetana (»Die Moldau«) helfen. Sie selbst werden merken, welche Musik Ihnen zum gegebenen Zeitpunkt am meisten zusagt. Es gibt auch ein großes Angebot an Meditationsmusik. Hören Sie einfach einmal hinein.

– Auch das Selbstmusizieren kann uns helfen, mit den kosmischen Rhythmen in Einklang zu kommen. Besonders geeignet dafür sind die Fingerübungen beim Klavierspiel, die einen geradezu meditativen Zustand hervorrufen können, wenn man sie nicht als bloße Pflichtübung betrachtet. Sehr gut eignen sich auch die pentatonischen Flöten und Harfen, die es vor allem in anthroposophischen Läden zu kaufen gibt; die auf diesen Instrumenten spielbaren fünfstufigen Tonfolgen wirken beim Spielen und Hören ungemein beruhigend – besonders auf Kinder.

– Das meditative Tanzen erlebt bei uns eine Renaissance – nicht zuletzt auch in den Kirchen. Wenn Sie die Möglichkeit haben, sich einem solchen Tanzkreis anzuschließen, finden Sie Gelegenheit, Musik mit Bewegung zu verbinden. Aber auch allein für sich zu Hause können Sie die Musik durch Bewegungen nachvollziehen. Sie brauchen dafür nicht unbedingt eine Anleitung – folgen Sie Ihrem Gefühl.

– Auch wenn Sie nicht religiös gebunden sind, ist das Hören von Orgelmusik in einer Kirche immer ein besonderes Erlebnis, das uns zu unserer eigenen Mitte zurückführen kann. Neben den großen Konzerten – die leider oft mehr ein gesellschaftliches als ein spirituelles Ereignis sind – bieten viele Kirchen auch Orgelmeditationen während des Tages an.

– Die kosmischen Klänge können Sie aber auch in den Geräuschen der Natur erfahren, wenn Sie ganz bewusst hinhören – etwa im Heulen des Windes, im Rauschen des Regens, im Rascheln der Blätter, im Singen der Vögel usw.

Zuordnung von Tönen und Planeten
Den sphärenharmonischen Qualitäten nach entsprechen sich auch Töne und Planeten:

A – Sonne
H – Mond
C – Mars
D – Merkur
E – Jupiter
F – Venus
G – Saturn.

Mit dieser Zuordnung ist allerdings nicht gemeint, dass beispielsweise der Saturn als G geistig erklingt (wie Kepler sich das noch vorstellte). Vielmehr ist es so zu verstehen, dass im Ton G Saturn wirksam wird, im Ton C Mars, im Ton F Venus usw.

Die Farben

Schon Aristoteles beschäftigte sich mit den Farben im wissenschaftlichen Sinn. Doch eingehende Untersuchungen zu Farbenfragen datieren erst aus der Neuzeit. Hildegard von Bingen ist deshalb als eine Art Vorläuferin in der Farbenlehre zu betrachten. Für sie waren vor allem die Farbe Grün die Lebensfarbe, ja die göttliche Farbe, die sie viriditas nannte. Sie dichtete ganze Hymnen auf diese Grünkraft, die sie vor allem auch zur Heilung von Augenkrankheiten empfahl.

Um sich die heilende Kraft von Farben zunutze zu machen, gibt es mehrere Möglichkeiten. Sie können sich in den entsprechenden Farben kleiden (wenn Sie glauben, dass Ihnen eine Farbe nicht steht, können Sie diese durchaus auch als Unterwäsche tragen), Ihre Umgebung entsprechend gestalten, mit Farben künstlerisch arbeiten (z.b. malen) oder die Farben einfach meditativ visualisieren.

Blau – eine heilende, beruhigende Farbe
Wenn Sie sich physisch und psychisch erschöpft fühlen, sollten Sie Blau jedoch nicht verwenden – die beruhigende Energie dieser Farbe könnte das Gefühl der Kraftlosigkeit noch verstärken.

Blutdruck und Pulsschlag verringern sich unter dem Einfluß der blauen Farbe – was beruhigend wirkt. Auch die Muskelreaktion wird verlangsamt. Durch die Entspannung von Muskeln und Nerven verbessern sich die feinmotorischen Fähigkeiten. Das bedeutet, dass bei einer blaugetönten Lichtquelle oder auch bei blaugestrichenen Wänden usw. sich viele Arbeiten, die – im wörtlichen Sinne – Fingerspitzengefühl erfordern, besser durchführen lassen.

Blaues Licht wirkt positiv auf die Sauerstoffaufnahme der Körpergewebe und reduziert gleichzeitig die Hormonausschüttung (beispielsweise von Adrenalin). So erklärt sich die beruhigende und oft einschläfernde Wirkung dieser Farbe. Insofern könnte Blau die ideale Farbe für die Ausstattung Ihres Schlafzimmers sein, falls Sie unter Schlaflosigkeit oder Nervosität leiden.

Durch die Farbe Blau wird auch die Schmerzbereitschaft herabgesetzt; dies können Sie für sich besonders nutzen, wenn Sie z. B. unter Migräneattacken leiden. Außerdem wirkt die Farbe blutungshemmend.

Blau ist nicht nur die Farbe des Himmels, sie gilt auch als Symbolfarbe der Treue. Goethe bescheinigt dieser Farbe eine »unruhige, weiche sehnende Empfindung«. Die Farbe Blau sei »in ihrer höchsten Reinheit gleichsam ein reizendes Nichts.«

Grün – eine ausgleichende Farbe
Grün wirkt ganz allgemein regenerierend und harmonisierend. Die grüne Farbe sollte deshalb bei allen chronischen Krankheiten immer wieder angewandt werden. Vor allem hat auch das Grün der Natur diese Wirkung. Machen Sie deshalb immer wieder einmal einen Spaziergang durch Wald und Wiesen, oder setzen Sie sich in den Garten, und lassen Sie das hoffnungsvolle Grün, die von Hildegard ganz besonders geliebte Farbe, auf sich einwirken.

Die Farbe Grün ist besonders wohltuend für das Nervensystem. Aber auch überanstrengte Augen (etwa nach der Arbeit am Computer) profitieren von der grünen Farbe. Das gilt übrigens ganz allgemein für alle Augenbeschwerden.

Für Johann Wolfgang von Goethe stellte die grüne Farbe den Mittelpunkt seiner Farbenlehre dar, und er schrieb über sie: »Unser Auge findet in derselben eine reale Befriedigung.« Er betonte auch ihre statische, ruhende Bedeutung: »Man kann nicht weiter und man will nicht weiter.«

Gelb – eine aufheiternde Farbe
Gelb gilt als die Farbe des Verstandes und der genauen Analyse. Wenn der Intellekt in Ihrem Leben schon eine zu große Rolle spielt, sollten Sie Gelb daher besser nicht zu häufig anwenden. In allen anderen Fällen wirkt Gelb aufmunternd und nervenstärkend. Nicht umsonst wird die Farbe Gelb dem Sonnengeflecht (Solarplexus) – also der Zentrale unseres Nervensystems – zugeordnet.

Gelb ist auch die Farbe, die ganz allgemein die Kreativität anregt. Sie ist ein Stimulans für die Gedankenkraft, das Erinnerungsvermögen und das Sprachtalent.

Das Gelb ist die Farbe der Sonne und des Goldes. In China galt es als heilige Farbe. Die Buddhisten sehen es als Farbe der Wunschlosigkeit und Demut an, und Mönche und Nonnen tragen gelbe Gewänder als Zeichen ihres Strebens nach Erleuchtung.

Orange – eine vitalisierende Farbe
Orange wirkt aufbauend und leistungssteigernd. Diese Farbe macht es auch Morgenmuffeln leichter, früh aufzustehen. Außerdem ist sie ein gutes Heilmittel gegen Depressionen. Orange fördert aber auch die Verdauung und wirkt appetitanregend. Wenn Sie unter Nervosität und Unruhe leiden, sollten Sie mit der Farbe Orange vorsichtig umgehen, denn durch diese werden Energien geweckt, die möglicherweise nicht verkraftet werden können.

Rot – eine belebende Farbe
Rot ist die Farbe der Lebenskraft und physischen Energie. Sie steigert die Aktivität – und das gilt nicht nur für die Arbeitsleistung und die Belastbarkeit, sondern auch für die Leistung der Körperorgane. So steigt z.b. durch diese Farbe die Pulsfrequenz, der Blutdruck erhöht sich, der Adrenalinausstoß wird erhöht, die Muskelreaktionen werden beschleunigt.

Rot gibt uns Mut, Stärke, Wärme (Rotlicht, aber auch eine rote Tapete oder ein rotes Kleidungsstück, steigert das Wärmegefühl des Körpers!) und erhöht unsere körperliche Liebesfähigkeit. Manchmal kann Rot aber auch wie ein Schock wirken – und wie jeder Schock entweder heilsam oder auch verwirrend sein. Diese Erfahrung kann man z.B. auch beim Malen machen, wobei Rot mitunter nicht nur an-, sondern auch aufregend wirkt und dann durch das Malen mit kühleren Farben (z.B. Blau) beruhigt werden muß.

Schon immer galt Rot als Farbe der Liebe, aber auch als Farbe des Blutes, des Feuers und des Zorns. Dazu ist es auch das Zeichen der Pracht und Herrschaft, vor allem das Purpurrot. Es begegnet uns in den Portieren der Festsäle und Paläste sowie bei den roten Teppichen, die zu feierlichen Empfängen ausgerollt werden.

Violett – eine nervenwirksame Farbe

Violett hat eine entspannende und einschläfernde Wirkung. Deshalb wird Violett auch als das Morphium unter den Farben bezeichnet. Es wirkt besonders stark im geistigen und spirituellen Bereich. Nicht umsonst findet man diese Farbe so häufig in religiösen und rituellen Zusammenhängen – etwa beim Altarschmuck oder bei Priestergewändern, die während der Fastenzeit beispielsweise in der katholischen Kirche in Violett gehalten sind. Liturgisch ist das Violett auch die Farbe des Advents. Beides sind Zeiten des schweigenden In-sich-Gehens und der Vorbereitung auf kommende Dinge. Beim 2. Vatikanischen Konzil wurde für Beerdigungen und Trauergottesdienste das finstere Schwarz durch Violett bei Stola und Messgewand ersetzt – eine Farbe, die zum Überdenken von Tod und Vergänglichkeit, rotfarbiger Lebenslust und blauentrücktem Jenseits anregt. Wenn Bischöfe Violett tragen, soll damit angedeutet werden, dass sie zur Betreuung des Ewigen im Menschen während seiner gefährdeten Erdenlaufbahn bestellt sind.

Die traditionelle Farbtherapie schreibt der violetten Farbe die Fähigkeit zu, die Hirntätigkeit zu stärken. Sie soll auch schmerzlindernd wirken und in manchen Fällen eine örtliche Betäubung ersetzen können. Psychisch labile Menschen sollten diese Farbe allerdings nicht verwenden, da sich dadurch ihre Probleme verstärken könnten.

Der Einfluss der Sonne

bwohl die Sonne für die Entwicklung des Lebens auf der Erde erst die Voraussetzungen schafft, schreibt Hildegard von Bingen sehr wenig über sie. Dabei betont sie allerdings in *Causae et Curae* ihre große Bedeutung, indem sie im Kapitel »Die Sonne und die Sterne« schreibt: »Die Sonne ist unter ihnen so gut wie das Höchste und sendet über dies alles ihr Licht und ihre Feuersglut.«

An anderer Stelle heißt es dann:
»Die Sterne werden vom überaus hellen Glanz der Sonne, die den Tag bringt, verdeckt, sodass man sie am Tag nicht sehen kann, weil der Glanz der Sonne stärker ist als der Glanz der Sterne. Es ist so, wie wenn das gewöhnliche Volk verstummt, wenn die Fürsten namhaft gemacht werden, und das gewöhnliche Volk hervortritt, wenn die Fürsten sich entfernen. Andernfalls würde man die Sterne ebenso am Tag wie in der Nacht sehen.«
In ihrer *Physica* geht sie allerdings sehr ausführlich darauf ein, welche Bedeutung die Sonne für die Entstehung der einzelnen Edelsteine hat.

Natürlich hat die Sonne auch eine große Bedeutung für unseren Biorhythmus. Darüber wurde bereits im Kapitel »Die Rhythmen des Lebens« berichtet. Unser Solarplexus heißt nicht ohne Grund das »Sonnengeflecht«. Von hier gehen die Nerven des inneren Bauchraumes aus. Es gleicht einer Sonne, die nach allen Seiten hin ausstrahlt. Zahlreiche Meditationstechniken aktivieren diesen Bereich, um eine Wärmeausstrahlung zu den anderen Organen zu erzielen – so das autogene Training. Auch im Yoga spielt das Sonnengeflecht eine wichtige Rolle, hier wird auch der geistige und der seelische Bereich mit einbezogen.
Möglicherweise haben die immer wieder auftretenden Sonnenflecken eine Bedeutung für das menschliche Leben. Bei diesen Flecken handelt es sich um die auffälligsten Merkmale von Sonnenaktivitäten, die in einem elfjährigen Zyklus auftreten und Orte starker Magnetfelder sind. Sie können riesige Ausmaße annehmen – bis zu mehreren Milliarden Quadratkilometer.

In neueren Untersuchungen wurde für die vergangenen 130 Jahre ein statistisch nachweisbarer Zusammenhang zwischen der Länge der Sonnenflecken-Zyklen und den Abweichungen von der Durchschnittstemperatur auf der Erde festgestellt. Danach fallen kürzere Zyklen mit einer Temperaturzunahme zusammen, längere dagegen mit einer Temperaturabnahme. Ernst zu nehmende Forscher haben aufgrund statistischer Ermittlungen auch eine Zunahme von Naturkatastrophen und kriegerischen Auseinandersetzungen während starker Sonnenfleckenaktivitäten feststellen können. Es ist interessant, dass auch Hildegard von Bingen diese Beobachtung macht:

»Wenn sich an der Sonne eine Verdunklung oder eine ungewöhnliche Veränderung der Farbe zeigt, dann ist das eine Ankündigung bedeutender künftiger Ereignisse auf der Welt.« *(Causae et Curae)*

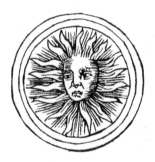

Der Einfluss der Planeten

Planeten spielen für astrologische Berechnungen eine wichtige Rolle. Obwohl Sonne und Mond keine wirklichen Planeten sind, werden sie doch in der Praxis als solche bezeichnet, weil ihre Wirkung auf das Horoskop eines Menschen die gleiche ist. Dagegen rechnet die Astrologie die Erde nicht zu den Planeten. Der Grund ist, dass die Astrologie notwendigerweise – weil sie nämlich für uns Erdbewohner zuständig ist – am geozentrischen Weltbild festhält, also die Erde in den Mittelpunkt stellt, »um die sich alles dreht«. Das bedeutet natürlich nicht, dass die astrologische Wissenschaft das heliozentrische Weltbild, in dem die Sonne der Mittelpunkt unseres Weltalls ist, leugnet.

Planeten, auch Wandelsterne genannt, leuchten nicht aus sich selbst heraus, sondern werden von dem Zentralstern, um den herum sie sich bewegen – in unserem Fall die Sonne – beleuchtet. Im Sonnensystem gibt es – nach zunehmender Entfernung von der Sonne geordnet – folgende neun Planeten: Merkur, Venus, Erde, Mars, Jupiter, Saturn, Uranus, Neptun und Pluto. Von diesen konnte Hildegard von Bingen – neben der Erde, die sie natürlich nicht als einen Planeten betrachtet – nur fünf kennen, denn Uranus, Neptun und Pluto sind mit bloßem Auge nicht sichtbar und wurden erst sehr viel später entdeckt. Allerdings rechnet Hildegard von Bingen – ganz im Einklang mit dem damaligen geozentrischen Weltbild – auch Sonne und Mond zu den Planeten.

In *Causae et Curae* schreibt Hildegard von Bingen, dass die »gewöhnlichen« Sterne durch die Taten der Menschen geradezu zu inneren Stürmen entfesselt werden können. Das gilt jedoch nicht für die Planeten, meint sie, und fährt fort:
>»Die Planeten werden im Unterschied dazu nie in eine solche Bewegung versetzt, außer wenn sie entsprechend von der Sonne und vom Mond beeinflusst werden und jene größeren Sternbilder es so bestimmen.«

Man möchte bei dieser Aussage fast die Interpretation wagen, dass sie den Einfluss der Planeten für größer hält als den der Sternbilder – in der Astrologie sagt man ja auch, dass ein Planet ein Tierkreiszeichen »regiert«.

Vor allem ist Hildegard der Meinung, dass die Planeten besondere Begebenheiten andeuten, wenn sie sich z. B. in ihrem Aussehen, in ihrem Stand zur Erde, vor allem aber in ihrer Konstellation zueinander verändern. Sie schreibt:
>»Wenn die Planeten etwas andeuten, dann ist es etwas Bedeutendes und betrifft eine öffentliche Angelegenheit.« *(Causae et Curae)*

Wohl alle alten Kulturvölker gaben den Planeten Götternamen und ordneten ihnen dadurch ganz bestimmte, charakteristische Eigenschaften zu. Diese Namen wurden durchaus nicht zufällig gewählt, sie zeugen vielmehr von einem tiefen Einblick in die Natur des jeweiligen Himmelskörpers, dessen Eigenheiten viele Übereinstimmungen mit den Charakteristiken der namengebenden Gottheit zeigen. Jeder Planet verkörpert ein anderes Prinzip – so ist auch die Wirkung, die von ihm ausgeht und den

Der Einfluss der Planeten   361

Menschen betrifft, jeweils eine andere. Jeder Planet wirkt stets in dem Tierkreiszeichen am stärksten, in dem er »Regent« ist, dem er zugeordnet ist, und kann dort seine Eigenart voll entfalten.

Um die rhythmischen Zusammenhänge, auf die am Anfang dieses Bandes ausführlich eingegangen wurde, zu unterstreichen, werden die Planeten im Folgenden nicht in der Abfolge ihrer Entfernung zur Sonne behandelt, sondern in der Reihenfolge der Wochentage, die nach ihnen benannt wurden. Das wird es dem Leser erleichtern, einen persönlicheren Bezug zu den vielfältigen Zusammenhängen zu finden, die etwa zwischen Planeten, Getreiden, Metallen usw. bestehen, und diese Erkenntnisse in sein Leben einfließen zu lassen.

Metalle, Getreide und Farben

Metalle

Jedem Planeten – also jedem kosmischen Lebensprinzip – ist auch ein bestimmtes Metall zugeordnet. Wenn sich die Bedingungen im kosmischen Lebensplan eines Menschen in völliger Harmonie befinden, ist der Mensch an Körper, Geist und Seele ganz gesund. Dies ist allerdings fast nie der Fall, da gewisse Spannungen vorhanden sind, die gesundheitliche, emotionale oder von außen einwirkende Gründe haben können.

Je größer die Spannungen (Disharmonien) im Geburtshoroskop eines Menschen sind, desto eher muss der oder die Betreffende mit körperlichen oder seelischen Störungen rechnen. Wenn im Geburtshoroskop also eine bestimmte kosmische Kraft, ausgehend von einem Planeten, sehr ungünstig erscheint und gewissermaßen geschwächt ist, kann man die fehlende Kraft ausgleichen oder kompensieren, indem man zu einem gerade diese Kraft enthaltenden Metall greift. So lassen sich z. B. die Willenskräfte durch Eisen stärken, lässt sich ein phlegmatisches Temperament durch Quecksilber auflockern usw.
Die »kompensierenden« Metalle kann man in verschiedener Art und Weise anwenden, beispielsweise indem man sie in Form von Schmuckgegenständen am Körper trägt. Man kann Metalle aber auch innerlich zu sich nehmen. Viele homöopathische Präparate enthalten kompensierende Metalle in hoher Verdünnung. In unserer täglichen Nahrung sind viele Metallverbindungen – etwa als Salze – enthalten. Dafür einige Beispiele:

- Besonders viel Eisen ist enthalten in Äpfeln, Birnen, Pflaumen, Trauben, Erdbeeren, Johannisbeeren, Kirschen, Feigen, Karotten, Radieschen, Zwiebeln, Brennnesseln, Löwenzahn.
- Besonders viel Kupfer ist enthalten in Äpfeln, Tomaten, Aprikosen, Kopfsalat, Hafer, Mais.

Die Deckung des Silberbedarfs – besonders bei Kindern, für die dieses Metall zur Entwicklung sehr wichtig ist – erreicht man dadurch, dass man sie mit Silberbestecken essen lässt oder ihnen ihre Getränke in einem Silberbecher gibt. (Deshalb waren solche Gegenstände früher auch immer beliebte Taufgeschenke.) Das Tragen einer kleinen Silberscheibe an einer Schnur oder Kette wirkt sich ebenfalls positiv aus.

Getreide

Den einzelnen Planeten sind bestimmte Getreide zugeordnet, in denen sich die Wesens- und Wirkprinzipien der Gestirne widerspiegeln. So gibt es auch für jeden Wochentag ein »passendes« Getreide, mit dem man die Eigenart dieses Tages unterstreichen und dadurch das rhythmische Erleben des Wochenablaufs vertiefen kann. Die moderne Vollwertküche liefert für alle diese Getreidesorten köstliche Rezepte. Die vielen Kochbücher, die zu diesem Thema erschienen sind, belegen das wachsende Interesse an dieser Ernährungsform.

Farben

Die Farben weisen gleichfalls tiefe Beziehungen zu den Planeten auf. In früheren Jahrtausenden war das Wissen darum noch eine Selbstverständlichkeit und durchdrang die täglichen Verrichtungen bis hin zu den großartigen Leistungen der jeweiligen Architektur. So beschreibt noch der griechische Geschichtsschreiber Herodot (ca. 490–430 v. Chr.) die sieben hintereinander angelegten Ringwälle des 605 v. Chr. gegründeten Ekbatana (Hauptstadt des ehemaligen Mederreiches). Diese Ringwälle waren den Planeten geweiht und trugen ihre Namen wie auch ihre Farben, nämlich Weiß, Schwarz, Purpur, Blau, Sandarach (Gelbrot), Silber, Gold. Siebenfarbig soll auch das im selben Jahr zerstörte Ninive (Hauptstadt des Assyrerreiches) gewesen sein.

Der Tempelturm von Borsippa, einer alten babylonischen Stadt, der »Tempel der sieben Sphären des Himmels und der Erde« hieß, besaß die selbst heute noch feststellbare Farbenfolge: Schwarz-Hellrot-Purpur-

Gold-Weiß-Blau-Silber. Saturn stünde demnach die schwarze Farbe zu, der Sonne die goldene, dem Mond die silberne, Jupiter Hellrot, Mars Purpur, Venus Weiß und Merkur Blau. Auch der Jahrhunderte später entstandene Palast des Sassanidenherrschers Bahram Gor (5. Jahrhundert n. Chr.) weist diese Farbenfolge auf. Wir finden die gleiche Ordnung sogar noch in zeitgenössischen Beschreibungen persischer Bauwerke aus dem 11.–13. Jahrhundert. Nur ist hier die Silberfarbe durch Grün ersetzt, da man dem Mond auch Kristall und Glas zuordnete, das ursprünglich als Rohglas stets grün war.

Die sieben Wochentage

Die Sieben-Tage-Woche ist durchaus keine Erfindung unserer Zeit, sondern entstammt ebenfalls früheren Jahrtausenden. Als der vierte Teil des 28 Tage umfassenden Mondmonats ist sie nicht willkürlich eingeteilt, sondern eingebettet in die großen kosmischen Zusammenhänge. Die Bibel berichtet darüber in der Schöpfungsgeschichte im 1. Buch Mose, 1 und 2:
Am ersten Tag schuf Gott das Licht –»da ward aus Morgen und Abend der erste Tag«.
Am zweiten Tag schied Gott das Wasser vom Himmel.
Am dritten Tag wurde die Erde in trockene und nasse Bereiche getrennt: »Und Gott nannte das Trockene Erde, und die Sammlung der Wasser nannte er Meer.« Auch die Pflanzen wurden an diesem Tag erschaffen.
Am vierten Tag schuf Gott die Gestirne.
Am fünften Tag wurden die Tiere des Wassers und der Luft erschaffen.
Am sechsten Tag kamen die übrigen Tiere dazu, außerdem die Menschen: Adam und Eva.
Der siebte Tag war der Ruhetag Gottes:»Und Gott segnete den siebenten Tag und heiligte ihn, darum dass er an demselben geruht hatte.«

Die Namen der einzelnen Wochentage sind nicht willkürlich gewählt, wie man feststellen kann, wenn man die ihnen zugeordneten Planeten näher betrachtet. So kreisen Mond, Merkur und Venus – von der Erde aus gesehen – innerhalb der Sonnenbahn, Mars, Jupiter und Saturn außerhalb derselben. Der Begründer der Anthroposophie, Rudolf Steiner (1861–1925), nennt Mond, Merkur und Venus die »schicksalbestimmenden«, Mars, Jupiter und Saturn die »schicksalbefreienden« Planeten. In Bezug auf die Wochentage bedeutet dies, dass auf je einen Tag mit einer Eigenschaft des menschlich nahe Liegenden je ein anderer mit einer Eigenschaft der Weite folgt – eine Vorstellung, die Hildegard von Bingen sicherlich gefallen hätte, denn so wird auch im Wochenrhythmus »das rechte Maß«, die von ihr so hoch geschätzte *discretio,* gewahrt. Der Sonne, bzw. dem Sonntag, kommt die Mitte zu zwischen schicksalbestimmenden und schicksalbefreienden Kräften.

MONTAG

Aus der deutschen Bezeichnung ist noch zu erkennen, dass dieser Tag dem Mond zugeordnet ist. Dasselbe stellen wir in der französischen *(lundi – la lune,* der Mond) und englischen *(monday – the moon,* der Mond) Sprache fest.

Der Mond gehört zu den schicksalbestimmenden Planeten – eine Tatsache, die Hildegard besonders stark unterstreicht, indem sie dem Mond in ihrem Werk einen so breiten Raum widmet. Er fordert uns also auf, gleich zu Beginn der neuen Woche tätig das nahe Liegende zu ergreifen und zu gestalten. Wie der Mond das Sonnenlicht reflektiert, soll der Montag aber noch etwas vom Glanz des Sonntags widerspiegeln.

Der Montag ist der Tag der unter dem Sternzeichen Krebs geborenen Menschen.

Silber
Silber ist dem Mond zugeordnet, denn es repräsentiert die Reaktions- und Reflexionsmöglichkeiten des Menschen. Bei der Herstellung eines Spiegels wird die Rückseite der Glasscheibe mit einer dünnen Silberschicht versehen und kann so erst unser Bild reflektieren. Auch der Mond ist ein Reflektor, der das Licht der Sonne auffängt und widerspiegelt.

Überträgt man diesen Begriff der »Widerspiegelung« auf die seelischen Möglichkeiten des Menschen, stößt man auf den analogen Begriff der »Reaktion«. Da unser Reaktionsvermögen eng mit dem Gefühlsleben verknüpft ist, beherrscht der Mond alle menschlichen Prozesse, die sich auf Emotionen und Empfindungen beziehen.

So lebt vor allem das Kind ganz und gar in »Mondprozessen«. Die gesamte Umwelt ist ihm neu, und es muss erst lernen, auf alles, was ihm erstmals begegnet, zu reagieren. Während der ersten sieben Jahre lernt ein Kind vor allem durch die Nachahmung, ist also ein Spiegel seiner Umwelt. Um diese Kräfte zu unterstützen, schenkte man früher den Kindern zur Taufe einen silbernen Löffel – ein Brauch, der eine sehr tiefe Bedeutung hat.

Die körperliche Entsprechung des Mondes ist der Magen. Er ist im Verdauungstrakt das erste Organ, das stoffliche Eindrücke (Nahrung) zu verarbeiten, also auf sie zu reagieren hat.
Für Menschen, die Probleme bei der Verarbeitung seelischer oder körperlicher Eindrücke haben, ist Silber das kompensierende Metall. Sie können es in Form von Schmuckgegenständen am Körper tragen, sie können mit Silberbestecken essen oder auch – nach Rücksprache mit dem Arzt – es in Form von homöopathischen Argentum-Präparaten zu sich nehmen.

Hildegard von Bingen empfiehlt das Silber vor allem solchen Menschen, die unter einem Säfteüberschuss leiden:
>>Die Kälte des Silbers ist seiner Natur nach stark und vermindert die warmen, kalten und feuchten Säfte durch seine Schärfe mit Hilfe der Hitze des Feuers.<< *(Physica)*

Reis
Auch Reis ist dem Mond und damit dem Montag zugeordnet. Seine Beziehung zum Mond kommt darin zum Ausdruck, dass er das wasserliebendste aller Getreide ist und dass seine wichtigsten Inhaltsstoffe sich in dem das Reiskorn umhüllenden Silberhäutchen befinden.

Der Reis ist eine alte Kulturpflanze Asiens. Saat, Pflanzung und Ernte wurden nach bestimmten Ritualen vollzogen. Reis zu essen ist noch heute ein Kult: Es erfolgt oft zeremoniell und vor allem in Ruhe und Gelassenheit – für uns hektische Europäer kaum vorstellbar. So gilt Reis als das Getreide des Phlegmatikers, weil die ihm innewohnende Ruhe und das Gleichmaß der strömenden Flüssigkeit weiterwirkt.

Zur Entwicklung des westlichen Bewusstseins vermittelt der Reis allerdings nicht die organische Grundlage, wie dies unsere heimischen Getreidearten tun. (Das mag der Grund sein, warum Hildegard ihn in ihrer *Physica* nicht erwähnt – vielleicht kannte sie Reis aber auch noch nicht, denn er kam erst im 8. Jahrhundert durch die Araber nach Westeuropa.)

Andererseits entbehrt unsere unruhige westliche Zivilisation einer kontemplativen Grundhaltung. So hat Reis als Vertreter östlicher Sinnesart auf unserem Tisch seinen berechtigten Platz.

Farben: Dem Mond zugeordnet wird in erster Linie die Farbe Silber, aber auch das Grün, denn dieses symbolisiert Hoffnung, Leben und Wiedergeburt.

DIENSTAG

Der Dienstag ist dem Planeten Mars zugeordnet. In der französischen Sprache ist dies noch erkennbar: *Mardi* ist vom lateinischen *Martis dies* (Tag des Mars) abgeleitet. Mars, der Gott des Krieges, symbolisiert durchaus nicht nur Zerstörung und Gewalt, sondern steht auch für Kampfgeist und Ritterlichkeit. So kämpft der Mensch nicht nur um materielle Dinge, sondern auch um Erkenntnis und die Entfaltung höherer Seeleneigenschaften. Deshalb gehört Mars zu den schicksalerweiternden Planeten, und sein Tag – der Dienstag – ist eine Aufforderung an uns, mutig und kraftvoll neue Gebiete zu erobern.
Dienstag ist der Tag der unter den Sternzeichen Widder und Skorpion geborenen Menschen.

Eisen

Das Eisen ist Mars zugeordnet – es repräsentiert die menschlichen Willenskräfte. Wirklich große Unternehmungen sind ohne Tatkraft und Energie gar nicht denkbar. Alle Anwendungsarten des Eisens im Alltag – ob es sich nun um Werkzeuge, Maschinen, um Stahlgerüste usw. handelt – sind gekennzeichnet durch das eine Wort: Kraft. Dementsprechend ist die Bedeutung des Eisens für unseren Körper. Unser wichtigster Eisenspeicher ist die Leber, in der man sich den Sitz des Willens zu denken hat.

Eisen hat eine energieübermittelnde Funktion, da es den in den Lungen aufgenommenen Sauerstoff mit Hilfe des Blutes z. B. den Muskeln zuführt. Durch Eisenmangel kommt es zu Blutarmut und infolgedessen zu einer Erlahmung der Tatkraft.

Kompensierendes Eisen kann man in Form einer Metallscheibe an einer Kette oder Schnur am Körper tragen, und man kann es sich auch – nach

Rücksprache mit dem Arzt – in homöopathischen Ferrum-Präparaten zuführen. Sehr gut wirkt auch eine eisenreiche Ernährung.

Auch Hildegard von Bingen hält das Eisen, das seiner Natur nach warm ist, für »stark« und damit auch für stärkend.

Gerste

Die Gerste ist ebenfalls Mars und damit dem Dienstag zugeordnet. Neben Weizen ist sie das älteste Getreide der Welt. Während der Blüte ihrer Kultur ernährten sich die Griechen vorwiegend von Gerste. Demeter, die griechische Göttin des Getreides und Ackerbaus, erhielt als Opfergabe einen Absud von Gerste. Der griechische Philosoph Platon (427–348 v. Chr.) forderte von den Bürgern seines »Idealen Staates«, dass als Grundnahrungsmittel Brei von Gerste und Brot von Gerste und Weizen zu gelten hätten. Der griechische Arzt Hippokrates (460–370 v. Chr.) und seine Schule gaben der Gerste den ersten Platz unter den Getreiden.

Die Gerste galt als ideales Nahrungsmittel für Gladiatoren und Philosophen – also für körperlich und geistig geforderte Menschen. Sie können selbst feststellen, dass der Verzehr von Gerste die Leistungsfähigkeit verbessert und langandauerndes Arbeiten erleichtert.

Hildegard von Bingen empfiehlt Gerste vor allem zur Stärkung von kranken Menschen – z. B. als Bad oder als Gerstenabkochung.

Farbe: Mars ist vor allem das Rot zugeordnet. Es symbolisiert Blut, Leidenschaft und Feuer – auch das Feuer der Liebe.

MITTWOCH

Der Mittwoch ist dem Planeten Merkur zugeordnet. In der französischen Sprache ist dies noch erkennbar: *Mercredi* ist vom lateinischen *Mercurii dies* (Tag des Merkur) abgeleitet. Merkur, der Gott des Handels und der Kaufleute (allerdings auch der Diebe), fordert zum praktischen Denken und Tun auf. Als Götterbote will er uns dazu aufrufen, göttliche Weisheit nicht als »Sonntagsglauben« zu praktizieren, sondern unser tägliches Handeln damit zu durchdringen. Die Verbindung von oben und unten, das gegenseitige Durchdringen von Geist und Materie sind Faktoren, die schicksalformend wirken.

Mittwoch ist der Tag der unter den Sternzeichen Zwillinge und Jungfrau geborenen Menschen.

Quecksilber

Das Quecksilber ist dem Merkur zugeordnet (die lateinische Bezeichnung für dieses Metall ist *Mercurius*). Es repräsentiert alle Kräfte, die im Begriff »Überbringung« zum Ausdruck kommen – etwa in der Atmung, im Nervensystem, im Blutkreislauf. Die analoge Ausformung des Merkursystems im Menschen ist das Denken.

Wenn man die Entwicklung der Menschheit bis hin zur modernen Naturwissenschaft betrachtet, drängt sich eine einleuchtende Analogie aus der Welt der Metalle auf: Bei der Betrachtung des Goldes (siehe weiter unten) stellen wir fest, dass das Herz eine Äußerungsform des Sonnenprozesses ist. Unser Denken nun ist eine Äußerungsform des Merkurprozesses. Gold ist ein unangreifbares Metall – aber bei der Berührung mit Quecksilber löst es sich auf! Möglicherweise lässt sich daraus der Analogieschluss ziehen, dass wir mit unserem derzeitigen Denken unser Herz ruinieren – im körperlichen wie im übertragenen Sinne.

Die Verwendung von Quecksilber gehört unbedingt in die Hand eines erfahrenen homöopathischen Arztes. Von Selbsttherapien ist abzuraten.

Hildegard von Bingen erwähnt Quecksilber in ihren Werken nicht – möglicherweise war es ihr unbekannt. Allerdings verwendete man es schon im alten Rom, und die Alchimisten versuchten, mit Hilfe von Quecksilber Gold zu erzeugen.

Hirse

Die Hirse ist Merkur und damit dem Mittwoch zugeordnet. *Die* Hirse gibt es eigentlich gar nicht, denn man unterscheidet einige hundert Formen und Arten. So variationsreich sie uns in ihren Erscheinungsformen entgegentritt, so zeigt sie sich auch in ihrer Wirkung: Sie macht regsam und beweglich. Wie der Volksglaube überliefert, bekam deshalb die Braut zur Hochzeit Hirse in die Schuhe gestreut, damit sie fleißig und arbeitsam würde.

Alle diese Eigenschaften deuten darauf hin, dass Hirse dem sanguinischen Temperament gerecht wird: beweglich, schnell, veränderlich, wärmeliebend und ideenreich. So ist sie das traditionelle Getreide der Afrikaner, die sie als Brei, Fladen und auch als Hirsebier zubereiten. Die afrikanischen Völker haben viel Sanguinisches – man denke nur an ihre Musikalität, wärmespendende Gastlichkeit und Bewegungsfreudigkeit.

Hildegard von Bingen erwähnt Hirse nicht, obwohl es zu ihrer Zeit ausgedehnte Hirsefelder gab, die die damals übliche Breinahrung bereicherten.

Farbe: Merkur ist das Blau zugeordnet. Es symbolisiert Vernunft und Ordnung sowie Treue, aber auch die Beweglichkeit von Wasser und Meer.

DONNERSTAG

Der Donnerstag ist dem Planeten Jupiter zugeordnet. Die deutsche Bezeichnung lässt noch den Anklang an den germanischen Gott Donar erkennen. Etwas deutlicher erkennbar ist die Zuordnung in der französischen Sprache: *Jeudi* ist vom lateinischen *Jovis dies* (Tag des Jupiter) abgeleitet. Jupiter war der höchste der antiken Götter. Der nach ihm benannte Planet gehört zu den schicksalerweiternden Planeten. Seine Aufforderung an uns ist: über unser Alltags-Ich hinauszuwachsen, menschliche Größe und Würde zu entwickeln, Herrscher zu werden – über uns selbst. Donnerstag ist der Tag der unter den Sternzeichen Schütze und Fische geborenen Menschen.

Zinn

Das Zinn ist Jupiter zugeordnet. Alle ihm verwandten Wesenszüge lassen sich in dem Wort »Glaube« zusammenfassen. Ein harmonischer Jupiter-Aspekt verleiht dem Menschen die Anlage zu guter Gesundheit und ein starkes Regenerationsvermögen.

Der Brauch, einer jungvermählten Frau einen »Brautlöffel« aus Zinn zu schenken, bringt zum Ausdruck, dass man dem jungen Paar gute körperliche und geistige Gesundheit wünscht. In früheren Zeiten aß man von Zinntellern und trank aus Zinnbechern.

In diesem Zusammenhang sollte man sich klar machen, dass Jupiter auch den Geschmackssinn beherrscht. Es ist eine interessante Tatsache, dass sich der größte Teil des in unserem Körper vorhandenen Zinns aus-gerechnet in unserer Zungenspitze befindet. Beim Zinngeschirr sorgt das Zinn dafür, dass der Geschmack der Speisen nicht beeinträchtigt wird.

Zinn wirkt sich regenerierend auf die Gesamtkonstitution des Menschen aus. Es ist besonders angebracht bei solchen Menschen, die Gefahr lau-fen, mutlos zu werden. Die Verwendung von Zinngeschirr und – nach Rücksprache mit dem Arzt – die Einnahme homöopathischer *Stannum-Präparate* sind Möglichkeiten, Zinnmangel zu kompensieren.

Hildegard von Bingen allerdings lehnt Zinn wegen der ihm innewohnen-den Kälte ab und rät davon ab, Zinngeschirr zu verwenden.

Roggen
Der Roggen ist Jupiter und damit dem Donnerstag zugeordnet. Seine Heimat ist Osteuropa. Neben dem Weizen ist er das wichtigste Brotge-treide. Der Roggen ist sehr mineralstoffreich und vermittelt eine gewisse Schwere, die es erforderlich macht, ihn gut »aufzuschließen«, damit es nicht zu Verdauungsschwierigkeiten kommt. Deshalb benötigt man für Roggenbrot Säuren, die erst die Mineralien lösen und das eigentliche Aroma hervorlocken können. Auch der Roggenbrei wurde früher lange eingeweicht, gekocht und nachgequollen, sodass er ganz süß schmeckte.

Auf diese Art behandelt, beschert der Roggen eine Fülle von Aromen wie kein anderes Getreide. Dieser Reichtum zeigt sich zudem in der Wirksam-keit des Roggens: Der Körper wird mit wichtigen Wirkstoffen versorgt, und kaum eine andere Speise vermittelt dem hungrigen Menschen eine solche »Gemütlichkeit« wie beispielsweise ein kerniges Sauerteigbrot.

Der Roggen vermittelt Kräfte, die ungeheuer reich und vielfältig an geis-tiger und körperlicher Stärke sind. Das russische Volk, das teilweise unter harten Umweltbedingungen existieren musste (und muss), ernährte sich fast ausschließlich von Roggen: in Form von Brei, Brot und dem erfri-schenden Nationalgetränk Kwass, das aus vergorenem Roggenbrot und Früchten hergestellt wird.

Farbe Jupiter wird das Purpurrot zugeordnet. Es symbolisiert das magische Bewusstsein des All-eins-Werdens und steht für alles Göttliche und Königliche.

FREITAG

Der Freitag ist dem Planeten Venus zugeordnet. Die deutsche Bezeichnung lässt noch den Anklang an die germanische Göttin Freya erkennen. Noch deutlicher erkennbar ist die Zuordnung in der französischen Sprache: *Vendredi* ist vom lateinischen *Veneris dies* (Tag der Venus) abgeleitet. Venus war die antike Göttin der Schönheit und der Liebe. Ihre Aufforderung an uns ist es, Liebe zur Schönheit in jeder Form in uns zu entwickeln. Denn was wirklich schön ist – nicht nur scheinbar und oberflächlich –, das ist auch gut. Indem wir unseren Blick für das Schöne schulen, lernen wir auch das Gute erkennen. Venus gehört zu den schicksalbestimmenden Planeten, deren Anliegen es ist, zu einer tätigen Gestaltung der Welt und des Lebens zu ermutigen. Freitag ist der Tag der unter den Sternzeichen Stier und Waage geborenen Menschen.

Kupfer
Das Kupfer ist Venus zugeordnet, die alle jene Lebensprozesse repräsentiert, die man unter dem Begriff »Bindung« zusammenfassen könnte. So wird im täglichen Leben das Kupfer vor allem dann verwendet, wenn eine Verbindung hergestellt werden soll – man denke nur an das weltweite Telefonnetz.

Die körperliche Entsprechung dazu ist die Haut, die eine Verbindung – nämlich zwischen Innenwelt und Außenwelt – herstellt. Im Fall einer kranken und empfindlichen Haut kann man meistens feststellen, dass der betreffende Mensch unfähig ist (oder zumindest Probleme hat), Bindungen einzugehen. Auch Verkrampfungen – besonders in Form von Krampfadern – können Folge solcher Probleme sein.

Da man Kupfer als Regulator der menschlichen Kontaktfähigkeit bezeichnen kann, ist hier ein Weg zur Harmonisierung der genannten Probleme aufgezeigt. Die einfachste Möglichkeit ist wohl das Tragen von Kupferschmuck. Darüber hinaus ist es ratsam, kupferreiche Kost zu bevorzugen. Nach Rücksprache mit dem Arzt kann man auch zu homöopathischen *Cuprum*-Präparaten greifen.

Hildegard von Bingen empfiehlt Kupfer vor allem gegen Fieber und Gicht.

Hafer

Der Hafer ist Venus und damit dem Freitag zugeordnet. In ihm begegnen wir dem Getreide der nördlichen Breiten und des Seeklimas. Den englischen »porridge«, die berühmte Hafergrütze, kennt man in der ganzen Welt.

Hafer ist das Getreide, das wohl am besten nährt. So gilt der Haferschleim als ideale Aufbaunahrung für Schwerkranke, Unterernährte und Rekonvaleszenten. Hafer vermittelt körperliche Kraft. Diese Tatsache bestätigen viele Ausdauersportler wie Ruderer, Langstreckenläufer und Bergsteiger.

Hafer wirkt anregend auf alle Lebensprozesse, steigert die Leistungsbereitschaft und die Konzentration. Dieser Impuls geht bis zum »Feurigmachen«, wie die Pferdebesitzer wissen, die ihren Pferden vor wichtigen Rennen eine Extraportion Hafer geben. Auch beim Menschen stärkt der Hafer das cholerische Temperament. Ein cholerisches Kind wird durch tägliches Haferflockenmüsli schwerer zu bändigen sein, der Erwachsene wird Mühe haben, nach einem solchen Frühstück sein Temperament zu zügeln. Die germanischen Völker Nordeuropas, die sich vorwiegend von Hafer ernährten und von den Römern deswegen geringschätzig als »Haferesser« bezeichnet wurden, waren ihrem Volkstemperament nach Choleriker.

Hildegard von Bingen schreibt in ihrer *Physica,* dass der Hafer eine »gesunde und beglückende Speise« sei.

Farben: Dem Planeten Venus ist das Grün zugeordnet. Es symbolisiert Bewahrung, Sicherheit, Leben, auch die Hoffnung und die Wiedergeburt. Auch das Weiß ordnet man Venus zu. Weiß steht für Läuterung, Verklärung und für alles Unirdische.

SAMSTAG

Der Samstag ist dem Planeten Saturn zugeordnet. In der englischen Sprache ist dies noch erkennbar: *Saturday* ist vom lateinischen *Saturni dies* (Tag des Saturn) abgeleitet. Samstag ist im heutigen Leben durch den »Wochenend-Charakter« geprägt: Viele Menschen suchen Zerstreuung, um auch innerlich vom Arbeitsalltag der vorangegangenen Woche loszukommen. Saturn gehört zu den schicksalerweiternden Planeten, fordert also geradezu zu einer gewissen Streuung und Ausdehnung der Interessen und Aktivitäten auf. Aber diese sollen den Menschen nicht zersplittern, sondern ihn in die Tiefe und Weite des Lebens tragen. Eine Rückschau auf die Ereignisse und Taten der vergangenen Woche kann dazu beitragen, bei aller Zerstreuung sich selbst nicht zu verlieren. Dann kann man auch gleichsam geläutert in den Sonntag gehen. Der Samstag ist der Tag der unter den Sternzeichen Wassermann und Steinbock geborenen Menschen.

Blei

Das Blei ist Saturn zugeordnet, der für die Begrenzung und Formgebung im menschlichen Leben steht. So hat Saturn eine besondere Beziehung zum Knochengerüst, das dem Körper seine Gestalt und seine Form gibt. Alles, was den Körper verhärtet, steht unter diesem Einfluss – etwa Verkalkungen und Verstopfungen und die Steinbildung. Es besteht zudem eine Beziehung zur Schwerkraft – man sagt im Volksmund nicht umsonst, dass einem die Glieder »schwer wie Blei« seien.

In der homöopathischen Medizin werden Bleipräparate gelegentlich bei rheumatischen Erkrankungen und bei gewissen Formen der Blutarmut eingesetzt. Von einer Sebsttherapie ist abzuraten.

Hildegard von Bingen schreibt:
»Das Blei ist kalt und würde dem Menschen schaden, wenn er es auf irgendeine Weise in seinen Körper einführen würde.« *(Physica)*

Mais

Der Mais ist Saturn und damit dem Samstag zugeordnet. Seinem Wuchs entsprechend – man denke an die schweren Kolben! – vermittelt er dem Menschen eine gewisse Schwere, die sich aber nicht körperlich, sondern eher im geistig-seelischen Bereich ausdrückt. Die Menschen werden fester in die irdischen Zusammenhänge hineingeführt. Dies ist besonders spürbar auf dem amerikanischen Kontinent, wo Mais seine Heimat hat. So zeigen die Indianer oft die Züge des melancholischen, der Erdenschwere verhafteten Temperamentes.

Hildegard von Bingen kannte den Mais natürlich noch nicht, denn dieser kam erst nach der Entdeckung Amerikas zu uns.

Farben: Saturn ordnet man Grau und Schwarz zu. Grau symbolisiert Verdrängung und Sorge, Schwarz die Trauer und alles Zwanghafte.

SONNTAG

Dieser der Sonne zugeordnete Tag sollte als Mitte betrachtet werden – zwischen zwei Wochen, zwischen zwei Tagen, die verschiedenen Planetenprinzipien (den schicksalbestimmenden und den schicksalbefreienden) entsprechen –, also als ein Tag außerhalb der »Alltagsordnung«-Sonnenhaftes sollte diesen Tag überglänzen – sei es nun der physische Sonnenschein oder »geistiges Sonnenlicht«, etwa indem man sich mit Dingen beschäftigt, die sich vom Alltag abheben: mit einem Gedicht, schöner Musik usw.

Sonntag ist der Tag der unter dem Sternzeichen Löwe geborenen Menschen.

Gold
Das Gold ist der Sonne zugeordnet, es repräsentiert die Ich-Kräfte des Menschen.»Treu wie Gold«, ein »goldenes Herz«, »goldrichtig« – dies alles sind Redewendungen, in denen die Weisheit unserer Sprache zum Ausdruck kommt. Das Herz ist die stoffliche Analogie zur Sonne im menschlichen Körper.

Die unter einem Feuerzeichen (Widder, Löwe, Schütze) geborenen Menschen werden kaum kompensierendes Gold benötigen. Die Erd- und Luftzeichen empfinden hier ebenfalls meistens keinen Mangel. Es sind vorwiegend die Wasserzeichen (Krebs, Skorpion, Fische), bei denen das eigene Ich leicht in Gefahr gerät – etwa durch eine übermäßige Gefühlsbetontheit –, die am meisten auf den Ausgleich durch das Gold angewiesen sind. Neben dem Tragen von Goldschmuck sei diesen Menschen vor allem der Verzehr von Weizen, in dem Gold als Spurenelement enthalten ist, und – nach Rücksprache mit dem Arzt – die Einnahme homöopathischer *Aurum*-Präparate empfohlen.

Weizen

Der Weizen ist der Sonne und damit dem Sonntag zugeordnet. Weizen hat mit Roggen etwas gemeinsam: Er ist backfähig, d. h. formbar. Während aus den anderen Getreiden nur Fladen gebacken werden können, entstehen – dank seiner Formkraft – aus dem Weizen Brotlaibe.

Interessanterweise war der Weizen das bevorzugte Getreide der Römer und der Ägypter. Diese Völker wiesen in ihrem Staatsgefüge einen sehr hohen Organisationsgrad auf – z. B. das römische Recht, die Militärgliederung, die Regierungsform, die Architektur usw. In allen diesen Aktivitäten herrschte eine sehr starke Formkraft. Nicht umsonst äußert sich die Ernährung in den geistig-seelischen Fähigkeiten – wie hier der Weizen. Lange Zeit stand Weizen in Europa in dem Ruf, das Getreide der Wohlhabenden und Gebildeten zu sein, die früher als andere Bevölkerungsschichten die Möglichkeit hatten, ein Bewusstsein ihrer selbst (also ein *Selbstbewusstsein)* zu entwickeln.

Weizen – in rechter Weise zubereitet – ist leichter verdaulich als Roggen. Der menschliche Organismus wird durch ihn in harmonischer Weise ernährt. Man sagt, dass Weizen das bevorzugte Getreide der geistig tätigen Menschen sei.

Hildegard von Bingen stellt den Weizen deshalb auch an den Anfang ihrer Pflanzenkunde in ihrem großen Werk *Physica*. Sie schreibt über ihn, dass er eine »vollkommene Frucht« sei.

Farben: Der Sonne zugeordnet werden die Farben Gold, Orange und Gelb. Sie symbolisieren Glanz und Macht, aber auch die »höchsten Werte« und die Verbindung zu den Göttern.

Der Einfluss der Sternzeichen

Zwei Zahlen tauchen in der Religion, in Mythen und Märchen immer wieder auf: die Sieben und die Zwölf. Sieben Tage hat die Woche, es gibt in der »alten« Astrologie und Astronomie sieben Planeten, es gibt Märchen von sieben Brüdern, sieben Raben usw. So ist auch die Zwölf eine wichtige Zahl: Es gab zwölf Jünger Jesu, es gibt das Märchen von den zwölf Schwänen usw. Vor allem aber gibt es zwölf Monate und zwölf Tierkreiszeichen, die einander in etwa entsprechen.

Gerade bei den Monaten ist es interessant, dass die Bezeichnungen der heute bei uns gebräuchlichen Monatsnamen uns im Grunde gar nicht viel zu sagen haben und in ihrer Zählung auch nicht mit unserem Gebrauch übereinstimmen: Der September (also der siebte Monat der Römer) ist bei uns der neunte Monat. Und was bedeutet es uns modernen Menschen, dass der Juli nach Julius Cäsar (100–44 v. Chr.) benannt wurde, der dem Geschlecht der Julier entstammte, oder dass der August seinen Namen zu Ehren des römischen Kaisers Augustus (63 v. Chr. – 14 n. Chr.) erhielt? Das mag von historischem Interesse sein – aber eine innere Beziehung zu den kosmischen Gegebenheiten des jeweiligen Monats lässt sich dadurch für uns kaum herstellen.

Dies kann viel eher der Fall sein, wenn wir uns der alten deutschen Monatsbezeichnungen erinnern – vor allem, wenn wir die Rhythmen des Naturgeschehens verfolgen. Diese Bezeichnungen haben nämlich einen starken Bezug zur Natur und den entsprechenden landwirtschaftlichen Arbeiten. Leider sind auch diese Monatsnamen vielen Menschen nicht mehr geläufig, deshalb werden im Folgenden die alten deutschen und unsere heutigen, auf römische Bezeichnungen zurückgehenden Monatsnamen nebeneinander dargestellt – beginnend mit dem März. In diesem Monat nämlich begann das römische Jahr. Deshalb heißt auch der September im Lateinischen »siebter Monat« (nach unserer Rechnung ist er der neunte Monat des Kalenderjahres).

März	– Lenzing	September	– Scheiding
April	– Ostermond	Oktober	– Gilbhart
Mai	– Wonnemond	November	– Nebelung
Juni	– Brachet	Dezember	– Julmond
Juli	– Heumond	Januar	– Hartung
August	– Ernting	Februar	– Hornung

Der Einfluss der Sternzeichen 377

Diesen Zyklen entsprechen bei näherem Hinsehen durchaus auch die Tierkreiszeichen. Dabei sollte man unbedingt berücksichtigen, dass die *Tierkreiszeichen,* die in der Astrologie verwendet werden, durchaus nicht identisch sind mit den zwölf sichtbaren *Sternbildern.* Die Tierkreiszeichen symbolisieren die ganz bestimmten Einflüsse, die in diesen Abschnitten der Sonnenbahn den Menschen beeinflussen können, der unter dem jeweiligen Zeichen geboren wurde. Jeder Mensch wird durch sein Sternzeichen geprägt, das allerdings durch den Aszendenten und andere Einflüsse modifiziert werden kann. Der Aszendent ist der im Augenblick und am Ort der Geburt über dem Osthorizont aufsteigende Punkt der Ekliptik. Sein Zeichen im Tierkreis hat neben dem Sonnenzeichen – also dem im Allgemeinen im Horoskop verwendeten Tierkreiszeichen – einen wesentlichen Einfluss auf die Persönlichkeit des Menschen. Wie es z. B. keine ungemischten Temperamente gibt, gibt es auch nur selten ein »reines« Tierkreiszeichen.

Man unterteilt die Tierkreiszeichen nach den Elementen, von denen ja bereits in einem früheren Kapitel die Rede war:

*Feuer*zeichen sind Widder, Löwe, Schütze.
*Erd*zeichen sind Stier, Jungfrau, Steinbock.
*Luft*zeichen sind Zwillinge, Waage, Wassermann.
*Wasser*zeichen sind Krebs, Skorpion, Fische.

Diese Unterteilung ermöglicht bereits ein grobes Persönlichkeitsraster, wobei aber – wie erwähnt – auch immer der Aszendent Berücksichtigung finden sollte.

Die unter einem *Feuer*zeichen geborenen Menschen sind meistens energisch, willensstark und dynamisch. Sie stehen gern im Mittelpunkt und sind immer mehr oder weniger stark auf ihr eigenes Ich konzentriert. Dabei sind sie beweglich und schöpferisch und geborene Führernaturen. Im negativen Fall können diese Anlagen jedoch zu despotischem und zerstörerischem Verhalten oder zu einem lauten, lärmenden Wesen führen.

Die unter einem *Erd*zeichen geborenen Menschen sind durch und durch nüchtern, praktisch und sachlich – eben Realisten. Sie haben die Fähigkeit zu äußerster Konzentration und verlieren das Ziel, das sie sich einmal gesetzt haben, nicht aus den Augen. Mit Geduld, Ausdauer und Zähigkeit setzen sie durch, was sie sich vorgenommen haben. Allerdings können mangelnde Flexibilität und Anpassungsfähigkeit im negativen Fall zu Unnachgiebigkeit und Verbohrtheit führen. Ihr stark ausgeprägtes materielles Interesse kann sich zu Habgier und Berechnung auswachsen.

Bei den unter einem *Luft*zeichen geborenen Menschen dominiert der Intellekt. Sie sind schwungvoll und begeisterungsfähig. Durch ihre Kontaktfreude und ihr geselliges Wesen sind sie zum Austausch von Ideen und Gedanken und zur Herstellung von Beziehungen geradezu prädestiniert. Ihre Zielsetzungen allerdings schwanken. Hartnäckigkeit und Ausdauer sind nicht ihre Sache. Im negativen Fall kann dies zu Flatterhaftigkeit und Oberflächlichkeit führen.

Unter einem *Wasser*zeichen geborene Menschen sind meistens stark gefühlsorientiert. Sie zeichnen sich aus durch ein empfindsames, einfühlsames, fantasievolles Wesen. Ihre innere Unruhe führt zu wechselnden Plänen und Zielsetzungen – aber nicht wie bei den Luftzeichen aufgrund gedanklicher Überlegungen, sondern aus wechselnden Stimmungen heraus. Im negativen Fall führt dies zu Launenhaftigkeit und Labilität.

Hildegard von Bingen sieht in den Sternbildern Helfer der Planeten: »Wie das Firmament von den sieben Planeten in seiner Bahn geführt wird, so leisten sie ihm auch bei den zwölf Sternbildern gewissermaßen gute Dienste.« *(Causae et Curae)*

Es ist interessant, dass ihrer Ansicht nach die Sterne nicht das Schicksal der Menschen anzeigen, sondern im Gegenteil die Taten der Menschen bestimmte Gestirnphänomene hervorrufen: »Die Sterne lassen manchmal viele Zeichen an sich sehen, je nachdem, was die Menschen gerade tun und wie sie sich dabei verhalten. Aber sie offenbaren weder die Zukunft noch die Gedanken der Menschen, sondern nur das, was der Mensch bereits als seine Absicht kundgetan hat oder in Wort und Tat kundtut, weil dies die Atmosphäre aufnimmt.« *(Causae et Curae)*

In diesem Sinne sollten die folgenden Ausführungen zu den einzelnen Sternzeichen verstanden werden: Sie wollen zur Selbsterkenntnis beitragen und haben gewissermaßen Aufforderungscharakter. Sie stellen *keine* unabänderlichen Schicksalskonstellationen dar.

Der Einfluss der Sternzeichen   379

♈ Widder (21. 3.–20. 4.)

»Der ... Planet, der im Sternbild des Krebses rechts von der Sonne war, läuft ihr entgegen und zieht sie nach oben bis zum Sternbild des Widders. Wenn die Sonne zum Sternbild des Widders gekommen ist, kommen ihr dort die zwei unteren Planeten entgegen, fangen sie auf, steigen mit ihr allmählich empor und drängen sie wie ein Widder mit den Hörnern nach vorn.« *(Causae et Curae)*

Der Widder ist gekennzeichnet durch die Hörner. Diese sind das Organ des Durchsetzungsvermögens. Beim Menschen verbindet sich dieses mit der Kraft der Aufrichtung (der Mensch ist das einzige aufrecht gehende Wesen), und diese lässt ihn zwischen oben und unten eingebunden sein.

Löwenzahn

Wer hat es nicht schon einmal gesehen, dass eine Löwenzahn-Pflanze den Asphalt zu sprengen vermag? Eine solche Dynamik und Tatkraft steckt in den Löwenzahn-Menschen. Sie blühen auf, wenn sie planen, organisieren, Pionierarbeit leisten können. Und sie sind wahre Stehaufmännchen, die nach Schicksalsschlägen wieder einen neuen Anfang finden.

Die strahlend gelbe Blüte steht für die unverwüstliche Lebensfreude und Willenskraft dieser Menschen, für ihren Mut und ihre Warmherzigkeit. Aber so wie der Löwenzahn zur Pusteblume wird, so kann auch dieser Mensch seine Energien leicht verstreuen. Er sollte darauf achten, gezielt zu arbeiten.

Der Glücksstein der Widder-Geborenen ist der *Jaspis.*

♉ Stier (21. 4.–21. 5.)

»Wenn die Sonne ungefähr bis zum Sternbild des Stiers höhersteigt, bleiben die zwei Planeten [die sie bis zum Widder begleitet haben, Anm. d. V.] dort, und zwei andere kommen ihr entgegen, die selten zu sehen sind und sich nur dann zeigen, wenn sie irgendwelche Wunder mit sich bringen. Sie treiben die Sonne mit großer Kraft vorwärts wie ein Stier, der kräftig mit den Hörnern stößt.« *(Causae et Curae)*

Der Stier macht durch Maul und Kehlkopf seine Stimme brüllend bemerkbar. Für den Menschen ist das Sprachvermögen eine entscheidende Tätigkeit, ohne die er sein Menschsein nicht voll verwirklichen kann.

Ringelblume
Wer einmal eine Ringelblume in seinem Garten hatte, weiß um die Beharrlichkeit dieser Pflanzen. So verfolgt der Ringelblumen-Mensch sein einmal gesetztes Ziel mit zähem Einsatz. Dabei verliert er seine heitere Lebenseinstellung nicht – bei den Blumen wird diese charakterisiert durch die wunderschönen Sonnenfarben, die von Gelb bis Orange reichen. Um sich entfalten zu können, braucht der Ringelblumenmensch ein gewisses Maß an Sicherheit – in materieller, aber auch in menschlicher Hinsicht. Wenn er einmal Vertrauen gefasst hat, wird er sich öffnen und seine ganze Warmherzigkeit entfalten. Sonst bleibt er verschlossen, ja stur. Auch Ringelblumen öffnen ja ihre Blüten nicht, wenn Regen zu erwarten ist.

Der Glücksstein der Stier-Geborenen ist der *Karneol.*

♊ Zwillinge (22. 5.–21. 6.)

Die beiden Planeten, die die Sonne in das Sternbild Stier begleitet haben,»bringen sie nun in die Höhe, sodass dann, wenn sie zum Sternbild der Zwillinge gekommen ist, der eine von ihnen auf der einen Seite der Sonne, der andere auf der anderen Seite von ihr geht und sie sich somit trennen, bis sie ihren höchsten Stand erreichen«. *(Causae et Curae)*

Zwillinge verweisen auf die Polarität allen Geschehens. Wer nur»einseitig« denkt, versteht die Welt nicht. Man braucht geistige Beweglichkeit, um die verschiedenen Seiten der Dinge, ihr links und rechts zu erkennen.

Huflattich
Die Huflattich-Pflanze blüht, bevor sie Blätter treibt. Einen ähnlichen Vorgang findet man bei den Huflattich-Menschen: Auch sie streben mit ihren Plänen und Träumen immer weit voraus und haben damit oft noch gar nicht das Fundament vorbereitet, das ihnen die Kraft gibt, ihre Pläne zu verwirklichen. Deshalb überfordern und verausgaben sie sich leicht.

Andererseits sind aber die Höhen und Tiefen des Lebens für sie eine Notwendigkeit, um ihr Bedürfnis nach Abwechslung ausleben zu können. Schon zeitig im Frühjahr entfaltet der Huflattich seine leuchtend gelben Blüten – genauso können die Huflattich-Menschen geradezu als Trotzreaktion gegen eine eisige Umwelt ihren Charme entfalten.

Der Glücksstein der Zwillinge-Geborenen ist der *Chalzedon.*

♋ **Krebs (22. 6.–22. 7.)**

»Im Sternbild des Krebses geht, wenn die Sonne sich bereits zum Niedergang wenden muss, der Planet, der auf ihrer rechten Seite geht, ihr ein wenig voraus und trifft dabei auf den anderen Planeten, der unterhalb der Sonne steht. Alsbald weicht der Planet, der diesen Planeten fühlt, auf kurze Zeit zurück, und der andere folgt ihm. Dieser wiederum kehrt um, und der erstere weicht zurück, und jener folgt ihm. So gehen sie eine Zeit lang wie Krebse vorwärts und rückwärts, bis sie die Sonne zum Niedergang veranlassen.« *(Causae et Curae)*

Der Krebs ist durch seinen Panzer, der die empfindlichen Organe der Atmung und des Kreislaufs einschließt, gegen Feinde geschützt. Auch der Mensch muss auf Schutz bedacht sein. Aber er ist nur dann wirklich Mensch, wenn er sich bemüht, auch andere zu schützen.

Kamille
So wie ein Kamillentee den Leib durchwärmt und entspannt, verstehen es die Kamille-Menschen, um sich herum eine Atmosphäre von Wärme und Behaglichkeit zu schaffen. Diese innerlich zarten und empfindsamen Wesen neigen dazu, sich mit den Sorgen und Problemen der anderen zu belasten, und werden dabei nicht selten ausgenutzt. Dabei könnten sie selbst Verständnis und Unterstützung brauchen.
Die Kamillen-Pflanze verträgt weder chemische Gifte noch künstliche Düngemittel – ebenso wenig vertragen Kamille-Menschen Kritik und Missgunst. Sie verkümmern dabei. Kommt man jedoch ihrem Bedürfnis nach Zärtlichkeit und Geborgenheit entgegen, ist ein Zusammenleben mit ihnen wohl tuend und harmonisch wie der Duft der Kamille.

Der Glücksstein der Krebs-Geborenen ist der Smaragd.

♌ Löwe (23. 7.–23. 8.)

»Der Planet, der auf der linken Seite der Sonne war, bleibt dort, und die zwei begleiten sie und halten sie bei ihrem Niedergang, damit sie nicht zu schnell niedergeht. [Gemeint sind die Planeten, die die Sonne durch das Sternbild des Krebses begleitet haben. Anm. d. V.] Da kommen die Planeten, die im Sternbild des Widders waren, der Sonne dort leise summend entgegen. Dann strahlt die Sonne eine große Hitze aus, wie wenn sie wegen der Schwierigkeit bei der Wende erzürnt wäre. Daher lassen sich Blitze und Donner vernehmen, weil ihre Wende zum Niedergang schwierig ist.« *(Causae et Curae)*

Der Löwe ist durch ein ungewöhnliches Herz gekennzeichnet, das auch durch die Herausbildung der Brust das ganze Tier beherrscht. Dem verdankt der Löwe seinen Rang als »König der Tiere«. Das Herz des Menschen ist sein zentrales führendes Organ. Ein Mensch »ohne Herz« ist ein Mensch ohne Mittelpunkt, im Grunde haltlos und schwach.

Johanniskraut
Im Johanniskraut, das ja im Höhepunkt des Jahres blüht, ist die ganze Kraft der Sonne eingefangen. Auch die Johanniskraut-Menschen sind geradezu von einem Leuchten umgeben, das sie aus der Menge hervorhebt. Sie sind warmherzig und großzügig, und genauso wie die Pflanze brauchen sie Sonne und Wärme, um sich zu entfalten. Das schließt die Wärme durch Anerkennung und Bewunderung ihrer Mitmenschen ein. Johanniskraut wird wegen seiner harten Stängel auch Hartheu genannt. Auch hier findet sich eine Parallele bei den Johanniskraut-Menschen: Sie sind in ihren Ansichten nicht sehr beweglich. Haben sie erst einmal eine Position bezogen, bleiben sie dabei.

Der Glücksstein der Löwe-Geborenen ist der *Diamant.*

♍ Jungfrau (24. 8.–23. 9.)

»Wenn die Sonne zum Sternbild der Jungfrau gekommen ist, laufen ihr dort die beiden Planeten entgegen, die ihr im Sternbild des Stiers begegnet sind. Dann zieht sie ihre Bahn auf eine angenehmere und mildere Weise, weil ihre stechende Hitze gemildert wird. Nun bringt

Der Einfluss der Sternzeichen

die Erde keine Frucht mehr hervor, sondern steht fast schon in erfreulicher Reife da.« *(Causae et Curae)*

Die Jungfrau appelliert an die reine Innerlichkeit des Menschen. Im astrologischen Sinn bedeutet »Jungfräulichkeit« die immer neu gewonnene Fähigkeit zur Unbefangenheit im Wahrnehmen der Menschen und der Dinge.

Wegwarte
Die Blüten der Wegwarte öffnen sich schon sehr früh (zwischen 4 und 5 Uhr morgens). Bei den Wegwarte-Menschen spiegelt sich diese Tatsache in ihrem klaren, analytischen Verstand wider. Dieser lässt sie die Fehler und Schwächen ihrer Mitmenschen sofort entdecken. Und sie scheuen sich nicht, diese mitzuteilen – was für ihre Mitmenschen natürlich nicht immer erfreulich ist. Der wahre Wunsch der Wegwarte-Menschen ist es jedoch, den anderen zu helfen, indem sie sie auf ihre Fehler hinweisen. Die Pflanzen haben tiefreichende, bitter schmeckende Wurzeln, die aber von besonderer Heilkraft sind. Die blauen Blumen können nach alter Überlieferung die Seele des Menschen heilen. Vor diesem Heilungsprozess sind aber Einsicht und Selbsterkenntnis nötig – und die sind eben häufig bitter.

Der Glücksstein der Jungfrau-Geborenen ist der *Topas*.

♎ Waage (24. 9.–23. 10.)

»Die Planeten [die sie durch das Zeichen der Jungfrau begleitet haben, Anm. d. V.] gehen mit der Sonne bis zum Sternbild der Waage, wo das Wachstum und das Verdorren gleichsam auf der Waage liegen. Nun hört das Wachstum auf, und das Verdorren setzt ein.« *(Causae et Curae)*

Die Waage spricht als Bild für sich selbst. Überall kommt es auf das »Ausgewogensein« an. Physisch muss der Mensch stets das Gleichgewicht wiederherstellen – vor allem beim Gehen, das ja aus den Hüften heraus geschieht. Die innere Waage will gleichsam beherrscht sein, damit der Mensch seelisch und geistig im Gleichgewicht ist.

Schafgarbe

»Heil der Welt« nannte man die Schafgarbe früher wegen ihrer vielfältigen Heilwirkung. Auch Schafgarbe-Menschen können überaus heilsam sein – besonders in den menschlichen Beziehungen. Sie sind nämlich mit ihrem Taktgefühl und Harmoniestreben die geborenen Diplomaten, immer auf Ausgleich und Kompromiss bedacht.

Der Glücksstein der Waage-Geborenen ist der *Aquamarin.*

♏ Skorpion (24. 10.–22. 11.)

Die Planeten, die die Sonne durch das Sternzeichen der Waage begleitet haben, folgen ihr zunächst auch weiterhin.

»Dann geht der eine Planet von ihnen auf der einen Seite von ihr, und sie trennen sich dabei so, wie sie es im Sternbild Zwillinge getan haben. So führen sie die Sonne bis zum Sternbild des Skorpions, und dort bleibt der eine Planet von ihnen zurück. Aber dann kommt der Sonne ein anderer Planet entgegen, nämlich der, der unterhalb des Krebses seine Bahn zog. Auch der Planet, welcher dort bei der Sonne lief und rückwärts und vorwärts ging, bleibt nunmehr bei der Sonne, und somit ziehen nun beide mit ihr. Im Sternbild des Skorpions suchen dann alle Kriechtiere ihre Löcher auf, wo sie sich den Winter hindurch verbergen können.« *(Causae et Curae)*

Der Skorpion hat einen Stachel, der tödlich wirken kann. Aber schon die alten Ägypter kannten die Lösung: Wer den Skorpion überwindet und verwandelt, erwirbt den Adler. Die Verwandlung der Triebhaftigkeit bedeutet also den Erwerb höherer Geistigkeit.

Kalmus

Der Kalmus ist ein sehr starres und aufrechtes Gewächs. So stellen auch Kalmus-Menschen an sich und an andere die höchsten Anforderungen. Sie sind überaus willensstark, und auf diese Weise gelingt es ihnen, ihren eigenen Ansprüchen zu entsprechen. Kalmus-Menschen sind Kämpfer, sie lieben den Widerstand und die Opposition. Das Mittelmaß verachten sie, denn für sie gibt es nur das Entweder-Oder. So sind sie einerseits besitzergreifend und eifersüchtig, andererseits selbstlos und aufopfernd. Der Kalmus ist eine Sumpfpflanze. Kalmus-Menschen sind ebenso tiefgründig und schwer zu durchschauen wie das Moor. In ihnen brodeln

Der Einfluss der Sternzeichen 385

Gefühle und Leidenschaften, und sie sind zu tiefen Gefühlserlebnissen fähig.

Der Glücksstein der Skorpion-Geborenen ist der Granat.

♐ Schütze (23. 11.–21. 12.)

»Die zwei oben erwähnten Planeten [die die Sonne durch das Sternzeichen des Skorpions begleitet haben, Anm. d. V.] ziehen mit der Sonne bis zum Sternbild des Schützen und bleiben dort. Im Sternbild des Schützen zieht dann kein Planet mehr so wie vorher mit der Sonne, sondern sie lassen sie nun sachte und langsam allein weiterziehen, weil sie schon ziemlich tief im Niedergehen ist. So lässt man vergleichsweise ein Schiff flussabwärts manchmal von selber ruhig treiben, ohne die Ruder zu gebrauchen, die dann einmal eine Zeit lang außer Betrieb sind. Weil die Sonne am Absteigen ist, ist ihre Wärme besonders unter der Erde und auch in den Gewässern, die von der Erdoberfläche entfernt sind.« *(Causae et Curae)*

Brennnessel
Ebenso wie die Brennnessel-Pflanzen für das Brennen, das eine unbedachte Berührung auf der Haut hinterlässt, sind die Brennnessel-Menschen für ihre Offenheit bekannt. Eine Offenheit, die mitunter für ihre Umgebung auch schmerzhaft sein kann, denn die Brennnessel scheut sich nicht, anderen ihre Meinung schonungslos mitzuteilen. Aber wenn man bedenkt, wie blutreinigend und verdauungsfördernd die Brennnessel-Pflanze auf den menschlichen Organismus wirkt, kann man vielleicht auch das heilsame Brennen in Berührung mit Brennnessel-Menschen leichter akzeptieren.
Die Schmetterlinge lieben die Brennnessel und können zum Teil ohne sie gar nicht existieren. So sind die unternehmungslustigen und vielseitigen Brennnessel-Menschen geradezu ein Lebenselixier für alle, die gerne einmal aus dem Alltag ausbrechen und ihren eigenen Weg gehen möchten.

Der Glücksstein der Schütze-Geborenen ist der *Türkis*.

♑ Steinbock (22. 12.–20. 1.)

»Die zwei Planeten, welche die Sonne bis zum Sternbild des Schützen begleitet haben, steigen dann zu den Wolken empor und erwärmen mit ihrer eigenen Wärme die Atmosphäre stärker als gewöhnlich. Sonst würde alles, was sich auf der Erde befindet, zugrunde gehen. Auf diese Weise sind sie der Sonne bis zum Sternbild des Steinbocks dienlich, wo dieselben Planeten sie anregen, in ihre frühere Bahn aufzusteigen und ihr dabei behilflich sind.« *(Causae et Curae)*

Steinbock beherrscht das Knie. Wer jemals Gämsen oder Steinböcke in der freien Natur beobachtet hat, kennt deren unglaubliche Geschicklichkeit im Klettern. Kräftiges Durchsetzungsvermögen gegen jeden Widerstand ist gemeint, wenn von Steinbock-Kräften die Rede ist.

Beinwell
Der Beinwell wurzelt tief und ist der Erde verwachsen. Auch der Beinwell-Mensch braucht diese Sicherheit – gerade bei anderen Menschen und ihrer Zuneigung. Aber nie würde er dies offen zugeben, denn ein Beinwell geizt gewöhnlich mit seinen Gefühlsbezeugungen.
Die Stärke der Pflanze zeigt sich, wenn es darum geht, Verstauchungen und sogar Knochenbrüche zu heilen. So bringen auch den Beinwell-Menschen weder Misserfolge noch Niederlagen von seinem Weg ab. Immer wird er pflichtbewusst und gewissenhaft, aber auch strebsam und ehrgeizig seinen Weg gehen.

Der Glücksstein der Steinbock-Geborenen ist der *Onyx.*

♒ Wassermann (21. 1.–19. 2.)

»Wenn die Sonne zum Sternbild des Steinbocks gekommen ist, laufen … drei Planeten unter sie und drängen sie allmählich nach oben bis zum Sternbild des Wassermanns. Wenn sie da nunmehr zu steigen beginnt, erwärmt sie die Erde im Bereich des Bodens und die Wasser, die unter der Erde sind. Deshalb sind die Wasser unter der Erde im Winter wärmer als im Sommer. Dort im Sternbild des Wassermanns geht dann jener Planet, der sein Feuer ständig von der Sonne erhält, nämlich der, welcher im Sternbild des Krebses unter-

Der Einfluss der Sternzeichen   387

halb der Sonne steht, und die anderen Planeten, die hinzukommen, wieder zurück.« *(Causae et Curae)*

Der Wassermann-Geborene als solcher lässt sich nicht so leicht definieren. Wir waten bis zu den Waden im Wasser. Wasser ist an sich gestaltlos und nur von außen zu begrenzen. Auf den Bahnen des Wassers, den Weiten des Meeres findet der Mensch die Fernen und gerät dabei in Gefahr, sich selbst im Unbegrenzten zu verlieren.

Melisse

So wie die Melisse großzügig ihren Duft verströmt, verteilt auch der Melisse-Mensch seinen Charme, sein Interesse und sein Engagement an alle möglichen Bewegungen und Ideen, die ihm fortschrittlich erscheinen. Er ist ein ruheloser Geist, der eigene Wege geht und nichts von Vorschriften und Reglementierungen, von Tradition und Konvention hält. Dies hat ihm den Ruf eines Rebellen eingetragen, was ihn allerdings nicht bekümmert, denn er verwirklicht seinen Lebensstil, ohne nach dem Urteil seiner Umwelt zu fragen.

Die Melisse-Pflanze ist eine regelrechte Bienenweide. So liebt auch der Melisse-Mensch Gesellschaften und schart gerne recht viele »Typen« um sich.

Der Glücksstein der Wassermann-Geborenen ist der *Amethyst.*

♓ Fische (20. 2.–20. 3.)

Die Planeten, die bereits im Sternzeichen Wassermann in Sonnennähe waren, »begleiten die Sonne bis zum Sternbild der Fische. Wenn sie bei diesem Sternbild angekommen sind, befindet sie sich gleichsam mitten in den Gewässern. Die Fische, die sich vorher wegen der Kälte verborgen gehalten hatten, verspüren nunmehr ihre Wärme und wenden sich dem Laichen zu.« (Causae et Curae)

Fische bedeuten für viele Menschen einen Aufruf der Zukunft. Die Bewegung ist Ausdruck des unbewussten Willens dieser Wassertiere. Wir Menschen leben mit unserem bewussten Willen in Händen und Füßen. Energische Aufforderungen werden mit dem Faustschlag auf den Tisch oder einem Fußtritt auf den Boden begleitet. Das ist grober Wille. Aber es gibt auch geistigen Willen, selbstlose Willenskräfte, die zukunftstragend werden können. Nicht zufällig war das Zeichen Fische das heilige Zeichen der Urchristen.

Wegerich

Der Wegerich ist ein wirklicher Samariter. Ob Husten oder Fußschmerzen – immer ist er den Menschen mit seinen wertvollen, heilsamen Inhaltsstoffen zur Hand. So opfern sich auch die Wegerich-Menschen für andere auf – gleichgültig, ob diese es nun verdienen oder nicht. Verzichten und entsagen sind für sie Selbstverständlichkeiten. Bis zur Selbstaufgabe können sie sich Menschen und Situationen anpassen – dabei entgleiten sie mitunter nicht nur anderen, sondern auch sich selbst.

Der Glücksstein der Fische-Geborenen ist der *Saphir.*

Die Jahresfeste 389

Die Jahresfeste

‚Nicht nur der Tag, die Woche und der Monat folgen verschiedenen Rhythmen – auch das Jahr mit seinen Jahreszeiten und vor allem mit seinen Jahresfesten gibt immer wieder Anlass dazu, sich darauf zu besinnen, dass wir in einen größeren Zusammenhang eingebettet sind. Deshalb soll im Folgenden auch auf die christlichen Feste im Jahreslauf eingegangen werden.

Januar

6. Januar: Heilige Drei Könige
Eigentlich handelte es sich dabei nicht um Könige, sondern um Weise oder sogar Magier, die das Jesuskind aufsuchten und ihm ihre kostbaren Gaben brachten: Gold, Weihrauch und Myrrhe. Erst im 5. Jahrhundert wurden aus den Weisen Könige. Im 8. Jahrhundert gab man ihnen die Namen Caspar, Melchior und Balthasar.

Durch das Dreikönigsfest wurde in den letzten Jahrhunderten der weihnachts- und neujahrszeitliche Festkreis beendet. An diesem Tag wird in vielen Familien der Weihnachtsbaum abgeschmückt. In katholischen Gegenden ist heute noch der Brauch der »Sternsinger« üblich – Kinder, die als die Drei Könige verkleidet singend von Tür zu Tür gehen und Spenden für einen wohltätigen Zweck sammeln. Früher war es allgemein üblich – und ist es vor allem in Süddeutschland heute noch –, am Vorabend des Dreikönigstags Wohnräume und Ställe mit Weihrauch zu durchschreiten und zu segnen sowie das Dreikönigszeichen (C-M-B) anzubringen.

Februar

2. Februar: Mariä Lichtmess
Dieser Tag gilt als das Fest des sich mehrenden Tageslichtes. Ursprünglich erinnert es aber an die kultische »Reinigung« Marias im Tempel 40 Tage nach der Geburt von Jesus. Hier erfolgte nach dem Neuen Testament

auch die Begegnung mit Simeon und Hanna, die Jesus segneten und als Heilsbringer priesen. Die Bezeichnung Lichtmess leitet sich von der Lichterprozession und der Kerzenweihe her, die in Anspielung auf Simeons Worte »ein Licht, das die Heiden erleuchtet« (Lukas 2,32) schon früh zur Festliturgie gehörte. Den geweihten Kerzen wurde eine besondere Schutzkraft zugemessen.

Fastnacht

Dieser Tag bezeichnet den letzten Tag vor Beginn der Fastenzeit. Diese richtet sich nach dem Osterfest und dauert 40 Tage – man kann also kein festes Datum angeben. In vielen deutschen Städten wird während dieser Zeit der Karneval (lat. *carne vale,* Fleisch, ade!) gefeiert. Dort beginnt der Höhepunkt dieser Feste mit dem Rosenmontag und endet am Aschermittwoch, an dem sich Katholiken zum Zeichen der Reue und Buße ein Aschenkreuz auf die Stirn zeichnen lassen. Zu Hildegards Zeiten kannte man diese Bräuche wahrscheinlich noch nicht, denn sie formten sich erst im 14. und 15. Jahrhundert heraus.

März

Ostern

Ostern ist ein bewegliches Fest – es lässt sich also kein festes Datum dafür angeben. Ostern fällt immer auf den Sonntag, der dem ersten Vollmond nach der Frühlingstagundnachtgleiche folgt, kann also auch in den April fallen. Osterhase und Ostereier sind in unserem Kulturkreis untrennbar mit Ostern verbunden, denn Ostern ist nicht nur das Fest der Auferstehung Christi, sondern auch ein uraltes Fruchtbarkeitsfest, das nach der germanischen Frühlingsgöttin Ostara benannt wurde. Viele Bräuche aus dieser Zeit sind bis heute nicht vergessen, z. B. das Heimtragen des Osterwassers. Dieses Symbol des Lebens und der Fruchtbarkeit muss von einem jungen Mädchen schweigend aus einem fließenden Gewässer geschöpft werden. Wer sich mit diesem Wasser wäscht, erhält sich Jugend, Schönheit und Gesundheit.

Ostern ist das älteste christliche Fest und das Hauptfest des Kirchenjahres. Es wird seit Mitte des 2. Jahrhunderts zum Gedächtnis des Todes und der Auferstehung Christi gefeiert. Damals verbrachten die christlichen Gemeinden die Osternacht wachend mit Lesung und Gebet, so wie es heute noch in den Ostkirchen der Fall ist und zunehmend auch wieder bei uns eingeführt wird. Was viele Menschen nicht wissen ist, dass die Osterzeit 50 Tage dauert – nämlich bis zum Pfingstsonntag.

April

Walpurgisnacht

Die Nacht vor dem 1. Mai ist der heiligen Walburga (710–779) geweiht, die als Beschützerin gegen Zauberpraktiken vor allem von Wöchnerinnen angerufen wurde. Dem Volksglauben nach ritten in dieser Nacht die Hexen auf ihren Besen zum Blocksberg (Brocken) im Harz, um sich dort mit dem Teufel zu vergnügen. Heute werden wieder – wie in früheren Zeiten – sog. Hexenräder brennend von den Bergen gerollt, um diesen bösen Zauber zu vertreiben.

Mai

1. Mai

Feiern zur Begrüßung des Frühlings am 1. Mai gibt es seit dem Mittelalter. So wurden damals bereits Zweige und Bäumchen – vor allem Birken – zum Schmuck verwendet. Bis heute ist es in ländlichen Gebieten üblich, den Maibaum bis zu seiner Aufstellung zu bewachen, damit er nicht von der Dorfjugend eines anderen Ortes gestohlen oder beschädigt werden kann. Aus den Traditionen der Arbeiterbewegung heraus entwickelte sich der 1. Mai zu einem allgemeinen Feiertag (»Tag der Arbeit«).

Pfingsten

Das Pfingstfest ist wie Ostern ein bewegliches Fest, denn es findet ungefähr 50 Tage nach Ostern statt. In den christlichen Kirchen ist Pfingsten mit der Sendung des Heiligen Geistes und dem Beginn des öffentlichen Wirkens der Kirche verbunden. Pfingsten galt als Höhepunkt und Abschluss der Osterzeit. In der evangelischen Kirche wird Pfingsten als Ausrüstung der Jünger mit dem Heiligen Geist zur Mission gefeiert.

Im Mittelalter wurden auf der Pfingstwiese Pfingstgelage verbunden mit Tanzveranstaltungen gefeiert. Außerdem gab es zahlreiche Wettbewerbe, z. B. Scheiben- oder Vogelschießen, Wettkämpfe zu Fuß oder zu

Pferd usw. Auch das Vieh wurde zu diesem Termin erstmals nach dem langen Winter wieder auf die Weide getrieben. Das erste oder letzte Tier bzw. der zum Braten bestimmte »Pfingstochse« wurde festlich geschmückt.

Juni

24. Juni: Johanni
Der Johannistag liegt dem 24. Dezember genau gegenüber, dem Christgeburtsfest. Die rote Rose, die um diese Zeit herum erblüht, gilt als Symbol dieses Festtages. Dieser Tag ist Johannes dem Täufer, dem Wegbereiter Christi geweiht. Aber viel älter sind die Sonnenwendbräuche, die die christliche Kirche später in ihr Brauchtum übernahm. Dazu gehört beispielsweise das Johannis- (oder Sonnenwend-)feuer. Dabei wird ein Holzstoß angezündet, umtanzt und übersprungen. Dem Volksglauben nach wirken in der dem Johannisfest vorausgehenden Johannisnacht segensreiche, aber auch gefährliche Kräfte. Die in dieser Nacht gesammelten Kräuter schützen nicht nur vor Krankheit, sondern können auch für magische Praktiken nützlich sein.

September

29. September: Michaelstag
Der Erzengel Michael, der den Drachen besiegte, dient als Sinnbild dafür, dass unser Bewusstsein wach sein muss, um das Böse zu durchschauen und zu bekämpfen. Michael gilt als Führer und Bannerträger der himmlischen Heerscharen und als Engel der Gerechtigkeit, die er mit seinem Schwert verteidigt. In verschiedenen Gegenden galt sein Tag als Sommerende und Ernteschluss. Vielerorts wird an diesem Tag die Kirchweih (oder Kirmes) gefeiert.

November

11. November: Martinstag
Dieser Tag geht auf den Bischof Martin von Tours (316–397) zurück. Innerhalb des christlichen Kalenders war dies ein wichtiger Brauch-,

Rechts- und Wirtschaftstermin. So begann zu dieser Zeit das Adventsfasten. Aber auch Dienstboten wurden zu diesem Termin eingestellt oder entlassen. Die Martinsgans, die in vielen Familien an diesem Tag verspeist wird, erinnert daran, dass es Gänse waren, die Martins Versteck verrieten, als er zum Bischof ernannt werden sollte und sich diesem Ruf aus Bescheidenheit entziehen wollte. Bekannt ist auch die Legende, nach deren Überlieferung St. Martin seinen Mantel mit einem Bettler teilte.

Dezember

Advent
Oft beginnt der Advent schon im November. Er umfasst die vier Sonntage und die darauf folgenden Wochen vor Weihnachten. Advent bedeutet »Erwartung«. So ist denn auch diese Zeit ganz auf die Erwartung des Christgeburtsfestes ausgerichtet. Als Vorbereitung auf das Weihnachtsfest wurde in früheren Jahrhunderten – vor allem im Mittelalter – in dieser Zeit gefastet. Der bei uns inzwischen selbstverständliche Adventskranz mit seinen vier Kerzen ist erst seit dem Ersten Weltkrieg in Gebrauch. Kindern schenkt man zur Adventszeit gerne Adventskalender, bei denen sich vom 1. bis zum 24. Dezember jeweils ein Bildchen aufklappen oder eine Süßigkeit entnehmen lässt.

6. Dezember: Nikolaustag
Nikolaus von Myra (ca. 270–342) war Bischof von Myra in Lykien (Kleinasien). Er gilt vor allem als Beschützer der Kinder, da er der Legende nach drei fahrende Schüler zum Leben erweckt haben soll, die auf ihrer Reise von einem Wirt ermordet und in einem Fass eingepökelt worden waren. Der Brauch, Kindern Geschenke in die bereitgestellten Schuhe zu legen, ist allerdings erst seit dem 16. Jahrhundert bekannt. Er entwickelte sich aus der Legende von den drei armen Jungfrauen, die durch ein Geschenk des Nikolaus (drei goldene Äpfel) vor der Prostitution bewahrt blieben.

24. Dezember: Heiligabend und Weihnachten
Das Weihnachtsfest wird seit dem Jahr 354 am 25. Dezember gefeiert. Es ist das Fest der Geburt Christi. Der Heilige Abend dient der Vorbereitung auf dieses Fest. Deshalb gehen auch heute noch viele Menschen am Heiligabend in die Christmesse, um die Geburt des Jesuskindes zu begrüßen,

und bereiten die Bescherung – so wie das in vielen anderen Ländern üblich ist – für den Weihnachtsmorgen vor. Die Bescherungsfeier bildete sich allerdings erst im 16. Jahrhundert heraus. In vielen Familien gibt es ein traditionelles Essen – Würstchen und Kartoffelsalat, Karpfen, Weihnachtsgans usw. Den Weihnachtsbaum kennt man erst seit Ende des 16. Jahrhunderts.

Die »heiligen Nächte«
In der Nacht vom 24. zum 25. Dezember beginnen die 13 heiligen Nächte (auch »Raunächte« genannt). Sie verbinden das alte mit dem neuen Jahr – deshalb nennt man sie auch die Zeit »zwischen den Jahren«. In ländlichen Gegenden – vor allem in Süddeutschland – werden Haus und Stallungen noch heute mit Weihrauch oder dem Rauch von Wacholderzweigen geräuchert, um böse Mächte zu vertreiben. Ereignisse und Träume, die in diese Zeit fallen, sollen dem Volksglauben nach schicksalswirksamen Einfluss auf das kommende Jahr und die Zukunft haben. Diese Zeit sollte man zum Anlass nehmen, geistige Kräfte für das neue Jahr zu sammeln. Denn diese »heiligen Nächte« bilden einen Ruhepunkt zwischen den Jahren.

31. Dezember: Silvester und 1. Januar: Neujahr
Der letzte Tag des Jahres ist nach dem heiligen Silvester (314–335) benannt, der der Legende nach Konstantin den Großen vom Aussatz heilte und taufte. Der erste Tag des neuen Jahres wurde übrigens erst 1691 für den 1. Januar (durch den Papst Innozenz XII.) von der katholischen Kirche anerkannt. Es ist interessant, dass die christliche Kirche diesen Tag zunächst nicht feierte, sondern erst seit dem 6. Jahrhundert – wegen der »Ausgelassenheit« der Neujahrsfeiern – ihn als Bußtag beging.

Gedanken zur Jahreswende

Der Jahreswechsel lässt wohl keinen Menschen gänzlich unberührt. Sei es das Silvester-Festessen, die Flasche Sekt, das Bleigießen oder das Feuerwerk: Alle diese Bräuche und Traditionen dokumentieren eine Zäsur, einen Wechsel nicht nur im Kalender, sondern im Leben jedes einzelnen. Wer ein wenig tiefer, ein wenig weiter denkt, nutzt die Zeit »zwischen den Jahren« zur Besinnung und zur gedanklichen Einkehr. Gerade in dieser Zeit sind Hildegards Worte über die doppelte Natur des Menschen, die sie in einem Brief an den Mönch Wibert von Gembloux schrieb, eine gute Grundlage zum Nachdenken und Meditieren: »Der Mensch ist irdisch und himmlisch zugleich. Durch die gute Wissenschaft der vernünftigen Seele ist er himmlisch, durch die böse Wissenschaft aber ist er gebrechlich und finster. Je mehr er sich im Guten erkennt, desto mehr liebt er Gott. Besieht nämlich ein Mensch sein Antlitz im Spiegel und findet, dass es beschmutzt und von Staub bedeckt ist, dann trachtet er, es zu reinigen und abzuwaschen. In gleicher Weise seufzt er auch, wenn er merkt, dass er gesündigt und sich in mannigfache Eitelkeit verstrickt hat.« *(Causae et Curae)*

Als Symbolfigur des Jahreswechsels gilt der römische Gott Janus. Er war die Gottheit der Türen und des Anfangs. Charakteristisch für ihn ist seine Doppelgesichtigkeit: Mit dem einen Gesicht schaut er nach hinten – in die Vergangenheit, mit dem anderen Gesicht nach vorn – in die Zukunft. Der Jahreswechsel ist eine Art Schwelle, auf deren einer Seite das Kommende und auf deren anderer Seite das Vergangene liegt. Beides muss im Bewusstsein getragen werden, will man die Gegenwart bewusst erleben und ausschöpfen. Der Jahreswechsel sollte uns deshalb ein willkommener Anlass zu beidem sein.

Lassen wir noch einmal das vergangene Jahr an unserem inneren Auge vorüberziehen, machen wir uns deutlich, was es uns gebracht hat. Überlegen wir auch einmal, was *wir* in dieser Zeit in die Welt gebracht haben – nicht nur an (Arbeits-)Leistung, sondern vor allem an Wärme, Freundlichkeit und Zuversicht.

Beides will oft erst gelernt sein: das (richtige) Geben und das (richtige) Nehmen vom Leben und für das Leben. Wer sich dies bewusst macht, wird ein reicheres und erfüllteres Leben leben können.

Die Rückschau auf das vergangene Jahr wird uns auch Unvollendetes, Unausgeglichenes vor Augen führen. Fehler und Versäumnisse stehen vor uns auf; sie bedrücken uns mitunter sogar. Nicht als etwas Unangenehmes sollte man diese Gedanken verdrängen, sondern sie als Aufforderung, ja: als Chance sehen zum Neubeginn. Die guten Vorsätze, die auf einer solchen Grundlage gefasst werden, sind wirksamer und werden sich leichter in die Tat umsetzen lassen als alle noch so guten Absichtserklärungen, die ohne diese (oft schmerzliche) gedankliche Vorarbeit gemacht werden.

Wer sich zuerst einmal ehrlich mit dem Vergangenen auseinander setzt, wird sich für die Zukunft nicht zu viel vornehmen – vor allem nicht das Falsche. Auch in der Vorschau sollten wir begreifen, dass nicht nur wir etwas vom neuen Jahr erwarten, sondern dass auch von uns etwas erwartet wird.

So, wie wir uns von einem Jahr verabschieden und das kommende begrüßen, kann man auch jedem einzelnen Tag entgegensehen. Dadurch wird es möglich, Zeit nicht nur als etwas Vergehendes, Vergängliches zu erleben, sondern sie bewusst zu gestalten und das Bleibende und Beständige darin zu erkennen. Die Rückschau am Abend vertieft das Erlebte, rückt durch den Abstand vieles erst ins richtige Licht, bringt es aus dem »bewusstlosen« Geschehen-Lassen ins bewusste Erleben. Auf dieser Grundlage können sich dann im Schlaf, im Unbewussten, die Vorsätze formen, mit denen man dem neuen Tag noch bewusster – *selbstbewusster* – begegnen kann.

Schön und hilfreich ist es, solche Gedanken mit einem Gebet oder einer Meditation zu beschließen. Viele Aussprüche von Dichtern und Denkern (auch viele Gedichte) eignen sich dazu. Es gibt zahlreiche Gebete, die sogar den nicht kirchlich eingestellten bzw. konfessionell nicht gebundenen Menschen bereichern können.

Ein Moment der Stille, in dem man sich sammeln und konzentrieren kann, findet sich in jedem noch so hektischen Tageslauf. Gerade von viel beschäftigten, erfolgreichen Menschen weiß man, dass solche Momente zur Kraft- und Inspirationsquelle werden können. Wer sich in dieser täglichen Vor- und Rückschau übt, wird schon bald feststellen können, dass ihn der Strudel der Alltagsgeschehnisse nicht mehr so fortzureißen vermag wie früher, dass in immer stärkerem Maße er selbst es ist, der sein Leben bestimmt und gestaltet.

Der Wechsel der Jahre und der Tage ist, wenn wir ihn bewusst wahrnehmen, wie ein gleichmäßiges Ein- und Ausatmen, ein rhythmisches Pulsieren des Lebensstroms. Dieses Mitschwingen im kosmischen Geschehen vertieft sich, wenn wir offen sind für den Wechsel der Jahreszeiten, für die Wandlungen und Metamorphosen, die sich in der Natur vollziehen.

Gerade in diesem Bereich droht der Mensch von heute zu verarmen. Klimatisierte Räume sorgen im Sommer wie im Winter für eine immer gleich bleibende Temperatur, der frisch gefallene Schnee wird schnellstens wieder weggeräumt, Bäume und Sträucher, an deren Laub man die jeweilige Jahreszeit erkennen könnte, sind rar. Die moderne Technik ermöglicht es uns, im tiefsten Winter Sonnenbäder zu nehmen – sei es nun in der Karibik oder im Sonnenstudio – und zu Weihnachten frische Erdbeeren oder grünen Salat zu essen. Alles ist fast immer und überall zu haben.

Der vermeintliche Fortschritt entpuppt sich mitunter als Verlust – vor allem an Lebensfreude und Lebensqualität. Wohin diese Art des Fort-Schritts von der Natur führt, können wir an der zunehmenden Zerstörung unserer Umwelt ablesen.

Die Natur gilt es also wiederzuentdecken – nicht in sentimentaler Naturschwärmerei, sondern in dem Versuch, mit ihr und ihren Gesetzen in Einklang zu leben. Wer sich darin übt, wird mit sich selbst in Einklang leben können. Denn die innere Zerrissenheit des modernen Menschen rührt nicht zuletzt daher, dass er seinen Zusammenhang mit der Natur vergessen hat oder leugnet. Das aufmerksame und liebevolle Beobachten der Natur im Jahreslauf, die bewusste Gestaltung des eigenen Lebens in Übereinstimmung mit den Jahreszeiten (z. B. in der Nahrungszusammenstellung) wird uns auch die Augen öffnen für das weisheitsvolle Walten, das dahinter steht. »Alles Vergängliche ist nur ein Gleichnis«, lässt Goethe den Chorus mysticus am Ende des *Faust II* sagen. Und im Werden und Vergehen und Wieder-Neu-Entstehen hat auch das menschliche Wesen Teil daran.

Der Mensch ist – wie Hildegard von Bingen immer wieder betont – nicht nur ein natürliches, sondern darüber hinaus auch ein geistiges Wesen. Der menschliche Geist braucht andere Nahrung, stellt andere Ansprüche als die menschliche Natur. Auch hier ist eine Wieder-Entdeckung, eine Neu-Gestaltung notwendig: Es gilt, ein neues Verständnis für die Jahresfeste zu entwickeln. Weihnachten und Ostern sind derartig mit Kitsch und Kommerz verbunden, dass ihr Sinn kaum noch erkennbar ist. Oder diese Feste werden konfessionell so besetzt und vereinnahmt, dass jemand, der nicht »kirchlich gesinnt« ist, nur abgeschreckt und abgestoßen wird.

Dabei kann gerade aus einer vorurteilsfreien, unbelasteten Beurteilung der Jahresfeste unendlich viel geschöpft werden an Einsicht und Wissen über das menschliche Leben, über seine tiefe Problematik und seinen Sinn. Diese Feste sind gewissermaßen die Jahreszeiten des menschlichen Geistes. Sie können dem Menschen helfen, die geistige Dimension seines Lebens zu *be*greifen und zu *er*greifen – um ein erfülltes und sinnvolles Leben zu leben.

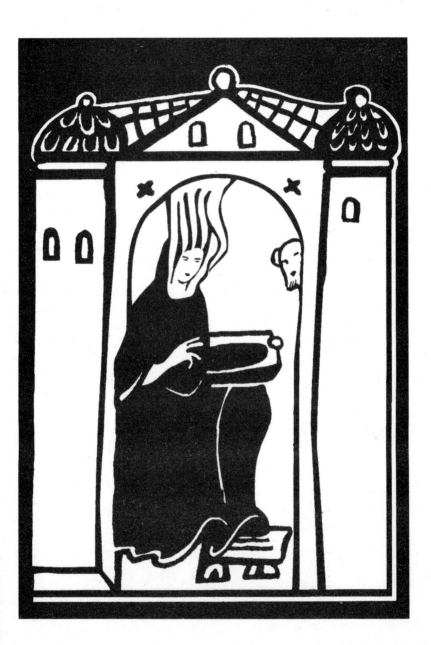

Hildegard von Bingen – Kurzbiografie

1098 Hildegard wird als zehntes Kind einer in Bermersheim (bei Alzey) ansässigen Adelsfamilie geboren.

1106 Schon als Kind wird sie einer Klausnerin zur Erziehung übergeben. Bereits zu dieser Zeit hat sie ihre ersten Visionen.

1136 Hildegard, inzwischen Benediktiner-Nonne, wird Äbtissin.

1141 Sie beginnt unter dem Eindruck einer großen Vision mit der Niederschrift eines ihrer Hauptwerke, *Scivias* (Wisse die Wege), in dem sie eine eigene Anthropologie und Theologie entwickelt.

1150 Hildegard gründet das Kloster Rupertsberg bei Bingen.

1151 Sie beginnt die Abfassung der großen naturwissenschaftlichen Schrift *Physica* und der Heilkunde *Causae et curae*.

1158/ 1161 Während dieser Zeit ist Hildegard viel auf Reisen, um öffentlich zu predigen.

1179 Hildegard stirbt in dem von ihr gegründeten Kloster Rupertsberg.